언어재활사를 위한

인지 재활 워크북

Cognitive Rehabilitation Work Book

언어재활사를 위한
인지재활 워크북

초판인쇄 2018년 6월 29일
초판발행 2018년 6월 29일

지은이 김정완 · 윤인아 · 송서윤 · 김민영 · 편대명 · 황재호 · 우희림
펴낸이 채종준
기 획 조가연
편 집 박미화
디자인 홍은표
마케팅 송대호

펴낸곳 한국학술정보(주)
주 소 경기도 파주시 회동길 230(문발동)
전 화 031-908-3181(대표)
팩 스 031-908-3189
홈페이지 http://ebook.kstudy.com
E-mail 출판사업부 publish@kstudy.com
등 록 제일산-115호(2000. 6. 19)

ISBN 978-89-268-8463-8 13370

81 human therapy

언어재활사를 위한

인지재활 워크북

Cognitive Rehabilitation Work Book

김정완 외 공저

이담 Books

이 책에 대하여

인지-언어학(Cognitive-Linguistics)이라는 용어는 언어치료 이론이나 중재활동 과제에서 자주 사용되는데, 이는 인지와 언어능력이 불가분의 관계에 있다는 것을 의미한다. 일상생활에서 만나는 여러 상황들에 적절한 반응을 보이기 위해서는 기본적인 구어 기술이 갖춰져 있어야 한다. 그러므로 인지장애를 동반하면서 구어 기술이 떨어지는 대상자들은 흔한 일상 속 장면에도 어려움을 경험할 수 있다.

일상적인 활동을 유지하고, 수행하기 위해 한 개인은 지각(perception), 주의(attention), 순서화(sequencing), 연상(association), 추론(reasoning), 기억(memory), 읽기(reading), 쓰기(writing), 몸짓(gesture), 모사(copying) 등 수많은 인지능력에 의존해야 한다. 이러한 능력은 외상이나 질병을 통해 감소하고, 인지능력의 감소는 구어이해력과 표현능력의 저하로 나타날 수 있다. 언어재활사는 기본적으로 구어이해력과 표현능력을 평가하고 재활하는 전문 인력이지만, 그 기저를 이루는 인지능력에 대해서도 함께 중재해 주어야 한다. 그렇지 않으면 좀 더 효과적인 재활 효과의 진전을 기대하기가 어렵다. 따라서 이 책은 언어 이해와 산출의 근간을 이루는 인지능력의 여러 영역들을 언어재활사들이 골고루 다루어 볼 수 있도록 기초자료(source)를 제공하고 있다.

대상자의 감소된 인식적 차원을 개선해 주고, 현재 손상된 인지체계가 부담스러워할 만한 요구는 가능한 줄여 주며, 현재 남아 있는 잔여 능력들을 통해 긍정적인 감정과 행동이 유발될 수 있도록 구성하였다. 여기에서 활용하는 자료들은 일상생활에서 빈번히 경험할 수 있는 자극물과 자연스럽게 발생하는 상황들 위주로 제공되었고, 여러 가지 방법을 통해 대상자들이 관련 활동을 경험하고 학습하는 빈도를 늘려나가게끔 유도하고 있다. 더불어 반복적이고 순차적으로 경험한 여러 가지 자극 자료들은 대상자로 하여금 본인의 삶과 명확하게 연관을 지어 이해할 뿐 아니라 실제 일상생활에서 활용할 수 있도록 도움을 준다. 이런 과정을 통해 대상자가 좀 더 쉽고 빠르게 단어나 문장을 인출하고, 새로이 경험한 정보를 보유할 수 있으며, 순서화나 문제해결 전략들이 향상되리라 기대한다.

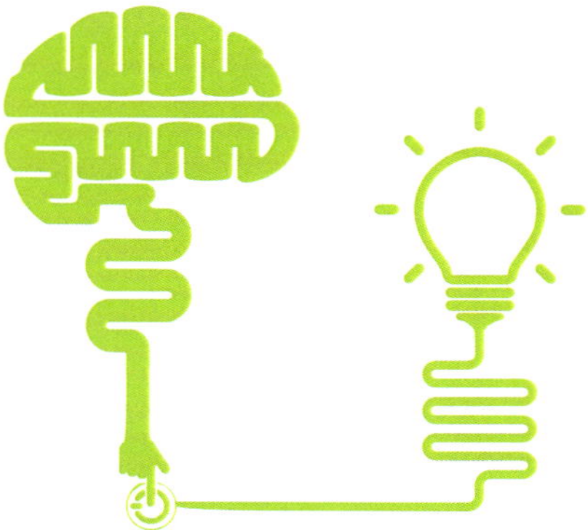

이 워크북에서 사용하는 과제들은 지난 4년간 인지장애를 경험하고 있는 노인들과 지적장애 성인들을 대상으로 고안하고 적용해 본 후 여러 번의 수정작업을 통해 탄생한 자료들이다. 인지의 여러 차원 중에서도 지남력, 기억, 주의집중/지각, 연상, 언어능력 등 크게 다섯 가지로 구분하여, 기본적인 인지능력의 훈련 기회를 제공하고 있다. 과제는 하위 영역별로 상대적으로 쉬운 과제에서 어려운 과제 순으로 배치하였다. 또한 치료실 외에 가정에서도 누구나 손쉽게 사용할 수 있도록 뜯어서 사용하는 부록자료도 포함하였다.

노인복지관, 요양병원, 재활전문병원 등에서 노인 인지장애 환자들을 대상으로 한 여러 인지언어재활 프로그램들이 운영되고 있고, 종합복지관 및 사설센터 등에서도 지적장애 아동이나 성인 등을 대상으로 한 인지언어재활 프로그램의 요구도가 높은 편이다. 따라서 점점 높아지는 치료 자료에 대한 수요에 발맞춰 우리가 임상에서 시행해 본 경험을 토대로 언어재활사들이 손쉽게 접근할 수 있는 워크북을 만들기 위해 노력하였다. 독자들의 가감 없는 피드백을 수용하여 부족한 부분이 있다면, 추후에 보완해 나갈 계획이다. 모쪼록 이 책이 언어재활사의 치료영역 확대에 기여하길 바란다.

마지막으로 바쁜 임상 현장에서 본인의 경험을 토대로 고안한 여러 자료를 적용해 보고자 노력해 준 집필진들과 출간이 되기까지 물심양면으로 도움을 준 이담북스 관계자분들께도 감사의 마음을 전한다.

대표 저자

김정완

차례

Ⅲ 주의력

Ⅳ 연상능력

Ⅴ 언어능력

1. 신체 인식
2. 문화적 상징
3. 시간
4. 환경 · 장소
5. 세계지리
6. 얼굴 재인
7. 일상 사물 재인
8. 도형 완성하기
9. 그림 회전시켜 그리기

I

지남력

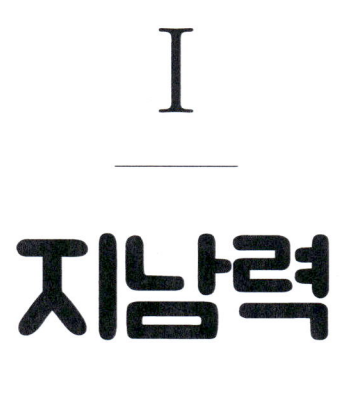

Ⅰ. 지남력

지남력이란 시간, 장소, 사람이나 환경 등을 인식할 수 있는 능력으로, 세부적으로 살펴보면 시간 지남력, 장소 지남력, 사람 지남력 등이 있다. 시간 지남력은 현재 계절, 년, 월, 일, 요일 등 시간에 관한 것을 인식할 수 있는지, 시간 판단의 연속성과 계속됨을 인식할 수 있는지를 의미한다. 장소 지남력은 현재 있는 장소나 사는 곳, 위치 등을 인식할 수 있는지를 의미하며, 사람 지남력은 자신과 친숙한 타인이나 가족 등을 인식할 수 있는지를 의미한다.

일반적으로 인지기능 장애와 같은 퇴행성 질환을 겪는 사람은 시간에 대한 지남력부터 저하되기 시작하여 점차 장소에 대한 지남력, 마지막에는 사람에 대한 지남력까지 저하된다. 지남력 손상에 따라 자신이 있는 위치, 시간의 흐름, 주변 인물에 대해 파악하는 능력이 감소하는 것이다. 이로 인해 현재 날짜, 계절, 시간 등을 인식하지 못하거나 잘 알던 장소에서 길을 잃거나 오랫동안 살던 집을 찾지 못해 헤매는 경우가 발생하기도 한다. 또한 친숙한 얼굴들을 몰라보거나, 장애가 심해지면 가족이나 배우자도 알아보지 못하게 된다.

지적장애 아동의 경우에도 종종 날짜를 헷갈려서 잘못 말하거나, 그 언어를 사용하는 실제 환경이 치료실 연습 환경과 달라질 경우 적절하지 않은 반응을 보이기도 한다. 따라서 다양한 환경에서 연습해 보고, 적절한 자극에만 주목할 수 있도록 반복 연습하는 노력이 필요하다.

본 장에서는 '지남력'을 유지 및 향상시키기 위해 시간, 장소, 사람에 대한 인식뿐만 아니라 신체, 문화적 상징, 지리, 도형, 얼굴/사물 재인 등을 통해 폭넓게 접근하도록 구성하였다. 언어재활사는 주어진 과제에 대해 적절한 대답을 유도하며, 대답하지 못하는 경우에는 단서들을 단계적으로 제공하여 스스로 대답할 수 있도록 해야 한다. 단, 치료대상자가 너무 좌절을 경험하게 하는 것보다는 좀 더 효과적이고 강력한 단서를 빨리 제공하는 것이 인지장애를 겪고 있는 사람에게는 더 좋다. 또한 필요한 경우에는 이 워크북에서 제시하고 있는 콘텐츠를 넘어서서 치료 대상자의 실제 환경에서 필요한 지남력을 향상시킬 수 있도록 지도해야 한다.

1 신체 인식

1) 본인 신체 부위 가리키기

◆ 불러 주는 신체 부위가 어디에 있는지 손으로 짚어 보세요.

예시

"코를 짚어 보세요."

쉬운 수준	어려운 수준
입	허리
목	어깨
눈	뺨
발	발목
손	정강이
귀	허벅지
코	이마

2) 그림에서 신체 부위를 가리키거나 표시하기

◆ 불러 주는 신체 부위를 다음 그림에서 가리키거나 필기도구로 표시해 보세요.

– 앞선 과제에서 사용한 어휘 목록을 활용합니다.

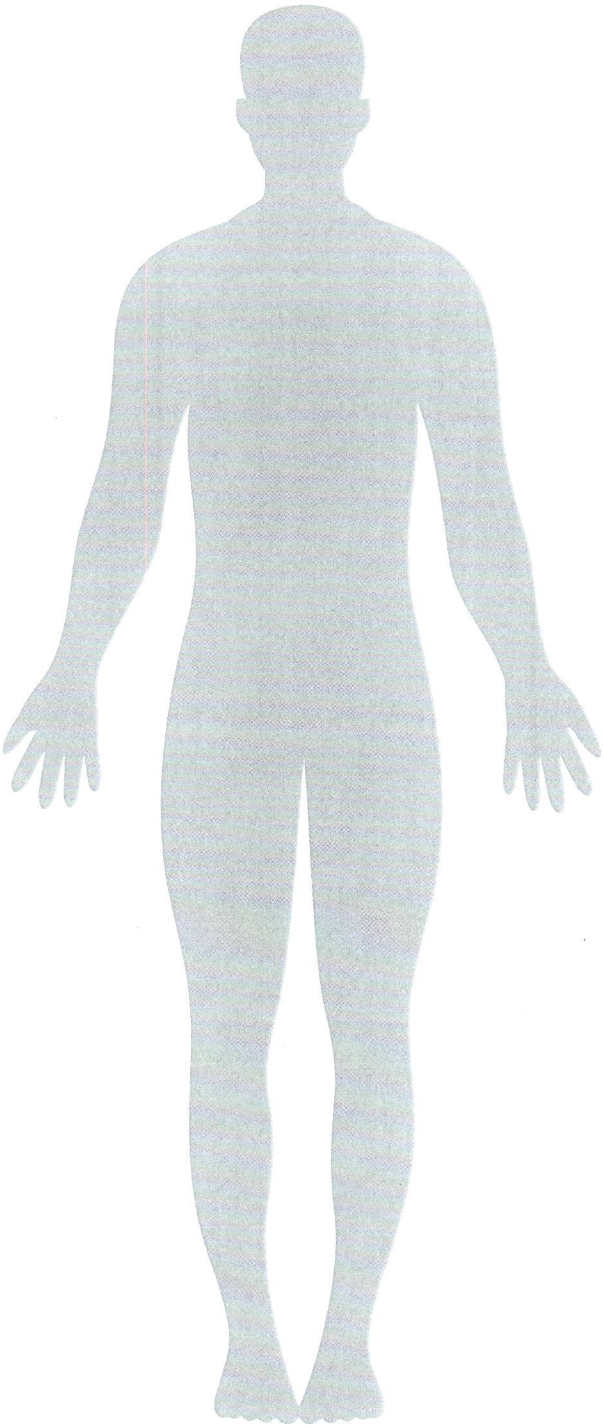

3) 신체 부위 좌우 구별하기

◆ 다음 그림에서 좌 · 우에 맞는 신체 부위를 잘라 붙여 보세요.

[부록 1] '신체 부위' 활용 249쪽

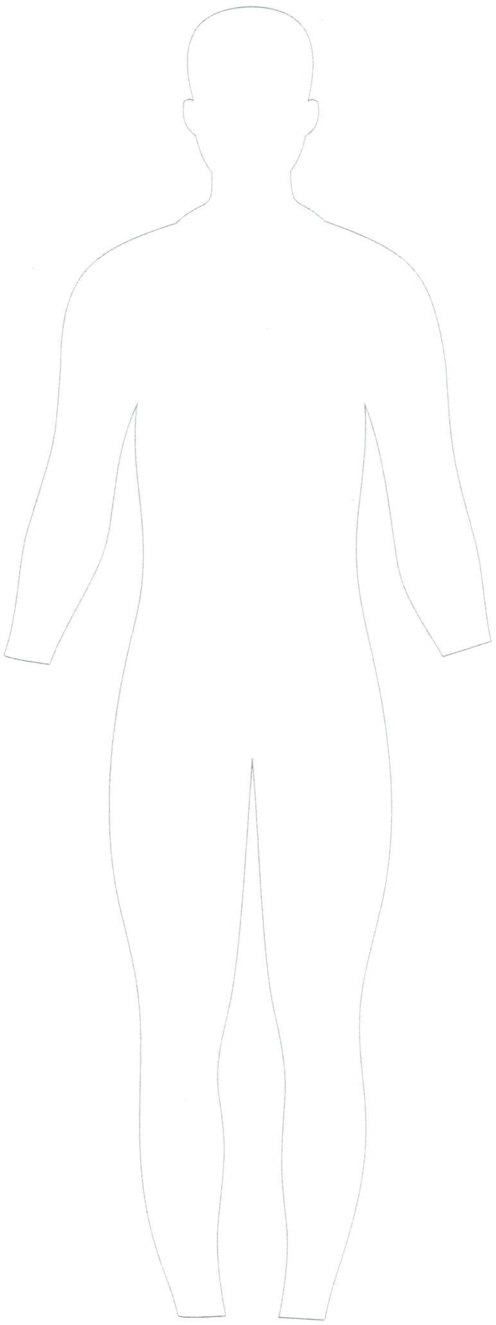

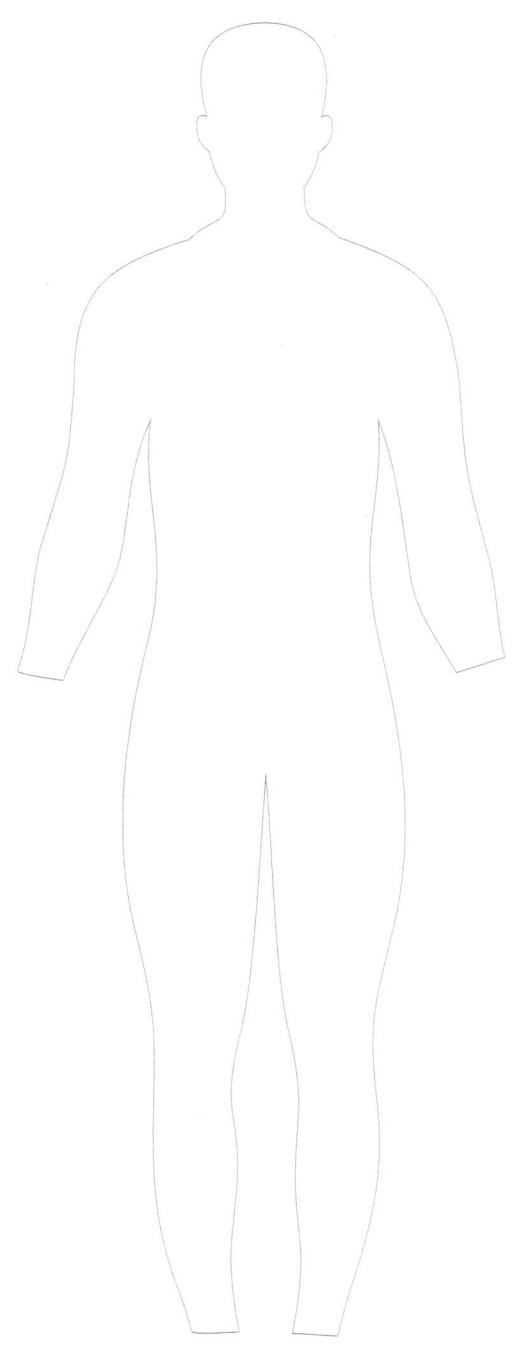

2 문화적 상징

◆ 왼쪽에 적힌 기념일과 관련이 깊은 사진을 오른쪽에서 찾아 연결해 보세요.

설날	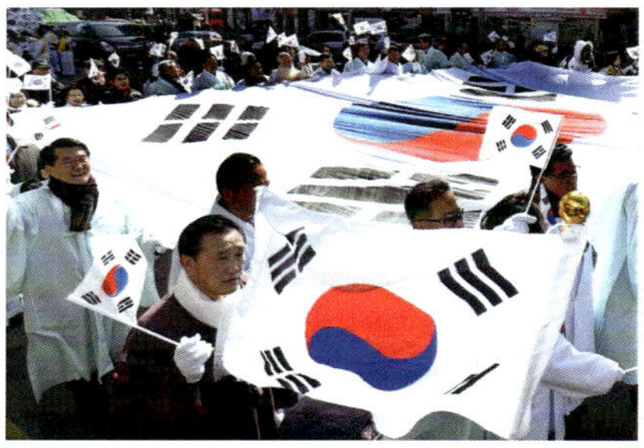
정월 대보름	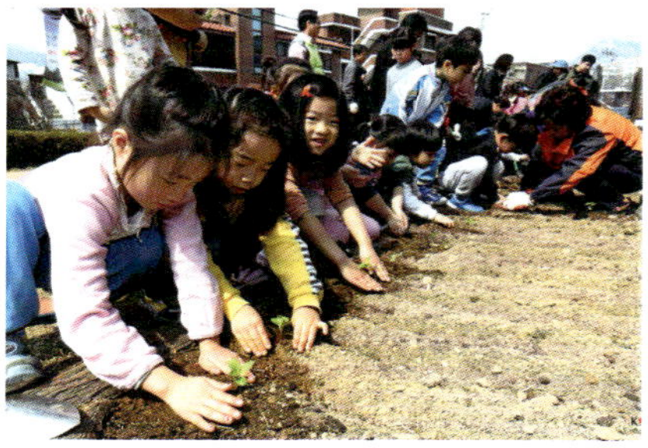
3.1절	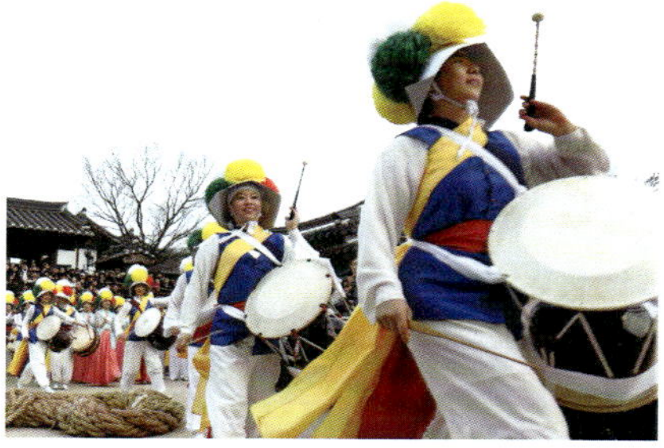
식목일	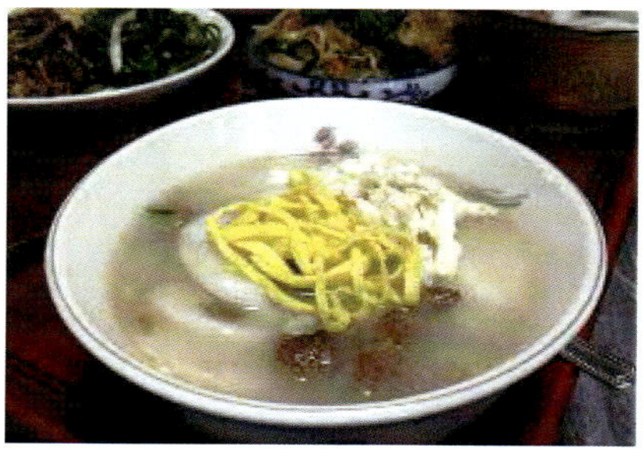

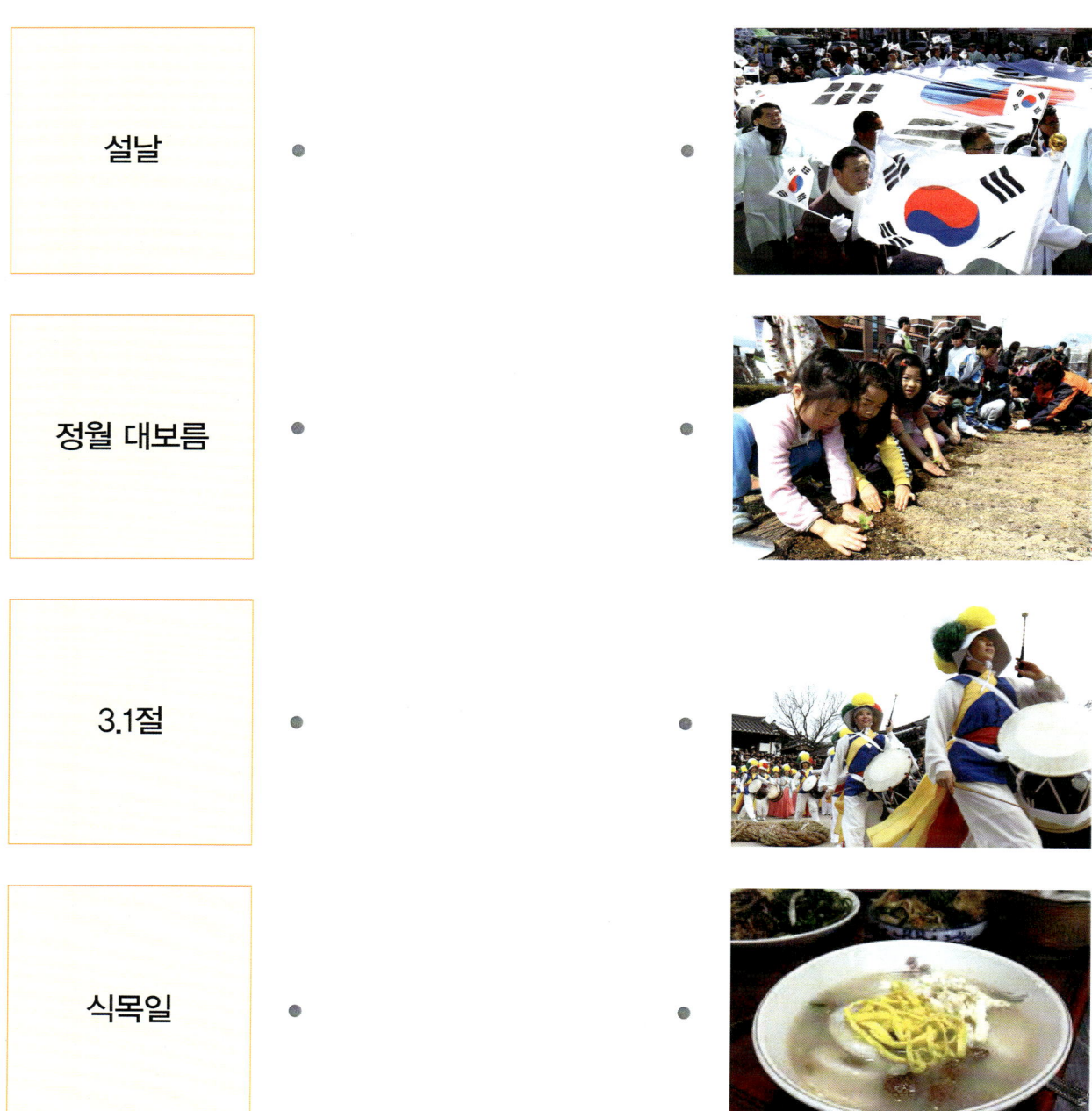

석가탄신일

추석

한글날

크리스마스

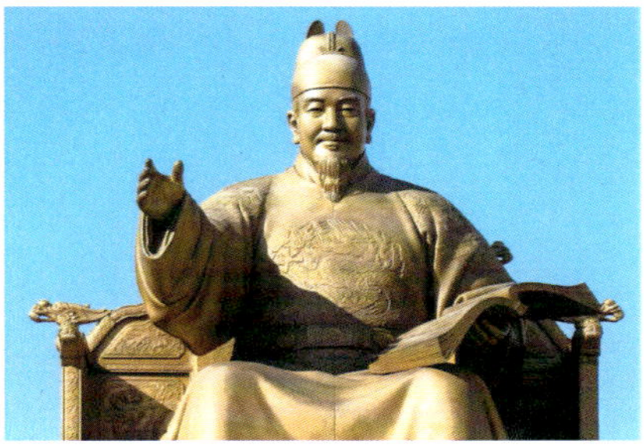

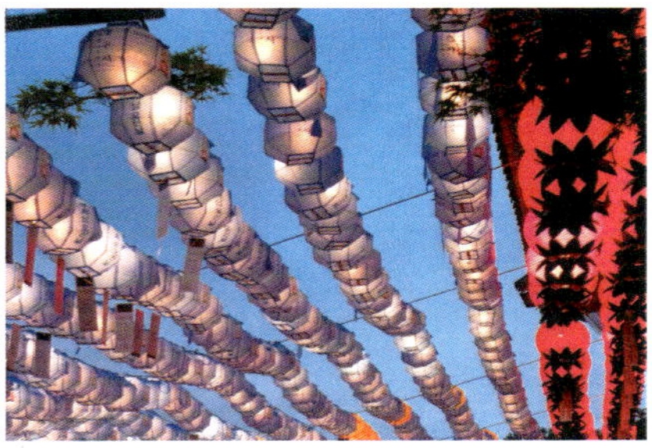

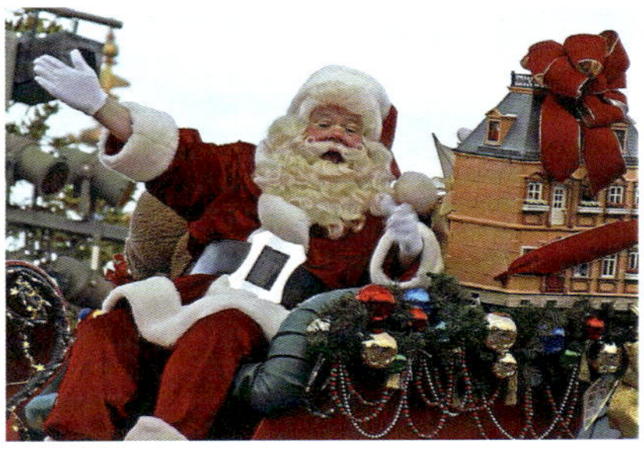

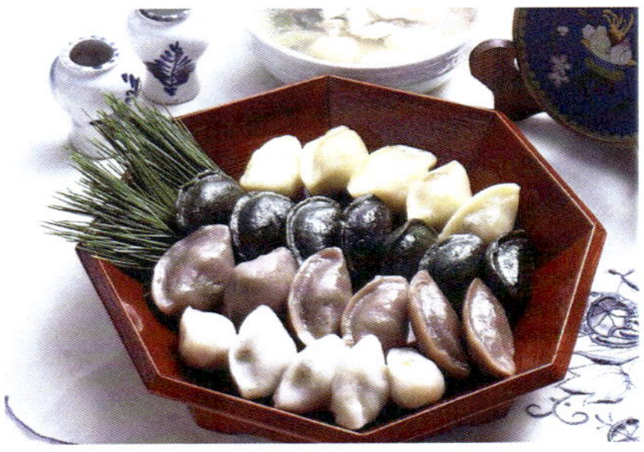

3 시간

1) 시간에 관한 질문에 올바르게 답하기 난이도 하

◆ 시간과 관련된 다음 질문을 읽고, 물음에 답해 보세요.

– 반드시 치료대상자가 스스로 읽게 할 필요는 없습니다. 재활사가 읽어줘도 무방합니다.

1. 지금은 몇 시인가요? ______

2. 오늘은 무슨 요일인가요? ______

3. 지금은 몇 월인가요? ______

4. 8월은 무슨 계절인가요? ______

5. 아침밥은 몇 시에 먹나요? ______

6. 보통 점심시간은 몇 시인가요? ______

7. 사계절 중 가장 추운 계절은 언제인가요? ______

8. 사계절 중 낮이 가장 긴 계절은 언제인가요? ______

9. 일 년 중 밤이 가장 긴 계절은 언제인가요? ______

10. 5월 5일은 무슨 날인가요? ______

2) 시간에 관한 질문에 올바르게 답하기

난이도 중

◆ 시간과 관련된 다음 질문을 읽고, 물음에 답해 보세요.

1. 4월은 무슨 계절인가요? ______

2. 오늘은 며칠인가요? ______

3. 오늘은 무슨 요일인가요? ______

4. 지금은 몇 시인가요? ______

5. 보통 점심시간은 몇 시인가요? ______

6. 지금 나이에서 10년을 더하면 몇 살인가요? ______

7. 오늘은 목요일입니다. 월요일에 미용실에 가야 한다면
미용실은 며칠 뒤에 가야 하나요? ______

8. 집에서 공원까지 한 시간이 걸립니다.
집에서 4시에 나왔다면 공원에는 몇 시에 도착할까요? ______

9. 정비소에 갔는데 차를 고치는 데 두 시간이 걸린대요.
지금이 4시라면 몇 시에 차 수리가 끝날까요? ______

10. 오늘은 7월 11일입니다. 5일 뒤에 가족 여행을 가기로 했다면
가족 여행을 가는 날짜는 언제인가요? ______

3) 시간에 관한 질문에 올바르게 답하기 (난이도 상)

◆ 시간과 관련된 다음 질문을 읽고, 물음에 답해 보세요.

1. 지금부터 40일이 지나면 무슨 계절인가요? ____________________

2. 2020년에 76살이 됩니다. 팔순 잔치는 몇 년도에 하게 될까요?
(팔순을 환갑, 칠순, 구순 등으로 바꾸어도 무방함) ____________________

3. 2010년에 당신의 나이는 몇 살이었습니까? ____________________

4. 지금은 10시 30분입니다. 저는 세 시간 전에 여기 도착했어요.
그럼 제가 도착한 시간은 몇 시일까요? ____________________

5. 오늘은 일요일입니다. 오늘부터 나흘 뒤는 무슨 요일일까요? ____________________

6. 지금은 오후 8시 30분입니다. 지금부터 4시간 뒤에 드라마 재방송이 있습니다.
드라마 재방송은 몇 시부터인가요? ____________________

7. 우리 마을에는 오일장이 섭니다. 이번 달에는 10일, 15일에 장이 섰습니다.
다음 장날은 언제인가요? ____________________

8. 오늘은 3월 27일 목요일입니다. 다음 주 수요일은 어머니 생신입니다.
어머니 생신은 몇 월 며칠일까요? ____________________

9. 오늘은 10월 11일입니다. 지금부터 보름 뒤에 건강검진을 받으러
병원에 가야 합니다. 건강검진 날짜는 몇 월 며칠인가요? ____________________

10. 오늘 오전 11시에 병원 예약이 있습니다. 집에서 병원까지는 30분이 걸립니다.
병원에 늦지 않게 가려면 몇 시에 나와야 할까요? ____________________

4) 시간에 관한 질문에 올바르게 답하기 난이도 상

◆ 시간과 관련된 다음 질문을 읽고, 물음에 답해 보세요.

1. 지금부터 60일이 지나면 무슨 계절인가요? ______________________

2. 어르신의 팔순 잔치는 몇 년도에 하게 될까요?
(대상 연령에 맞춰 질문을 바꿔도 무방함) ______________________

3. 2000년에 당신의 나이는 몇 살이었나요? ______________________

4. 저는 세 시간 전에 여기 도착했어요.
그럼 제가 도착한 시간은 몇 시일까요? ______________________

5. 오늘은 화요일입니다. 지금부터 사흘 뒤는 무슨 요일일까요? ____________

6. 지금은 오전 9시 30분입니다. 지금부터 다섯 시간 뒤에
드라마 재방송이 있습니다. 드라마 재방송은 몇 시부터인가요? ____________

7. 우리 마을에는 6일장이 섭니다.
이번 달에는 5일, 11일에 장이 섰습니다. 다음 장날은 언제인가요? ____________

8. 오늘은 4월 29일 목요일입니다. 다음 주 화요일은 손녀의 생일입니다.
손녀의 생일은 몇 월 며칠일까요? ______________________

9. 오늘은 7월 1일입니다. 지금부터 보름 뒤에 건강검진을 받으러
병원에 가야 합니다. 건강검진 날짜는 몇 월 며칠인가요? ____________

10. 우리나라는 미국보다 시간이 13시간 빠릅니다. 지금 한국은 8월 10일 오전 8시
입니다. 미국은 지금 몇 월 며칠 몇 시인가요? ______________________

4 환경 · 장소

1) 일상생활 관련 장소 지남력

◆ 장소와 관련된 다음 질문을 읽고, 물음에 답해 보세요.

1. 지금 우리가 있는 곳은 어디인가요? ____________________
2. 여기가 몇 층인가요? ____________________
3. 집 주소를 말해 보세요. ____________________
4. 고향이 어디인가요? ____________________
5. 누군가가 쓰러졌을 때 어디에 연락하나요? ____________________
6. 옷을 사려면 어디로 가야 할까요? ____________________
7. 설거지는 어디에서 해야 하나요? ____________________
8. 세수는 어디에서 하나요? ____________________
9. 텔레비전은 어디에 있나요? ____________________
10. 머리를 자르는 곳은 어디인가요? ____________________
11. 음식 재료를 사려면 어디로 가야 갈까요? ____________________
12. 약을 사려면 어디로 가야 할까요? ____________________
13. 청와대는 어디에 있나요? ____________________
14. 한라산, 돌하르방이 있는 곳은 어디인가요? ____________________
15. 불국사, 석굴암이 있는 곳은 어디인가요? ____________________

2) 약도를 그리고 길 설명하기

◆ 집에서 목적지(현재 장소)까지 오는 길의 약도를 그리고, 말로 설명해 보세요.

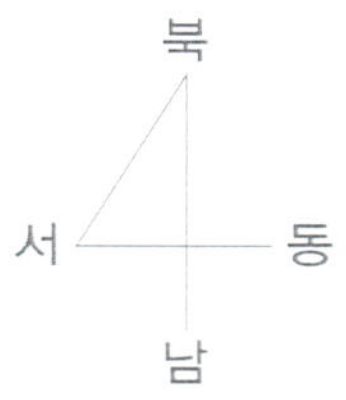

3) 각 지역과 대표적 상징물 연결하기

◆ 우리나라 지도에 각 지역을 대표하는 상징물 사진을 붙여 보세요.

난이도 하

[부록 2] '지역 대표 상징물' 활용 249쪽

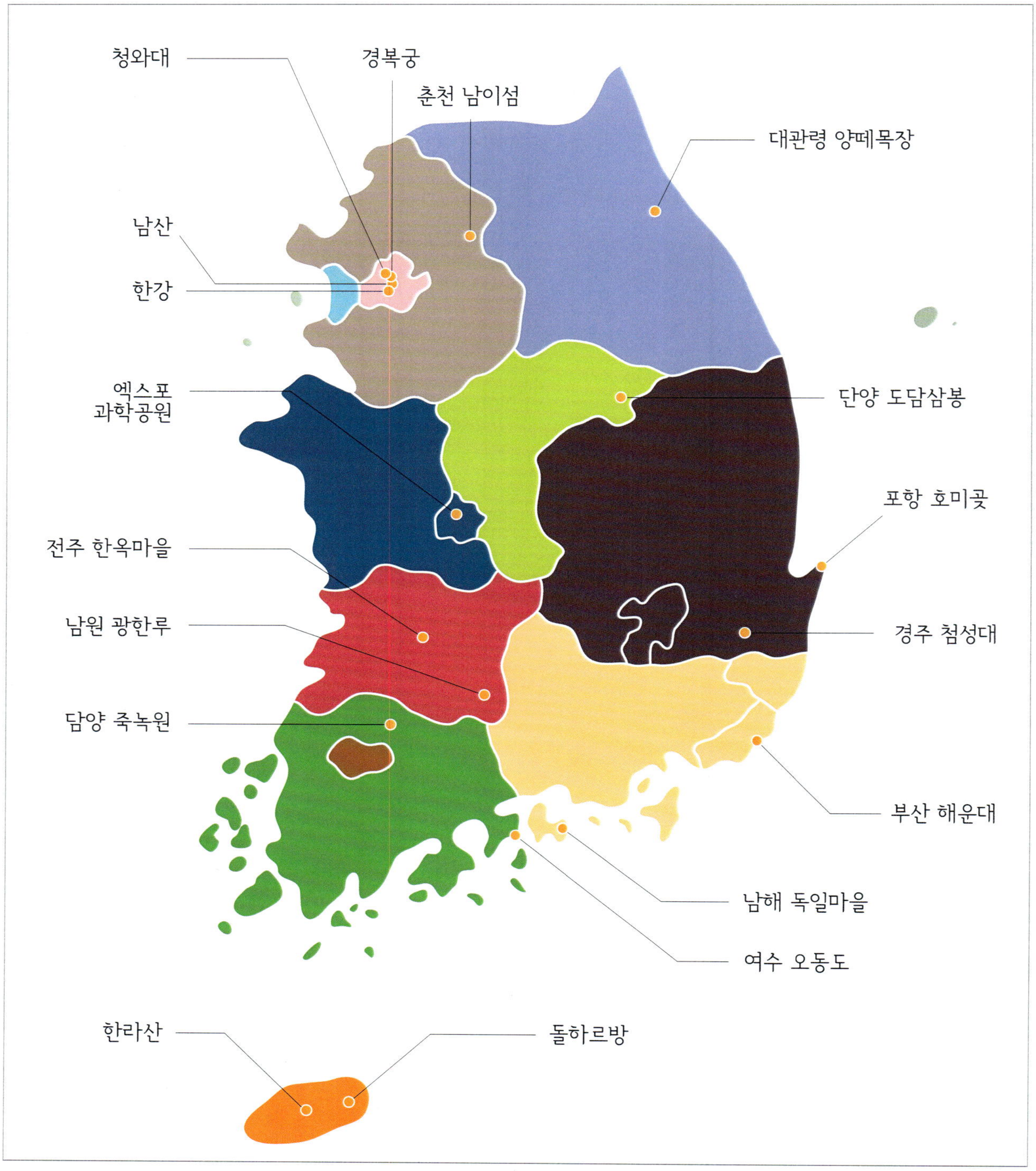

4) 각 지역과 대표적 상징물 연결하기

◆ 우리나라 지도에 각 지역을 대표하는 상징물 사진을 붙여 보세요. 난이도 상

– 22쪽 우리나라 지도를 가린 후 붙여 보세요.

[부록 3] '지역 대표 상징물' 활용 251쪽

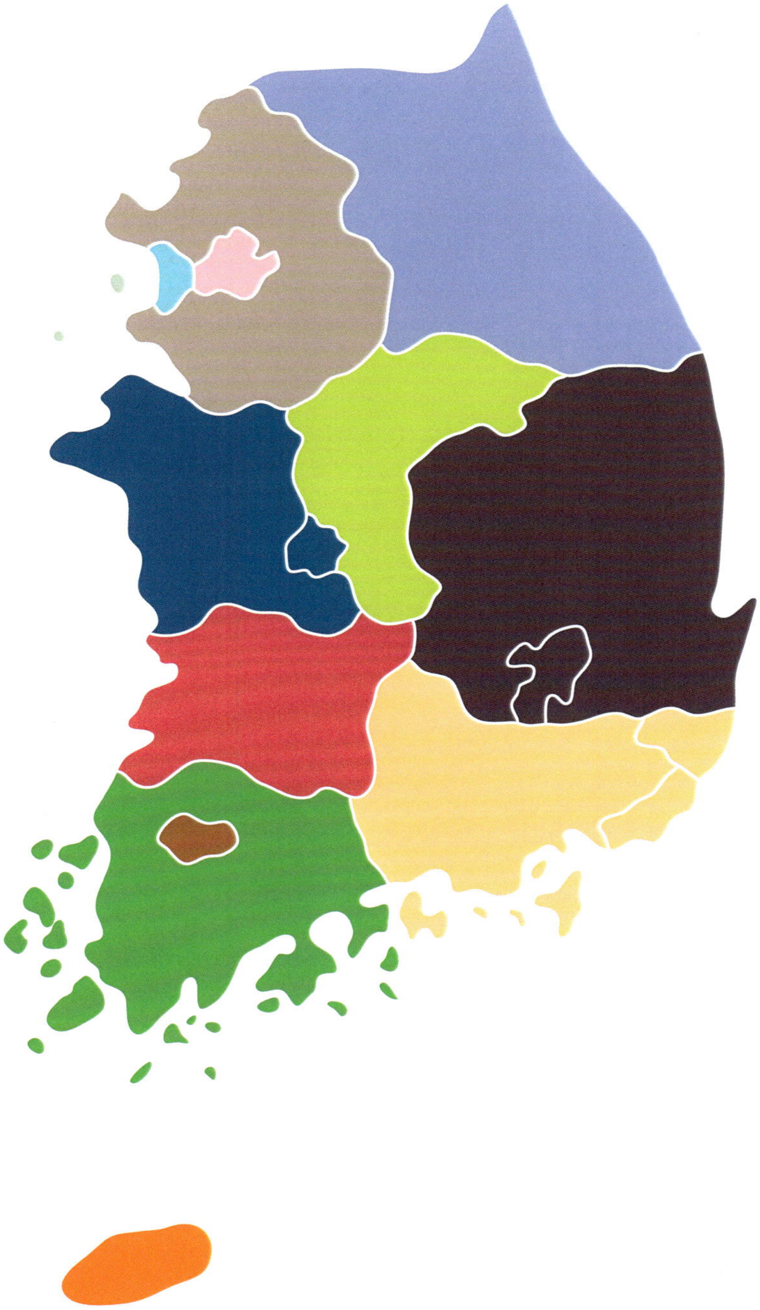

5 세계지리

◆ 세계지도를 보면서 각 나라의 국기를 붙여 보세요.

- '대한민국'을 먼저 찾게 합니다.
- 지구본을 단서로 활용해 보세요.

[부록 4] '세계 국기' 활용 251쪽

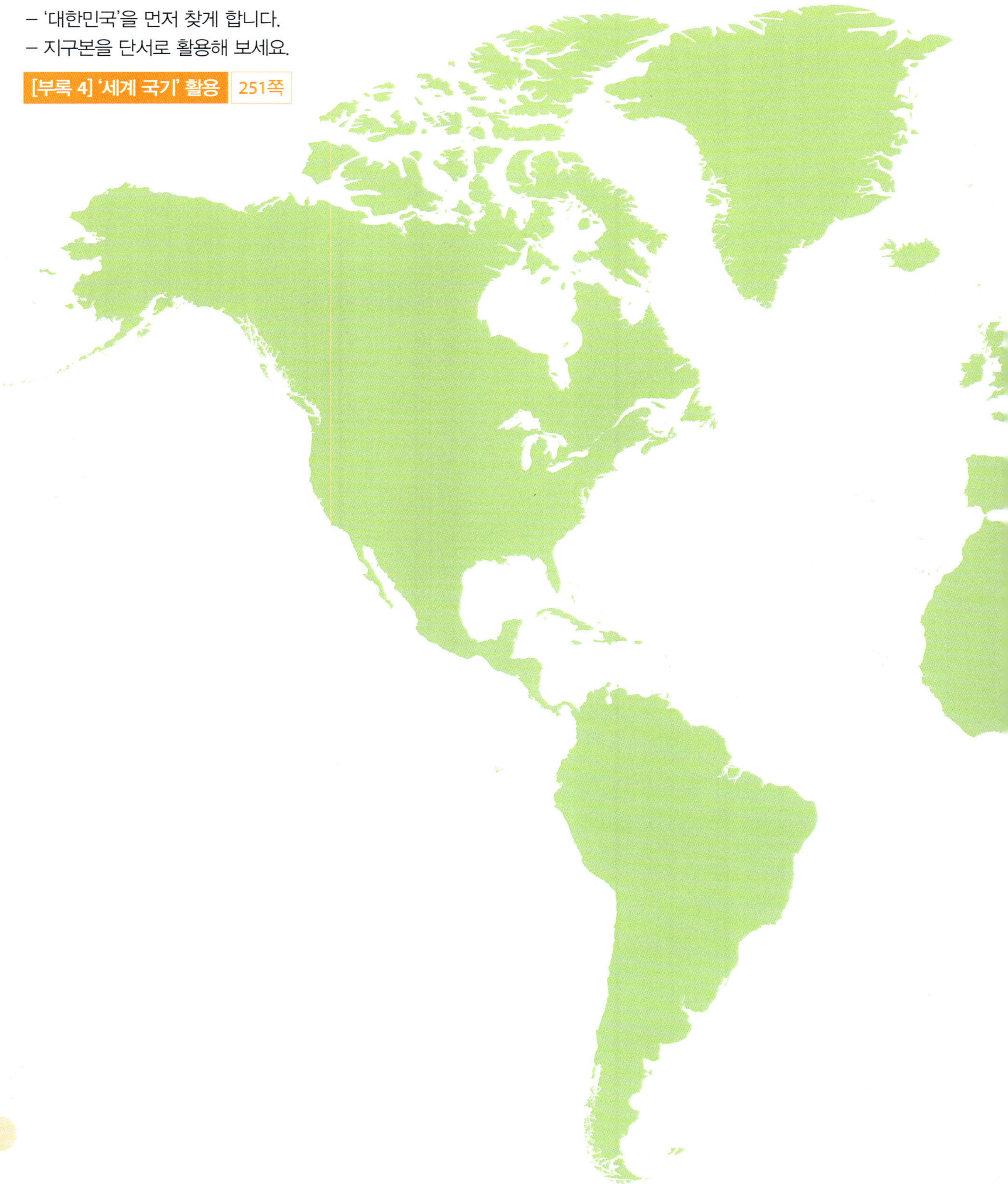

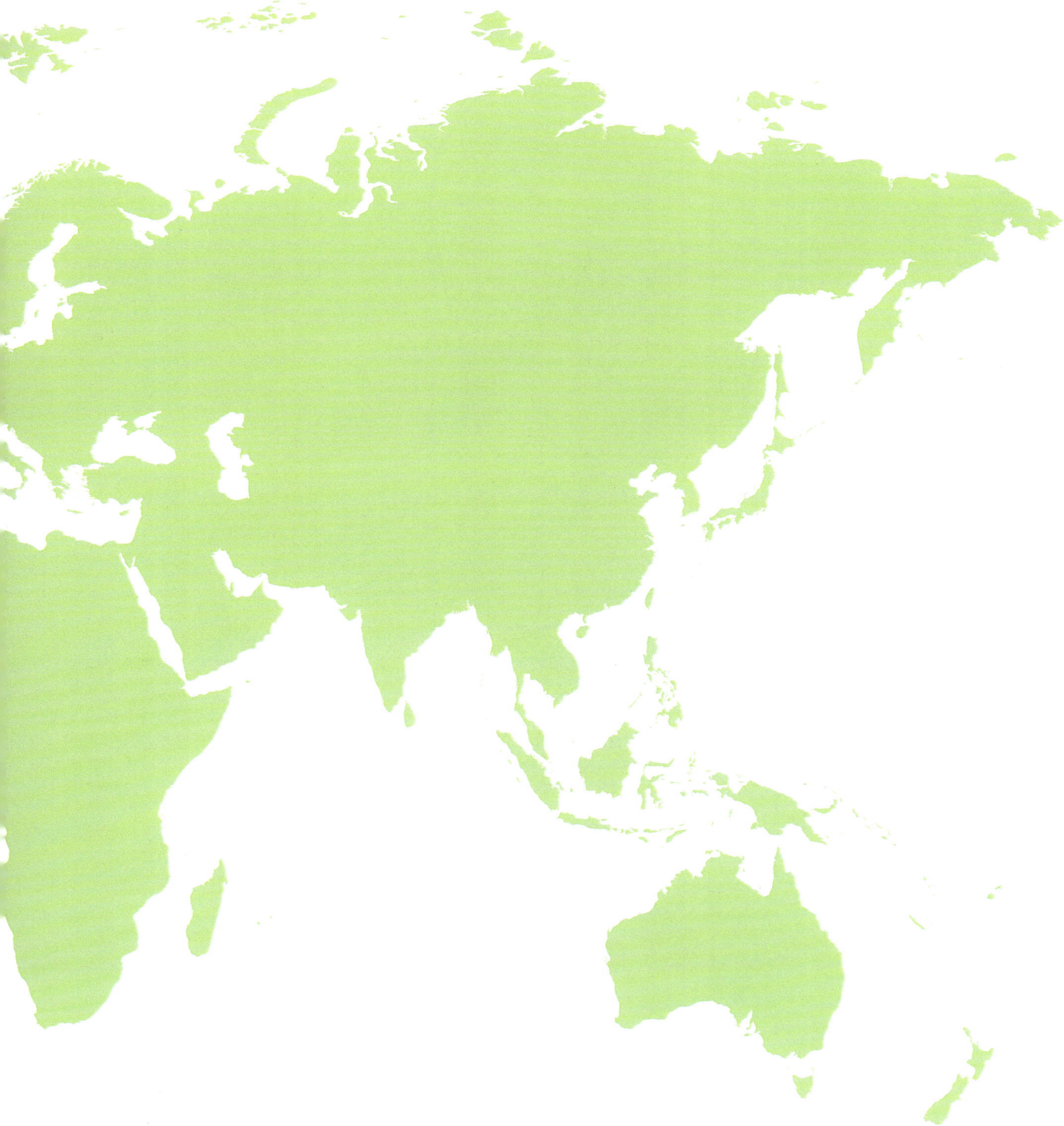

6 얼굴 재인

◆ 다음 얼굴 그림에서 빠진 부분을 그려 넣어 보세요.

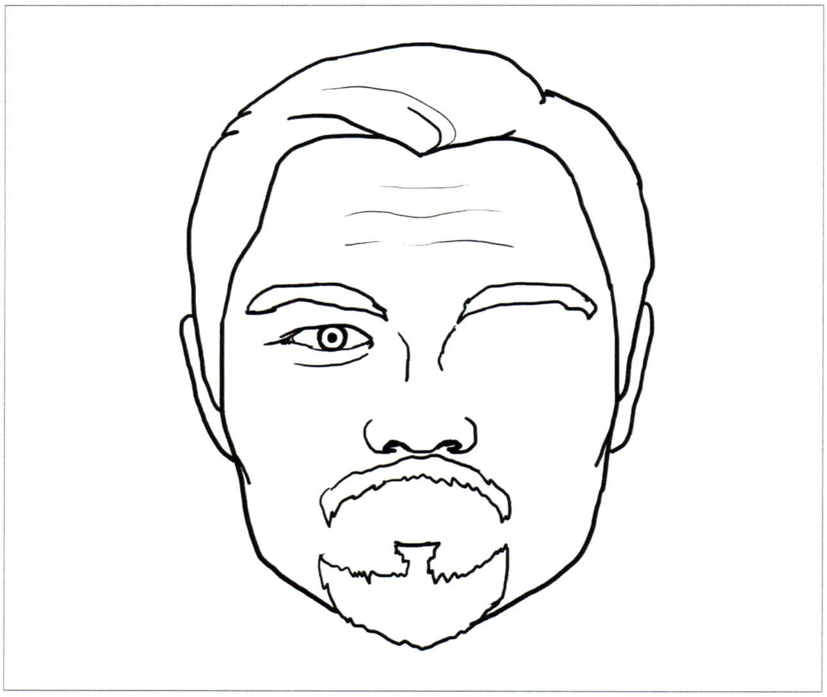

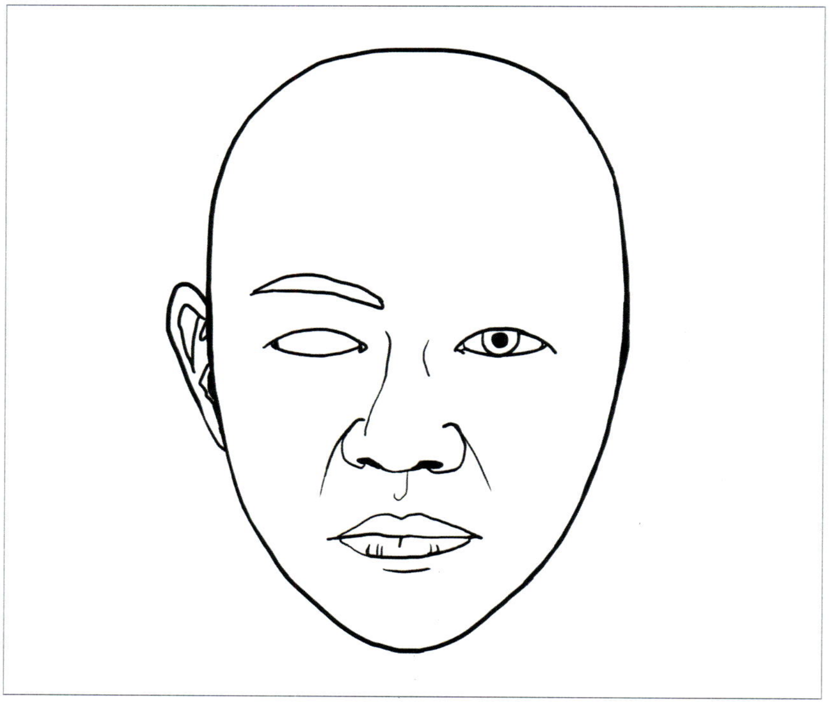

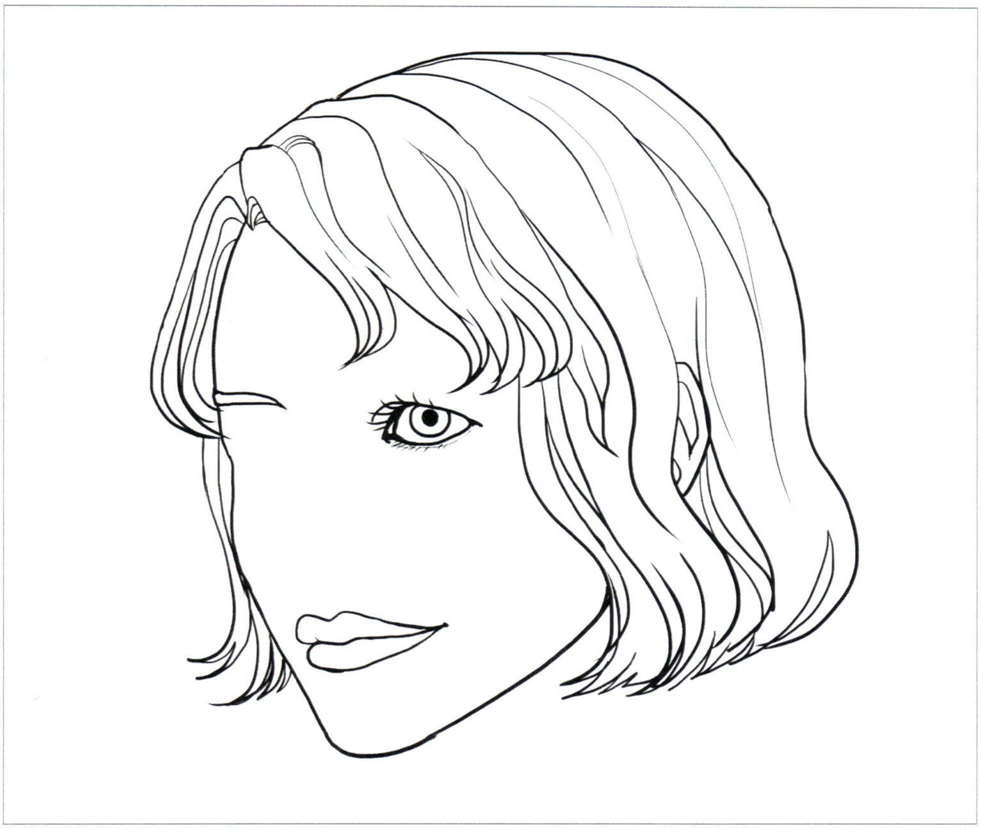

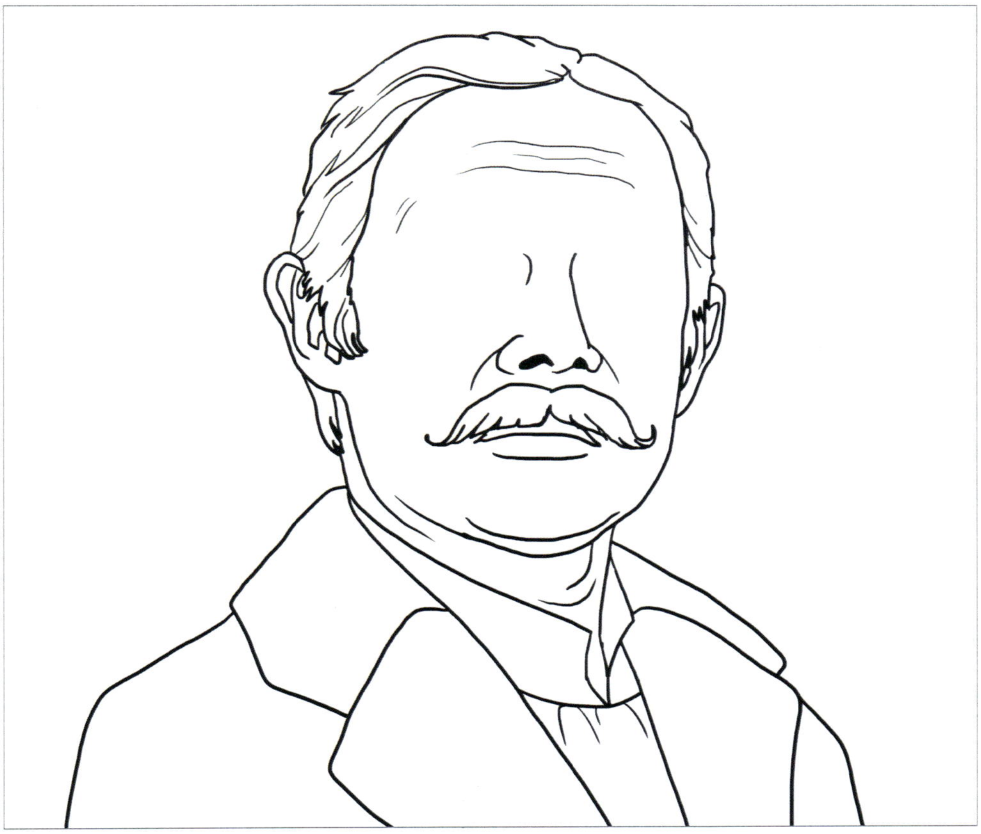

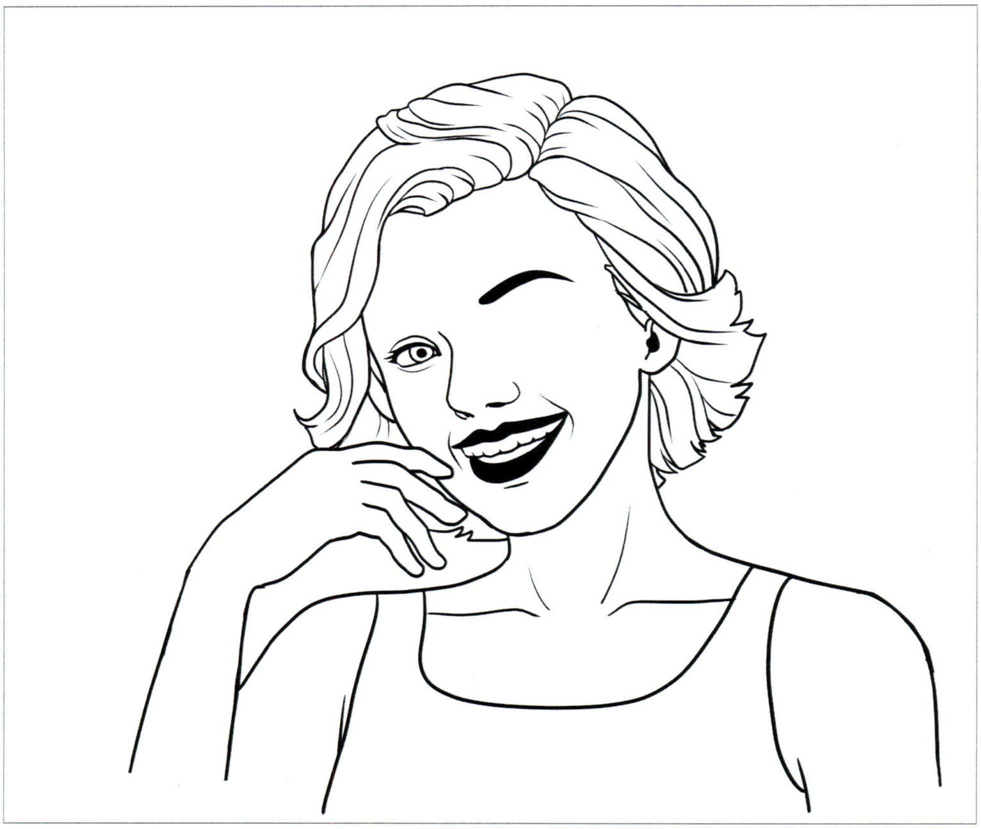

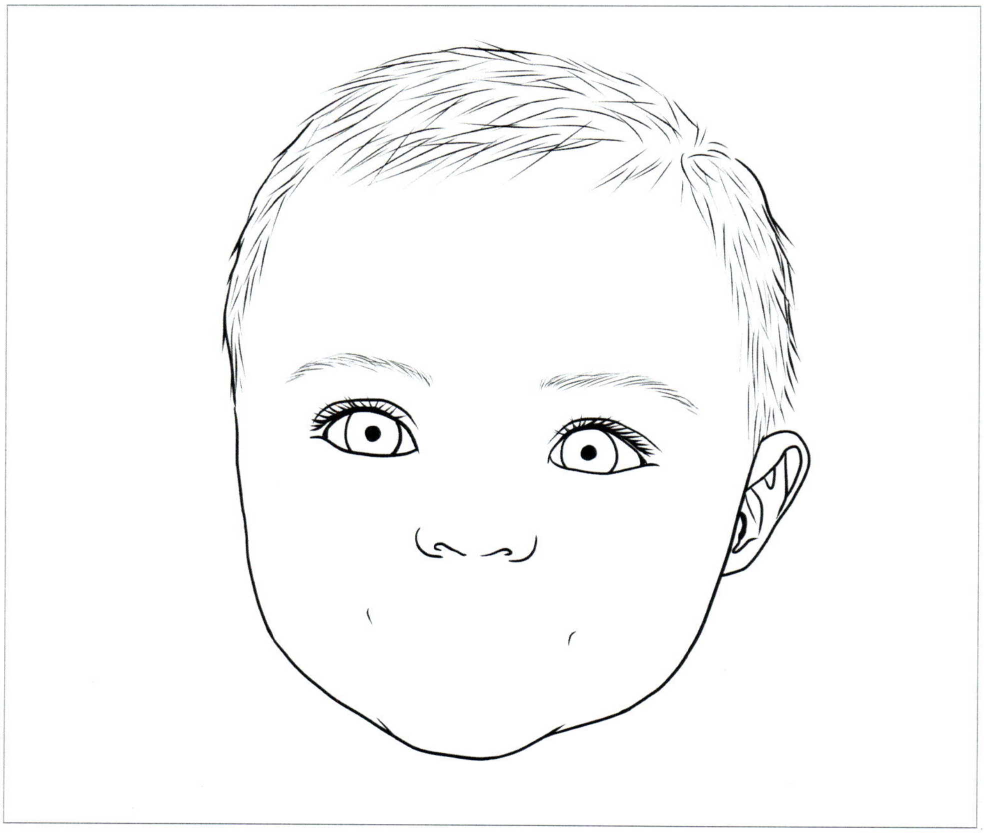

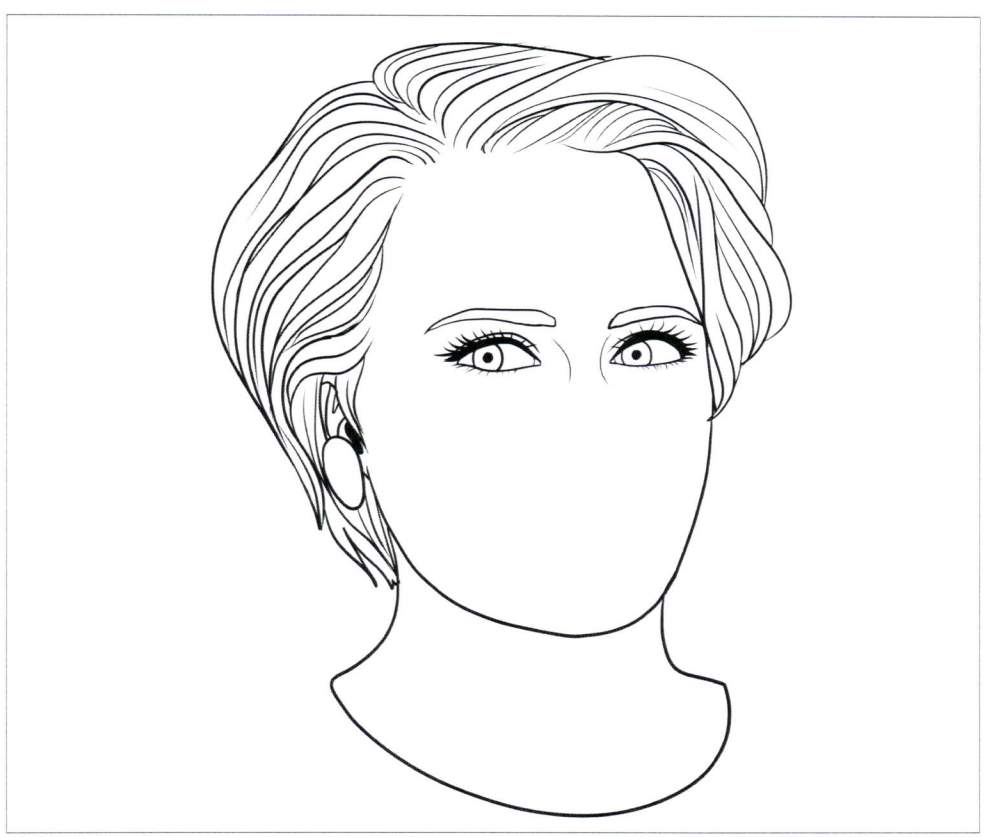

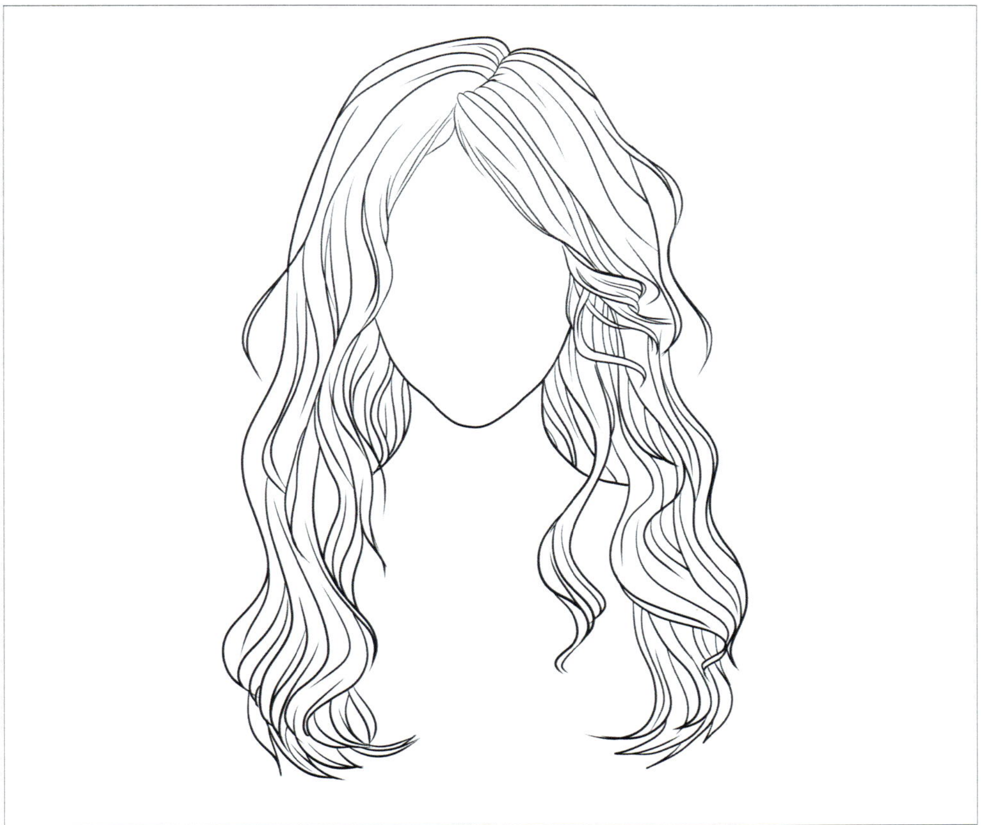

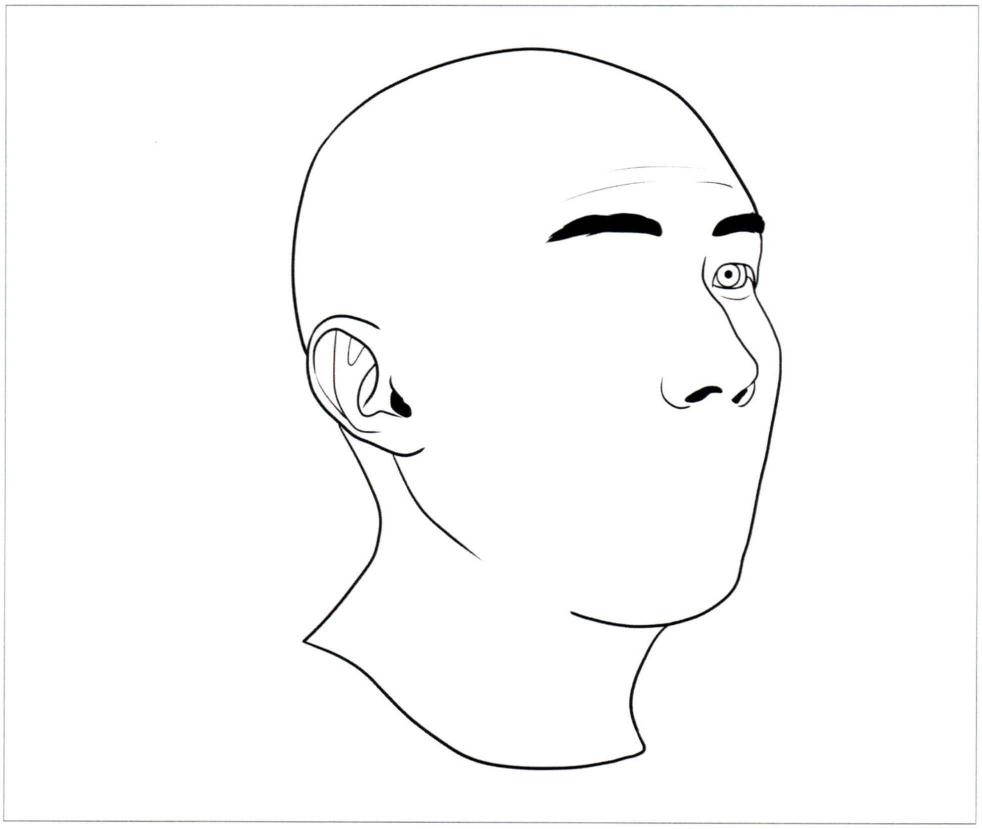

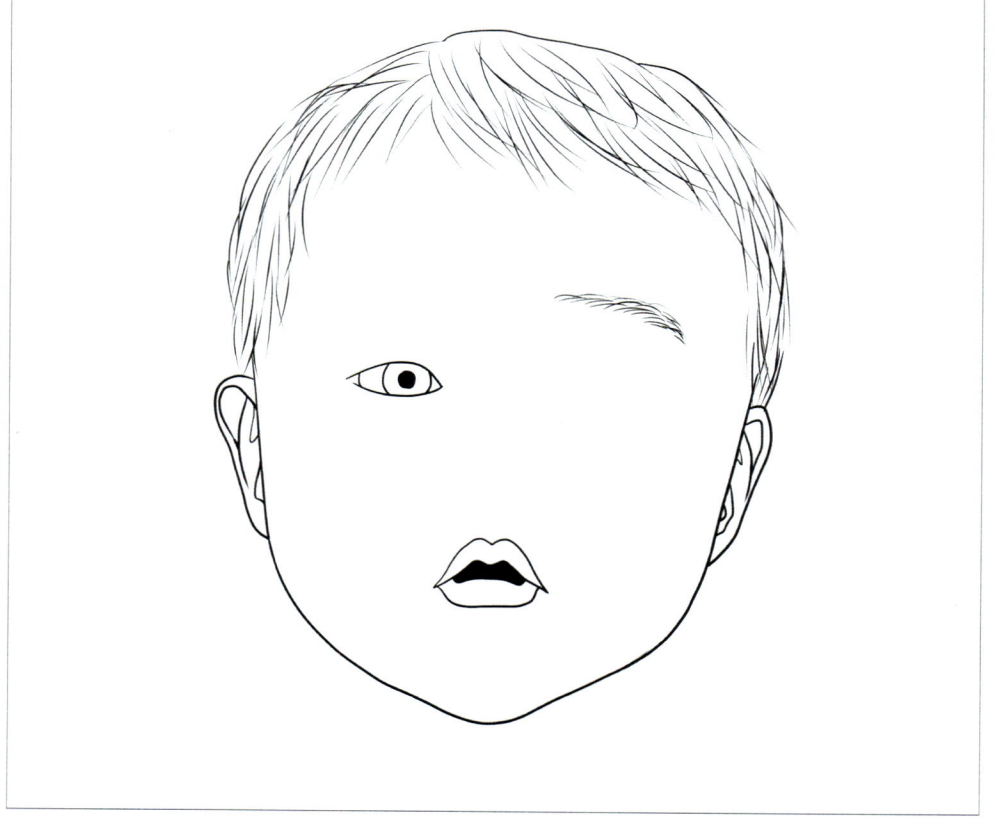

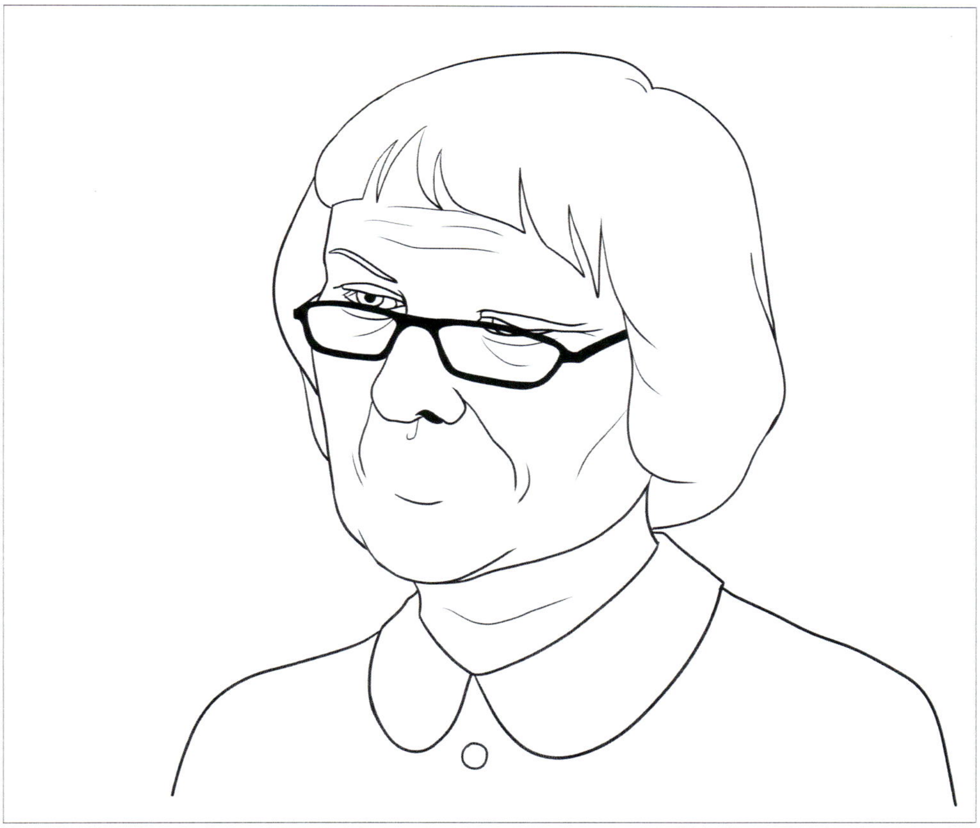

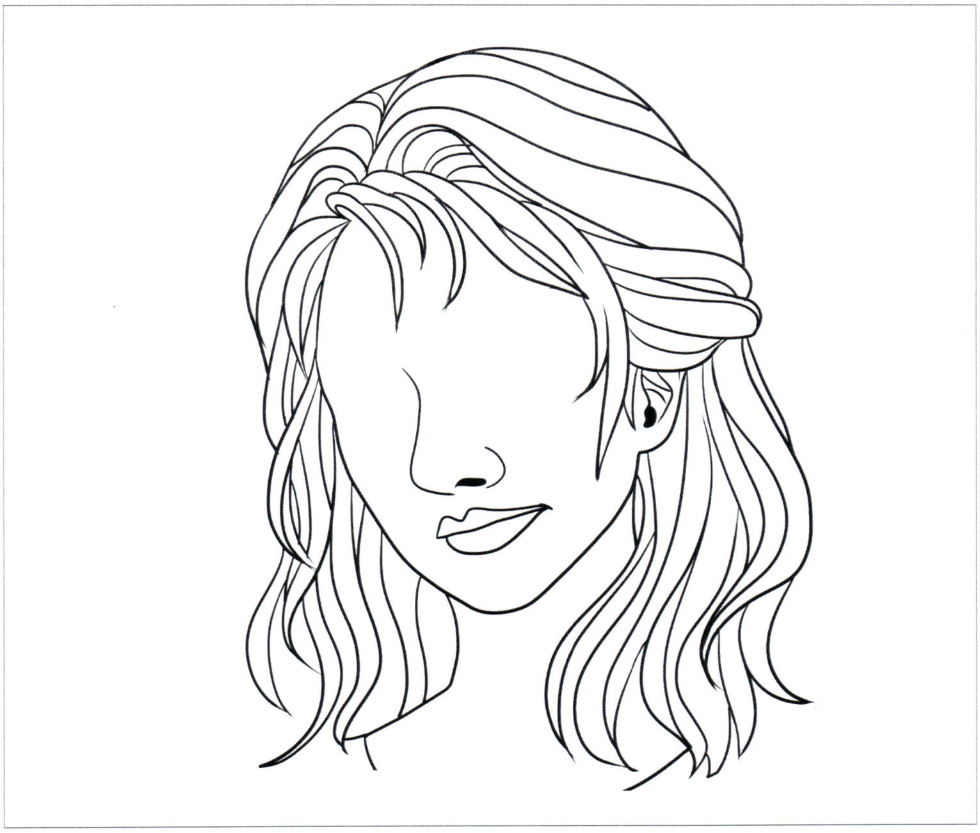

7 일상 사물 재인

◆ 다음 일상 사물 그림에서 빠진 부분을 그려 넣어 보세요.

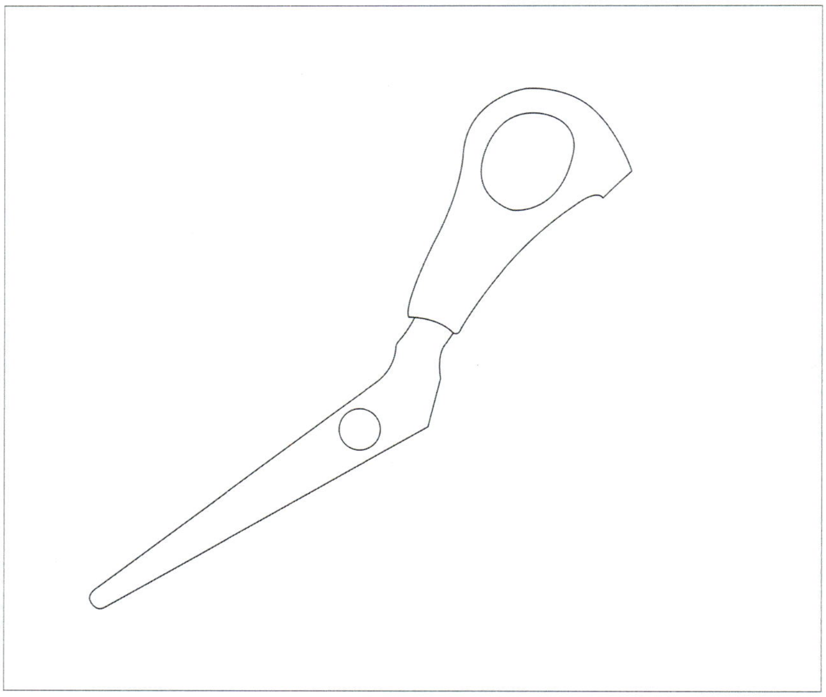

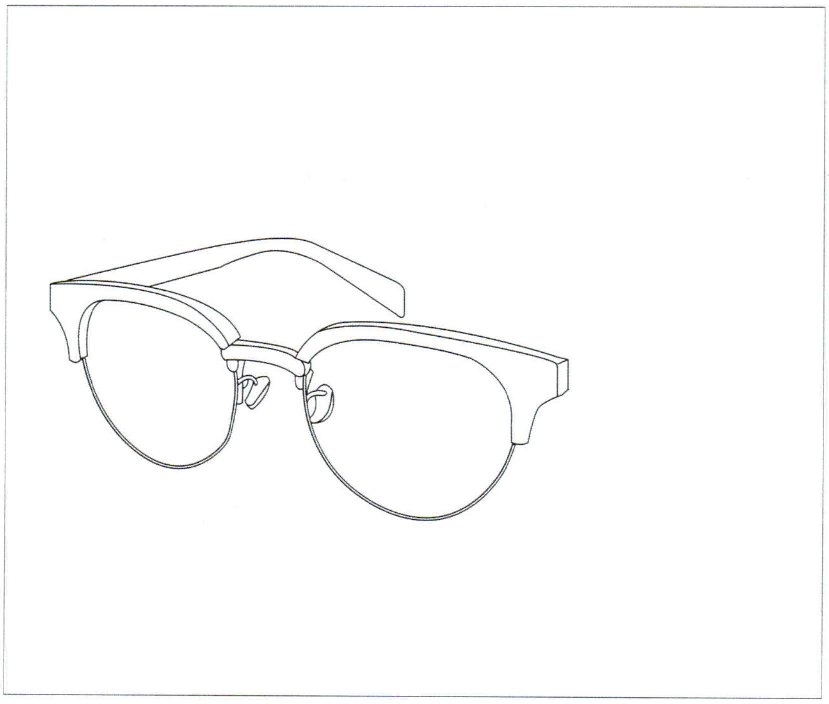

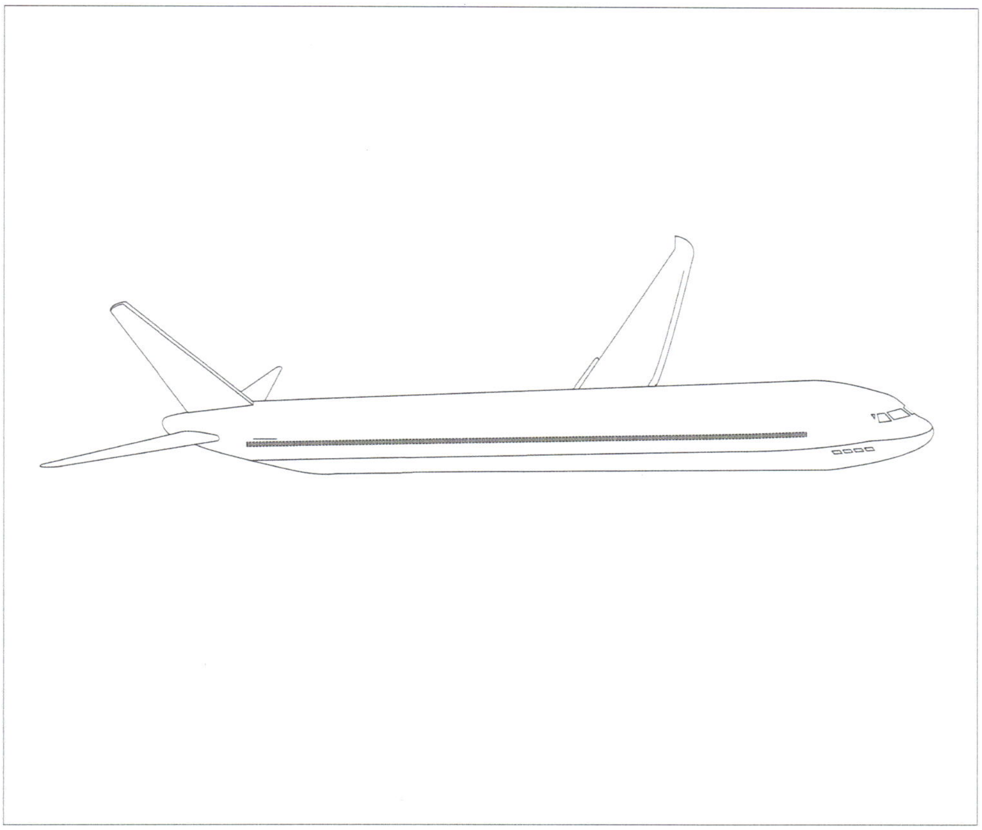

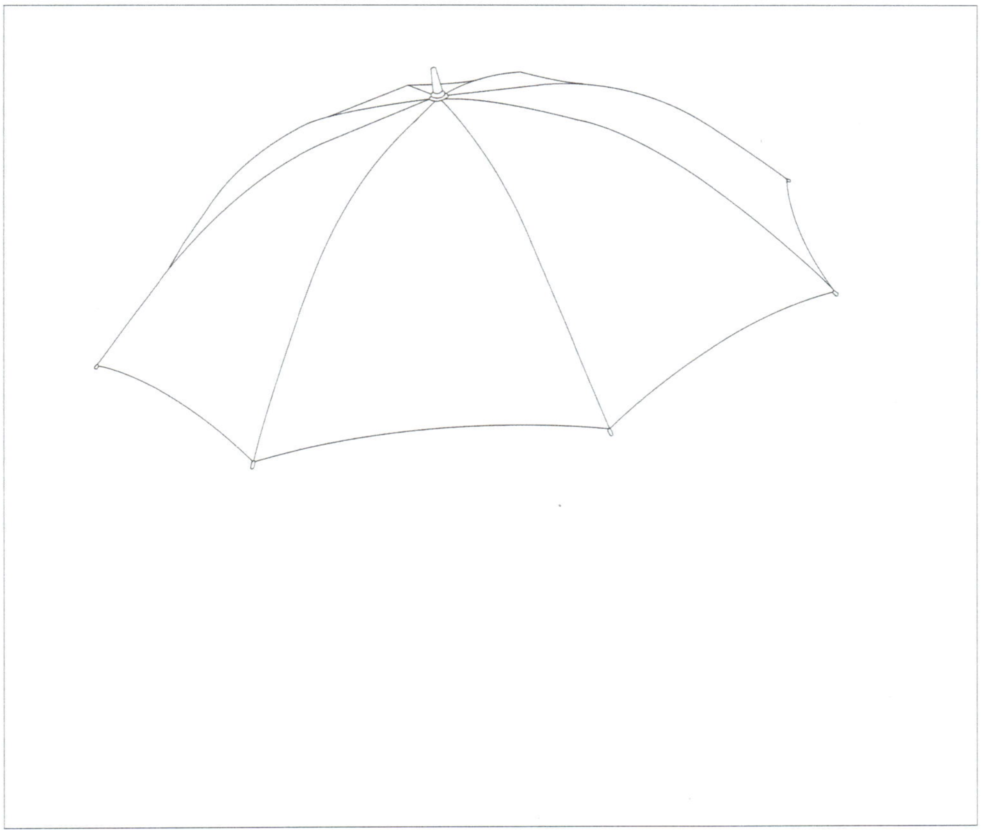

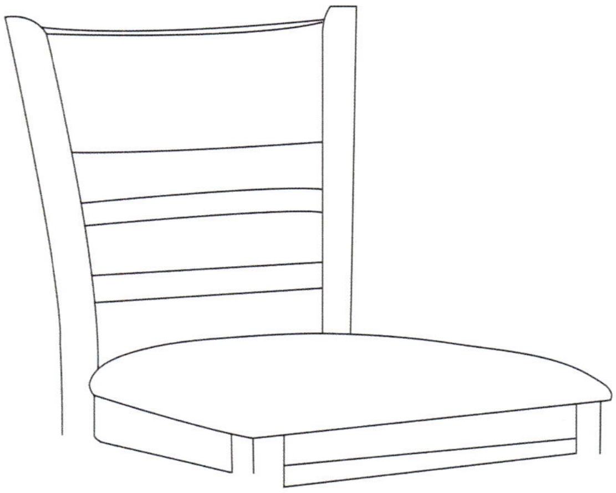

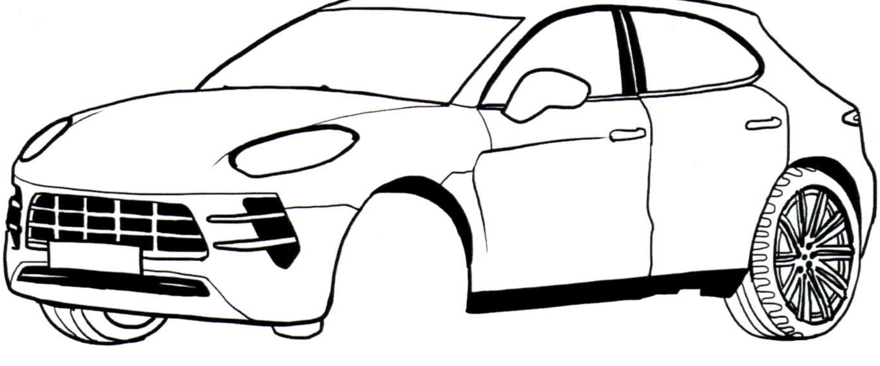

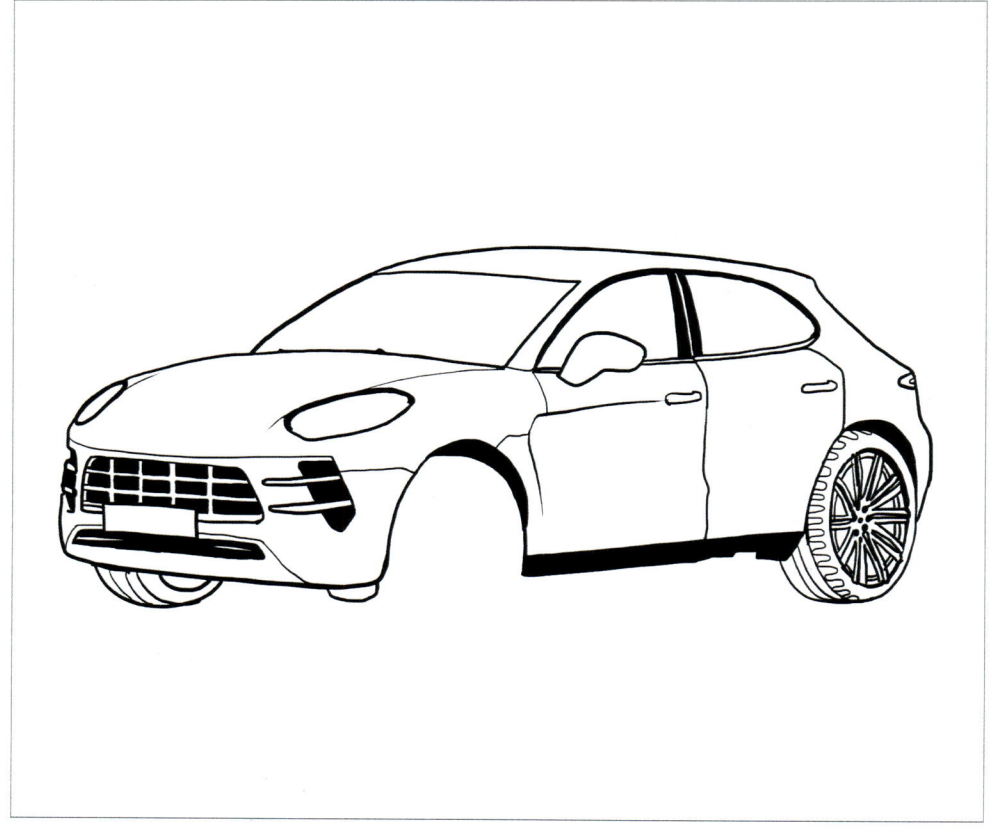

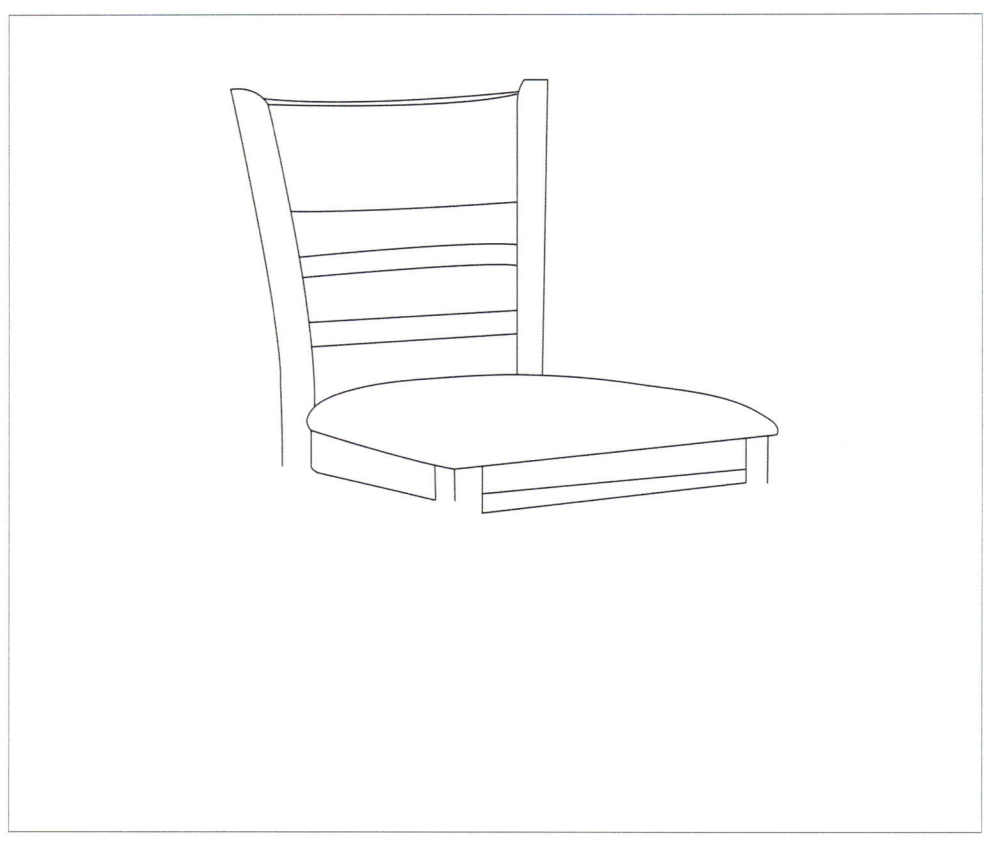

8 도형 완성하기

◆ 반쪽만 그려진 다음 그림을 보고, 나머지 반쪽을 그려 그림을 완성해 보세요.

예시

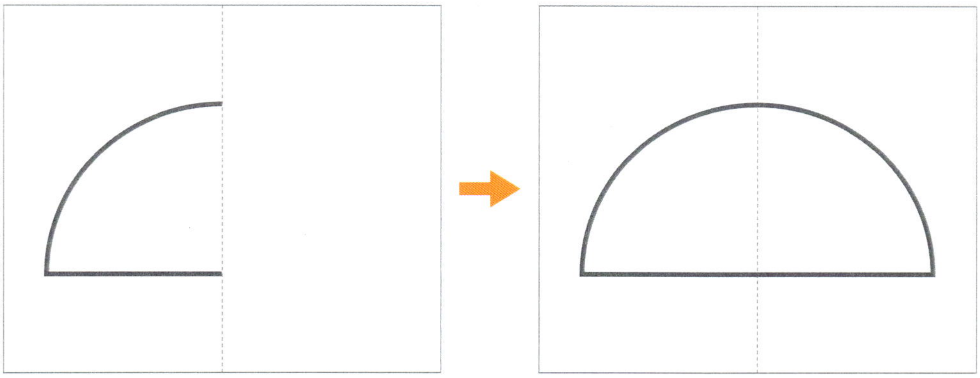

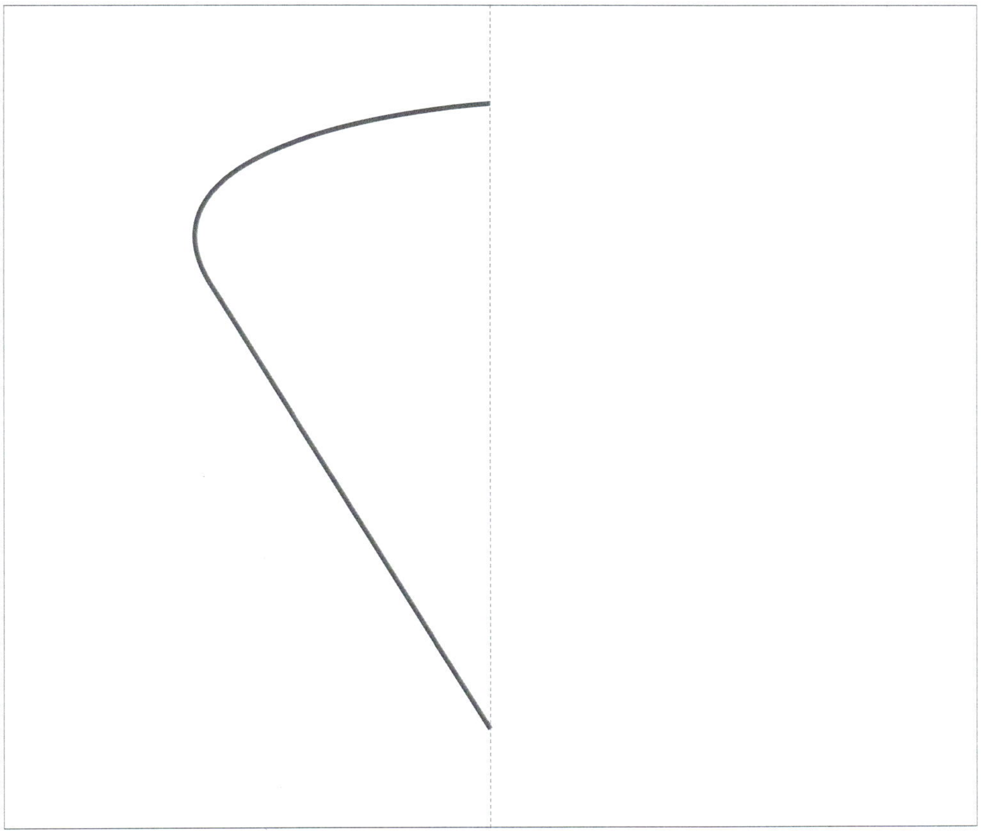

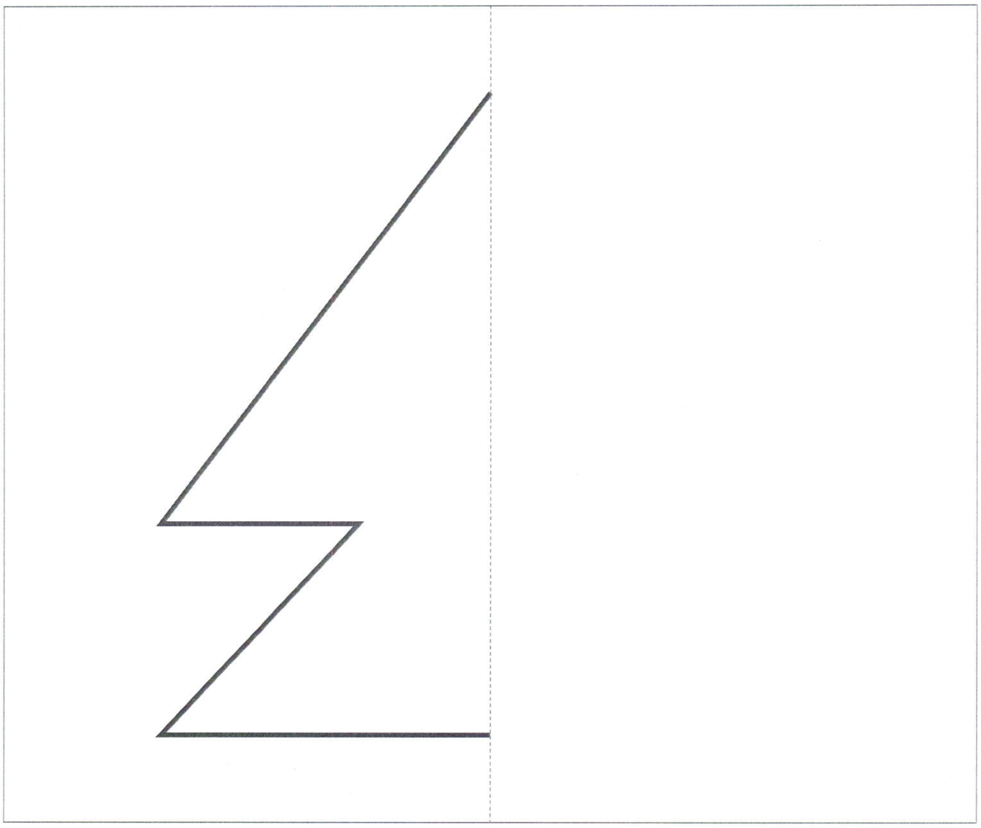

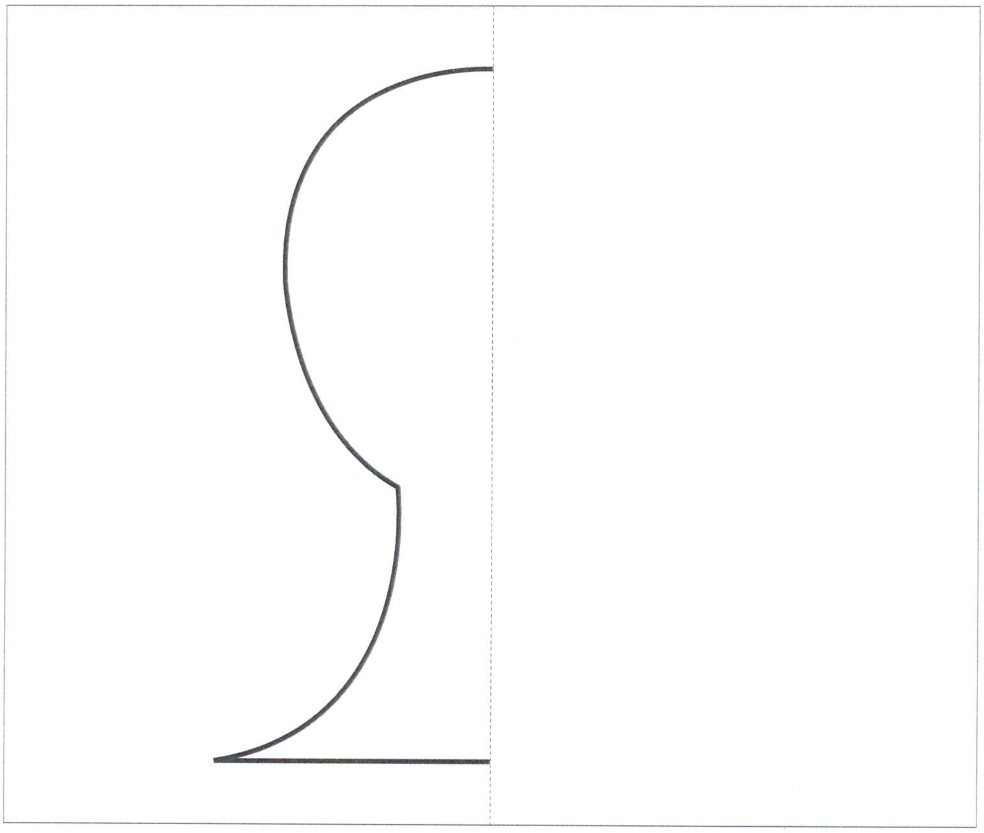

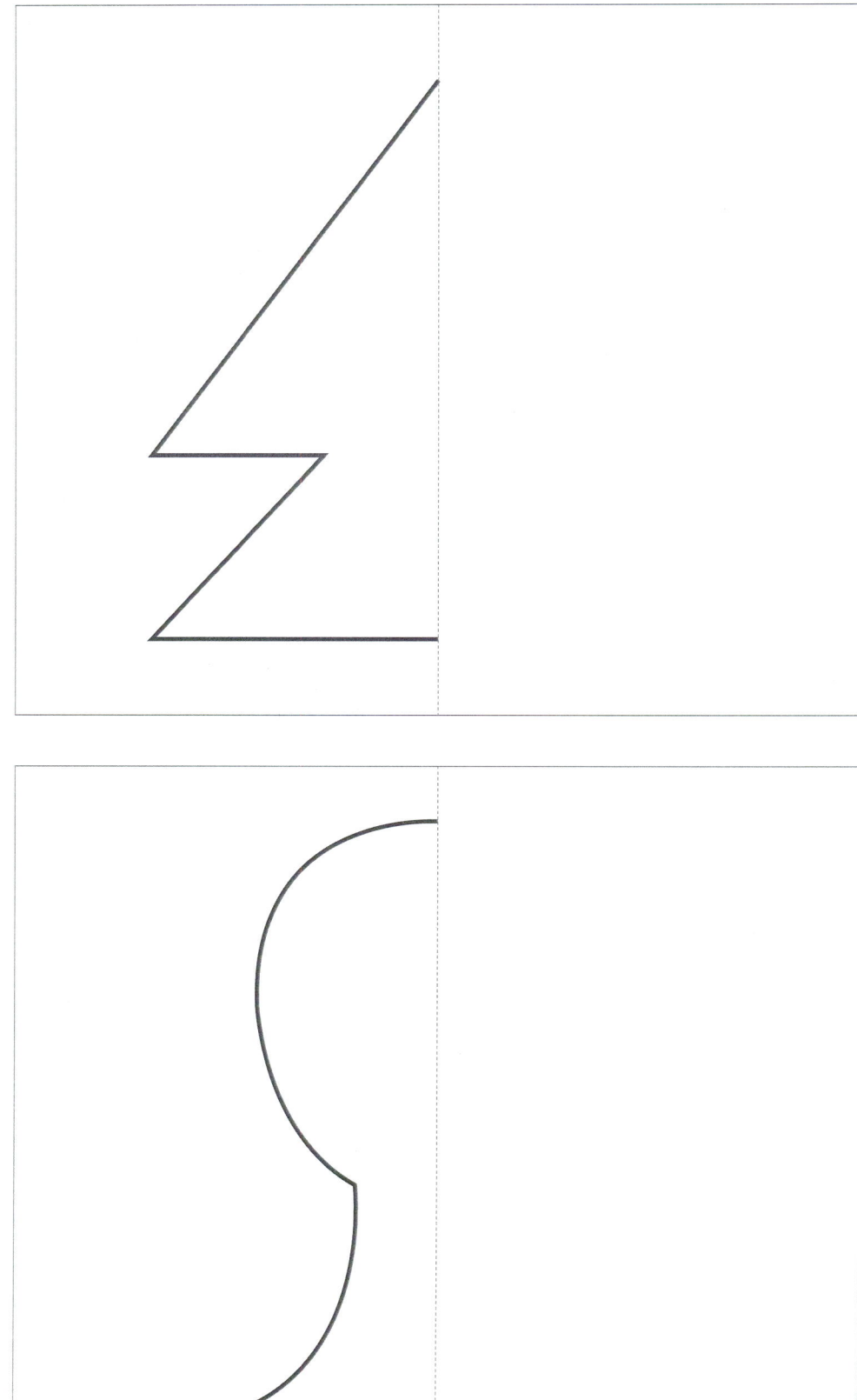

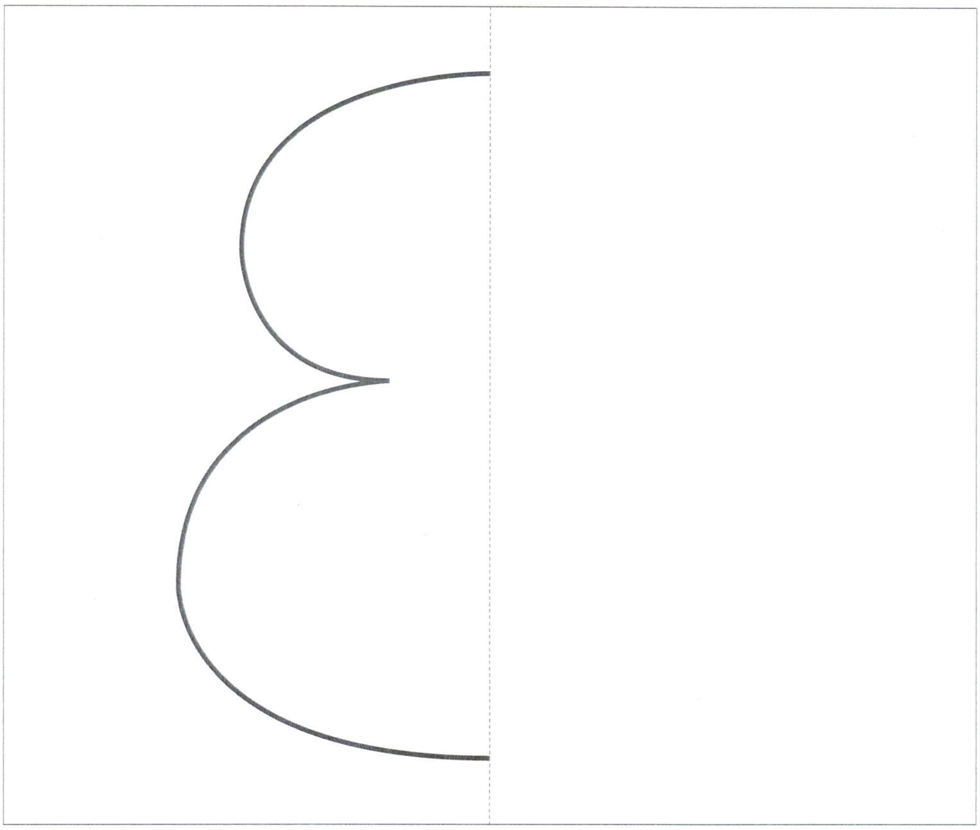

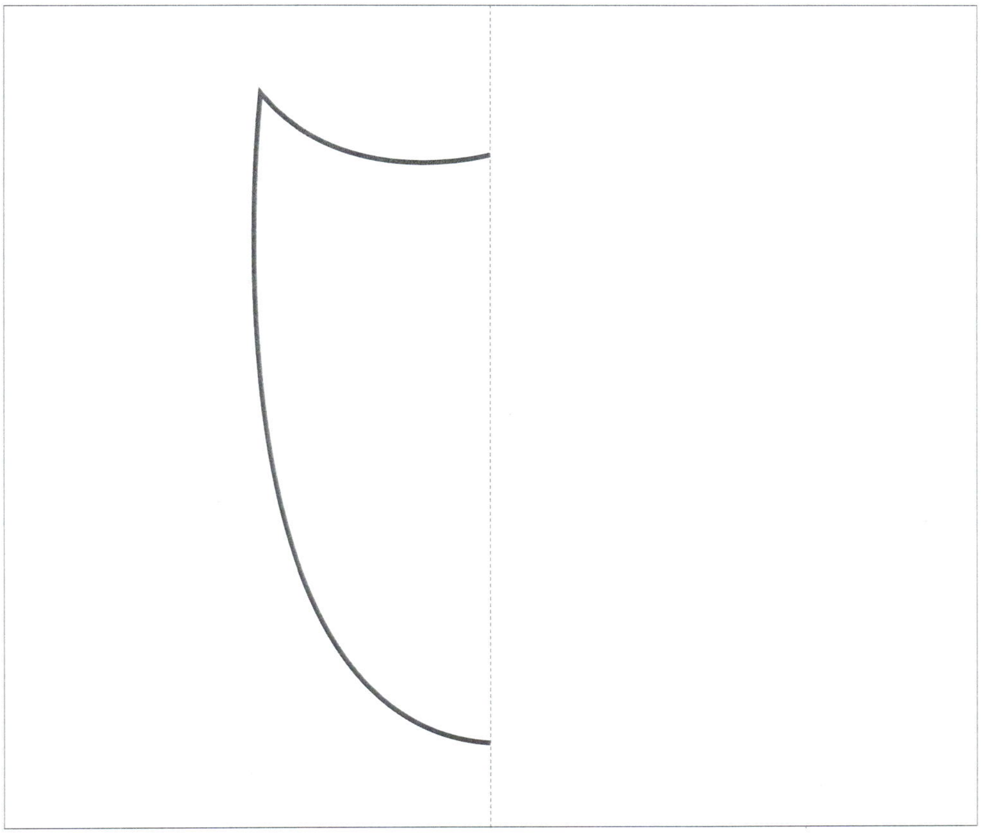

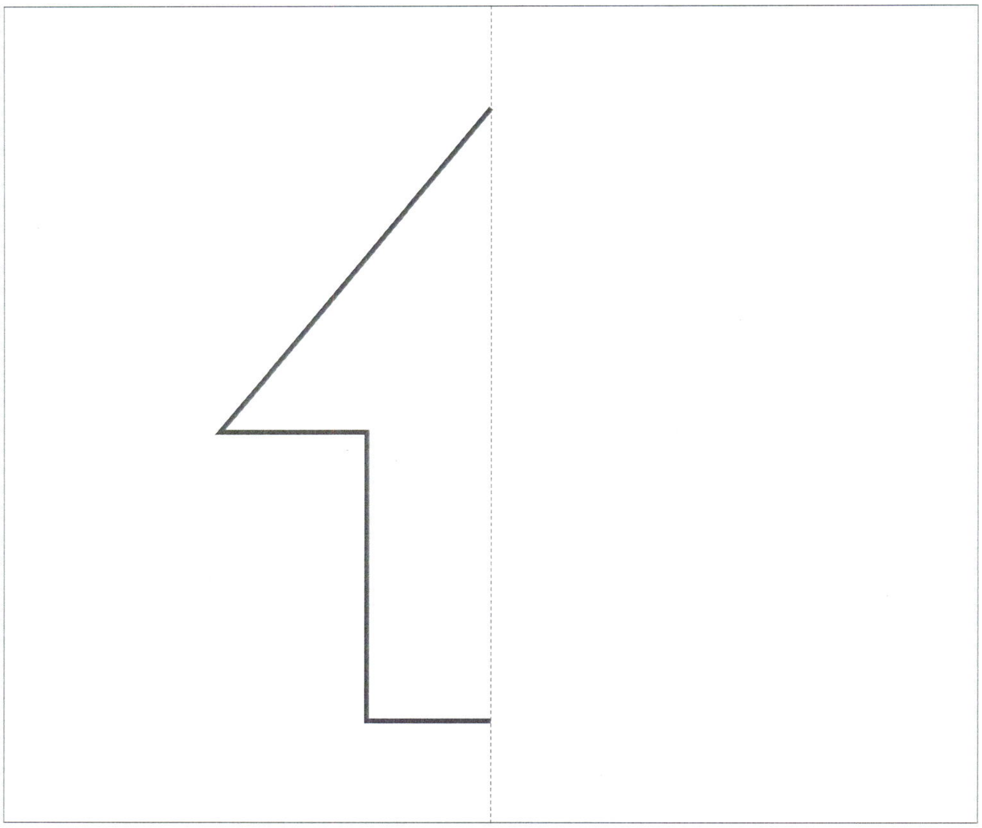

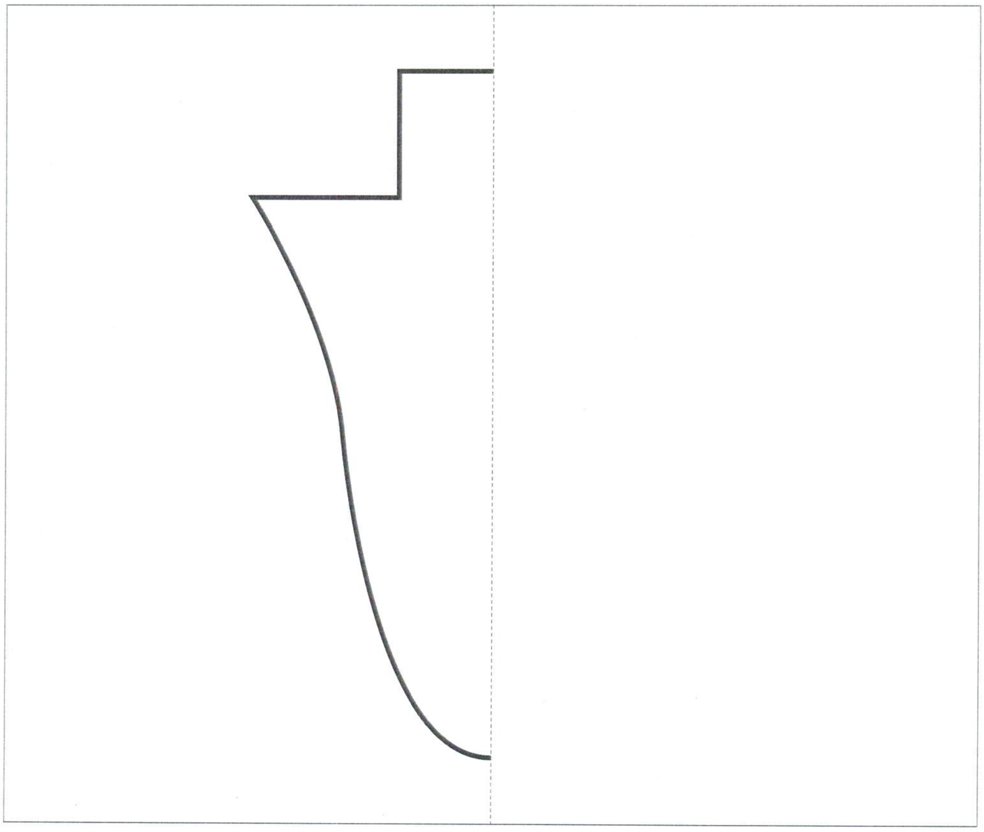

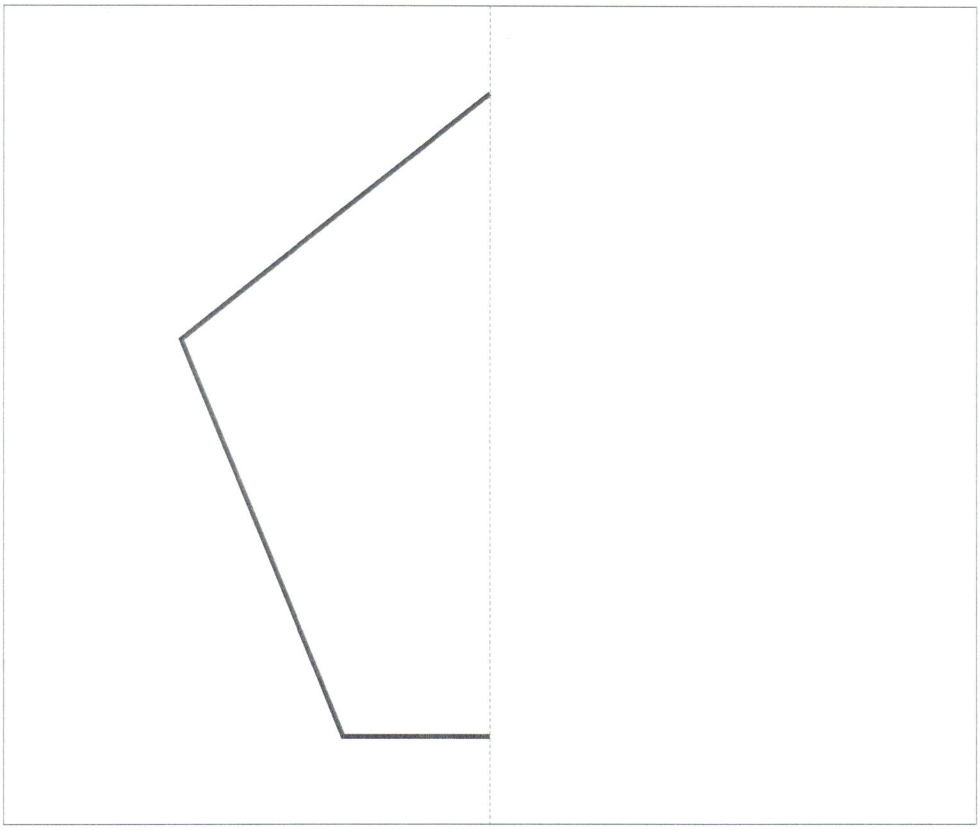

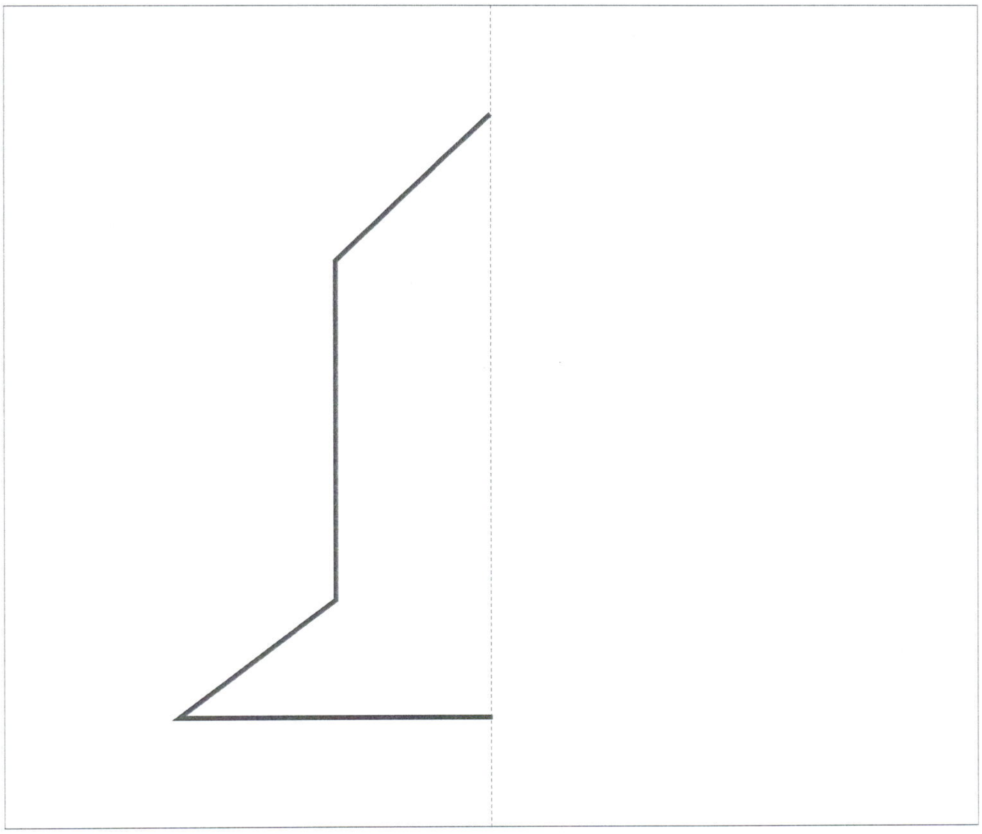

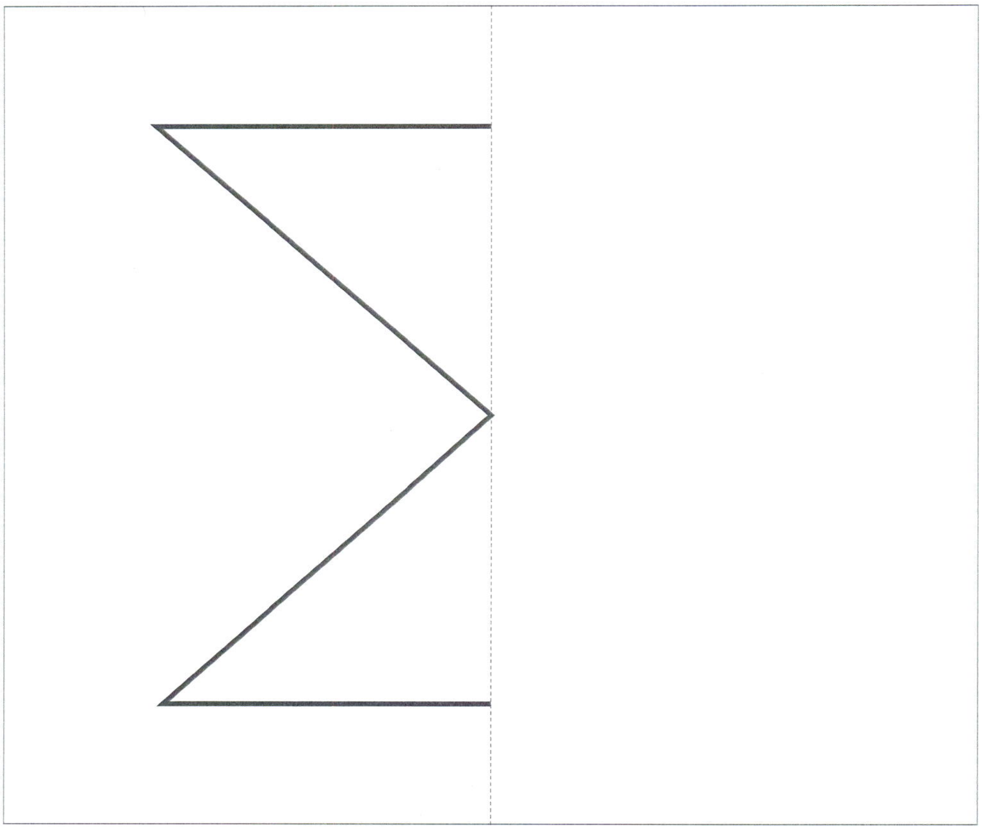

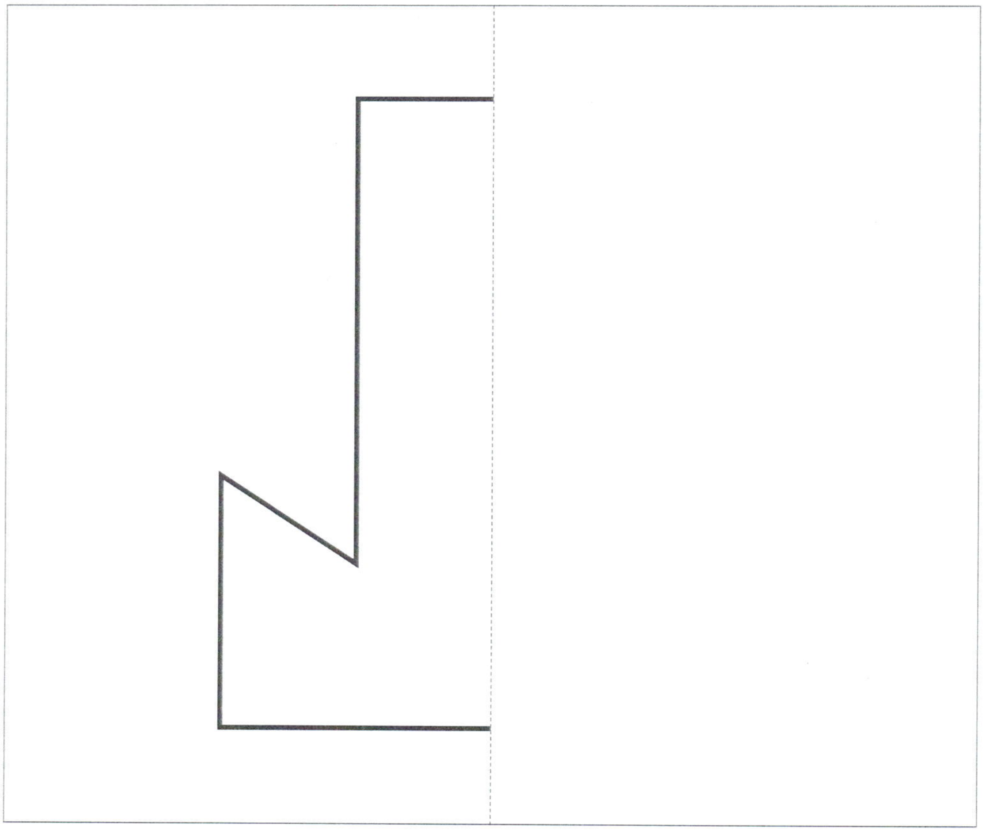

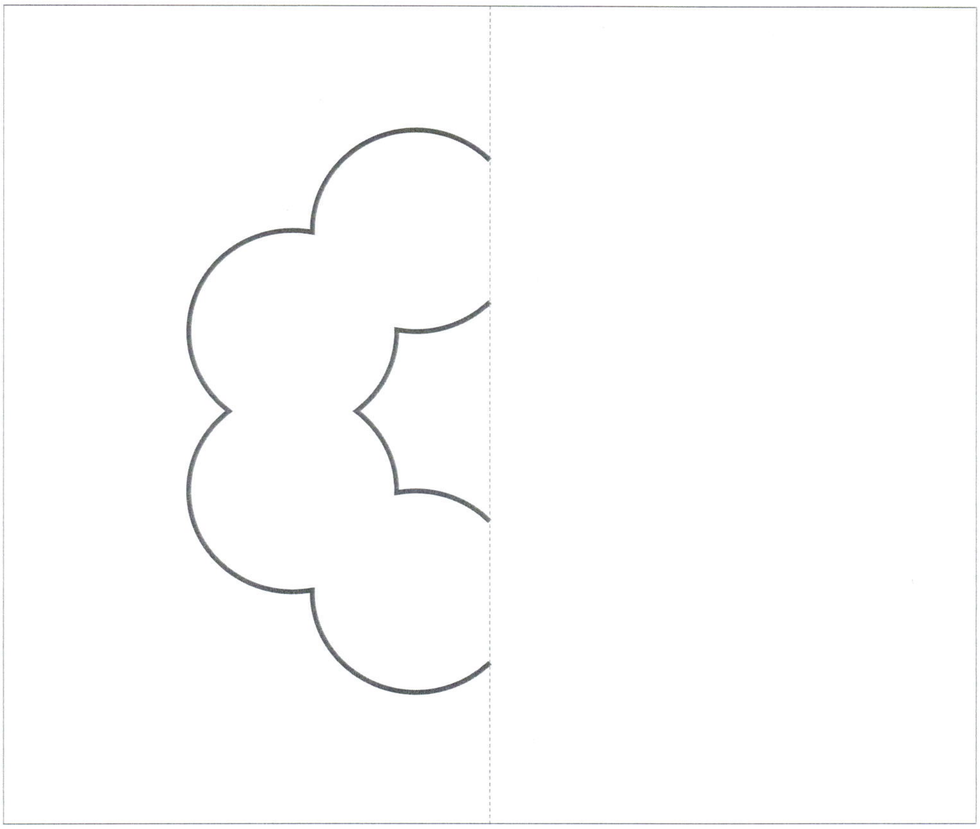

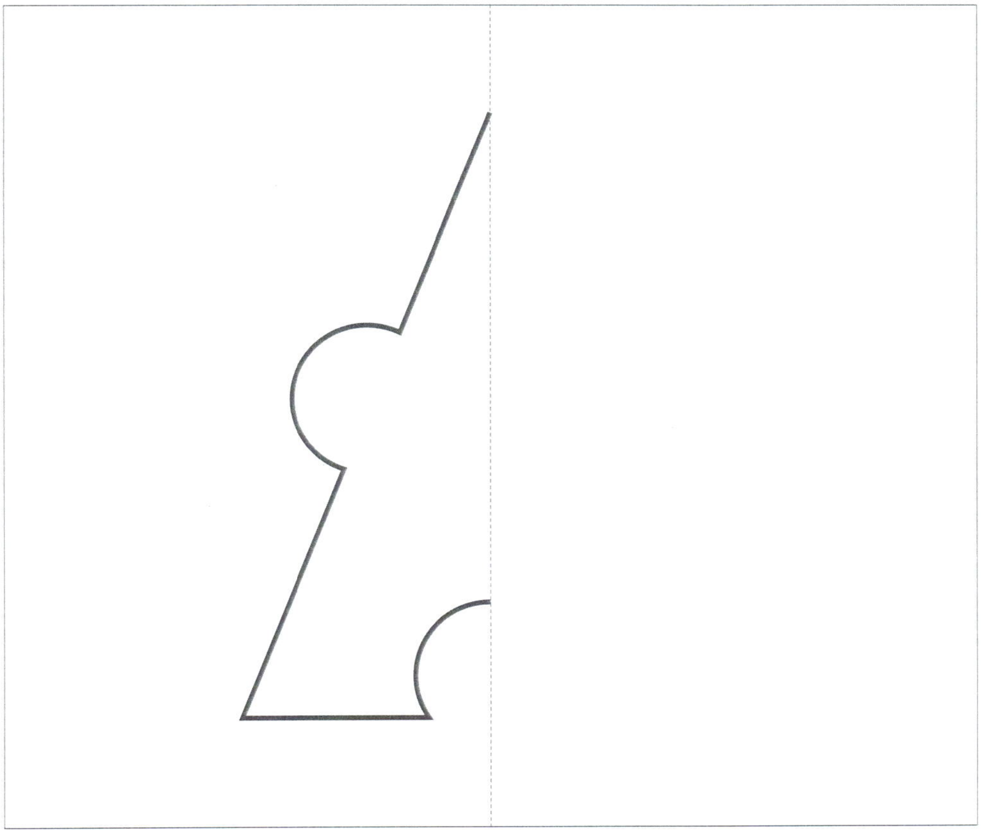

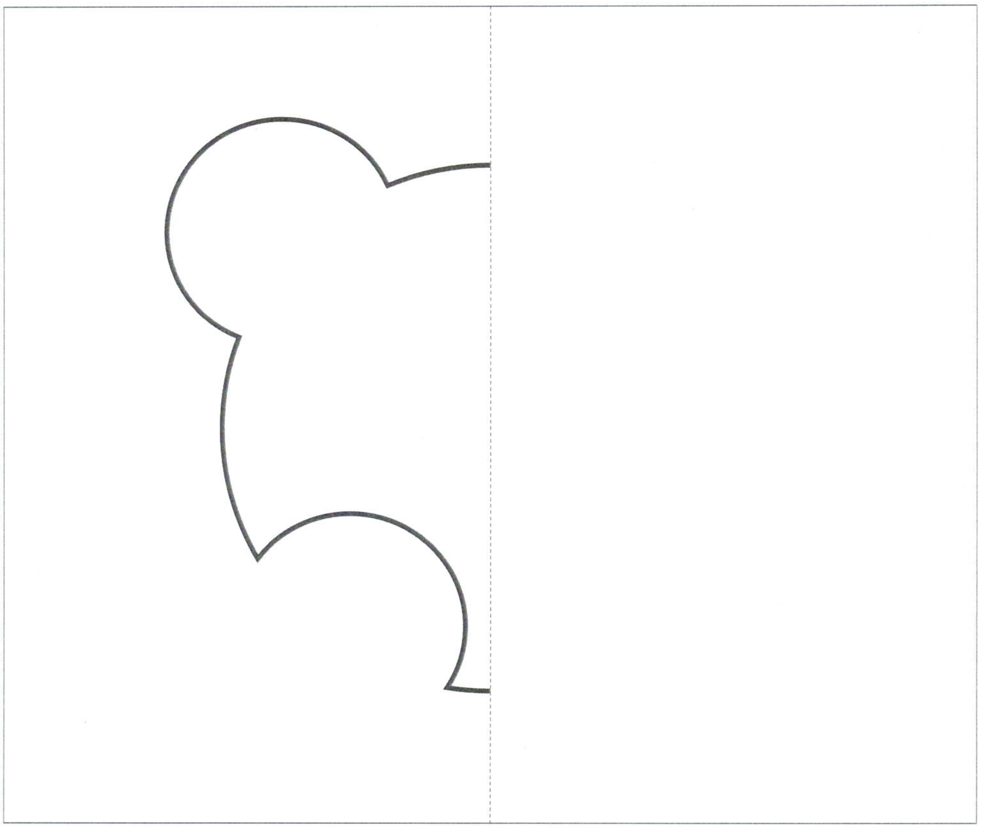

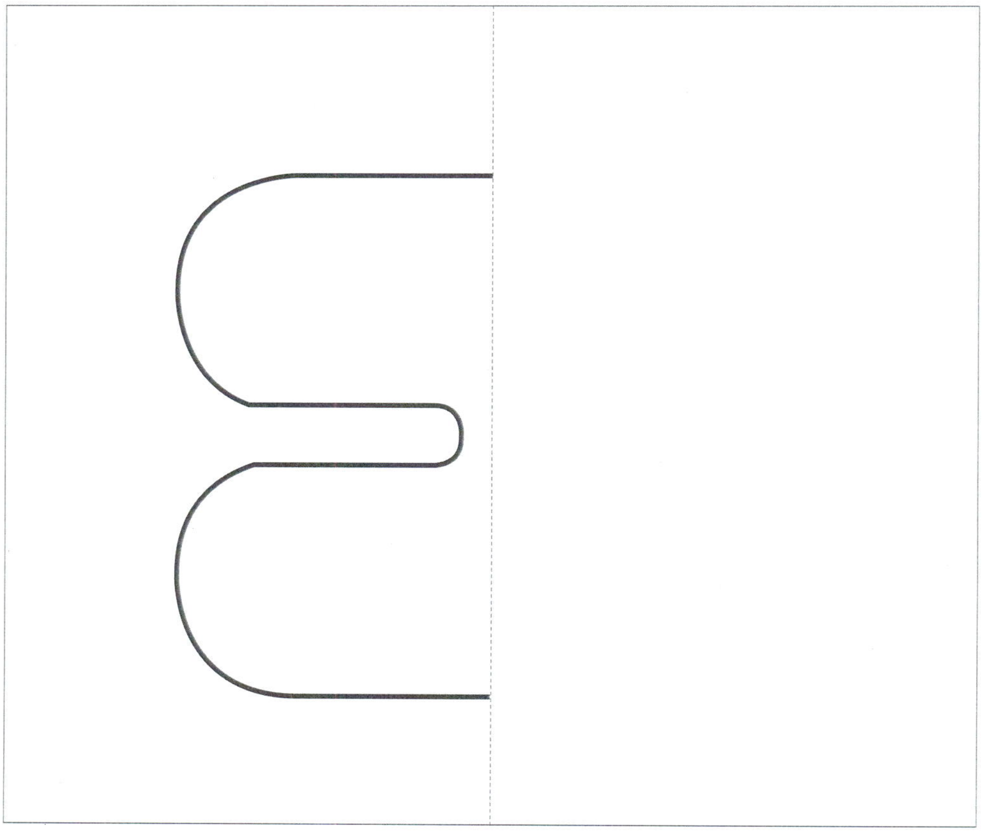

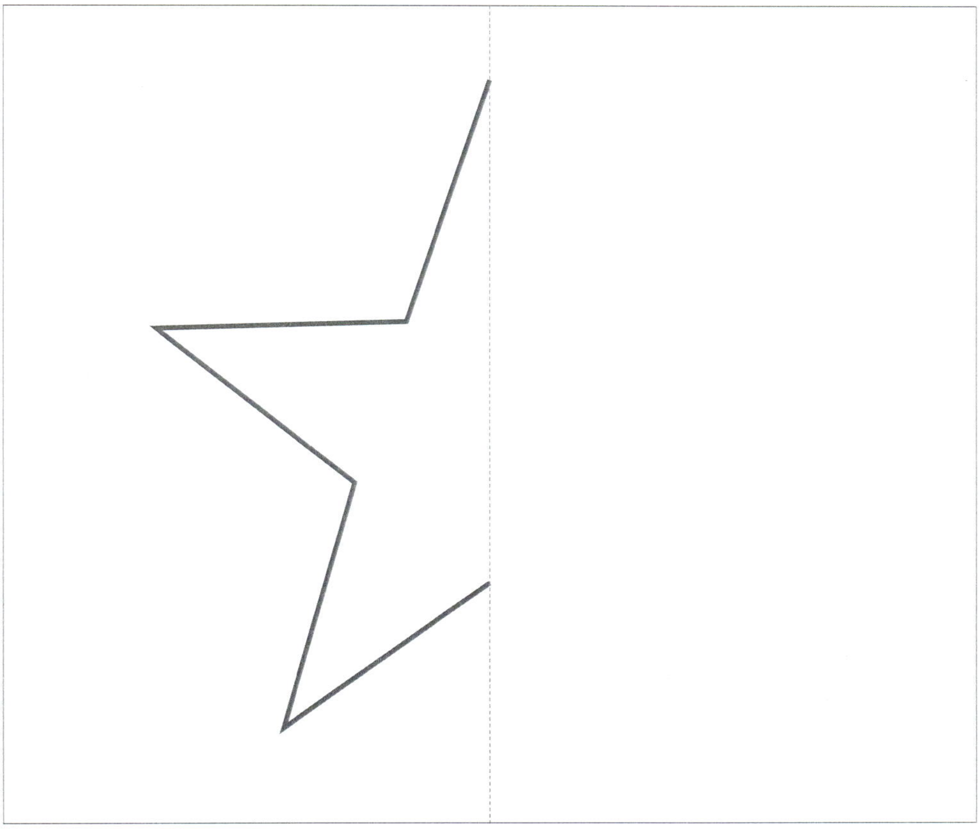

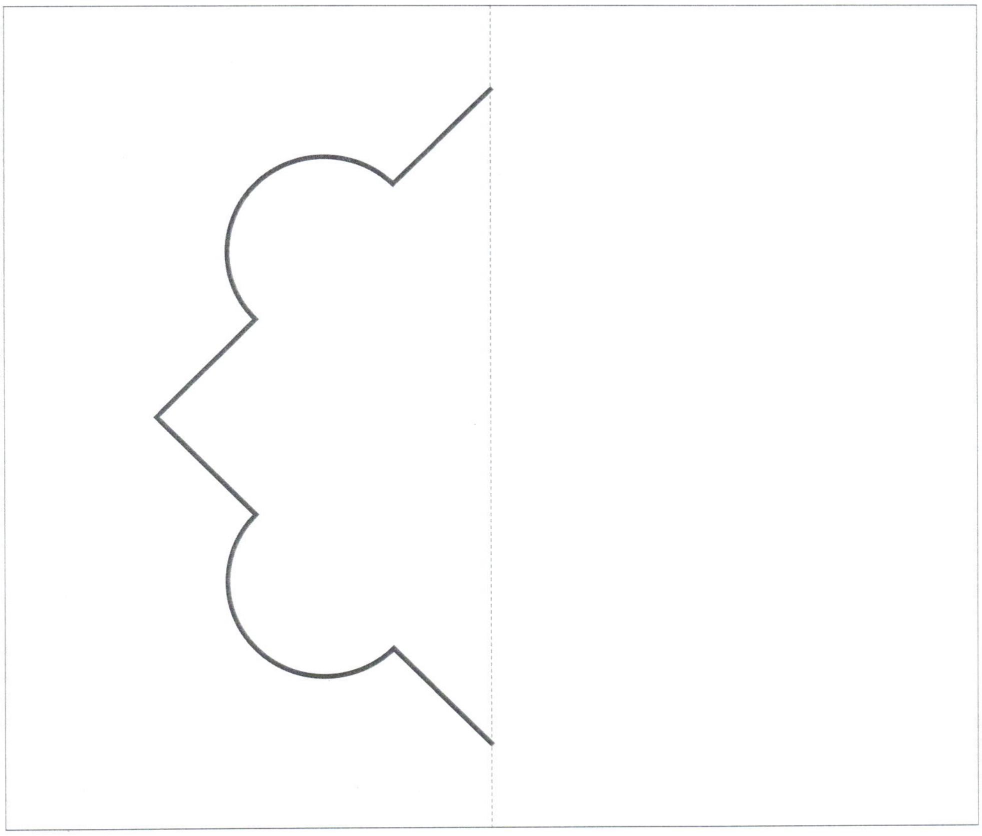

9 그림 회전시켜 그리기

◆ 다음 그림을 90도로 회전시키면 어떤 모양으로 나타날지 그려 보세요.

예시

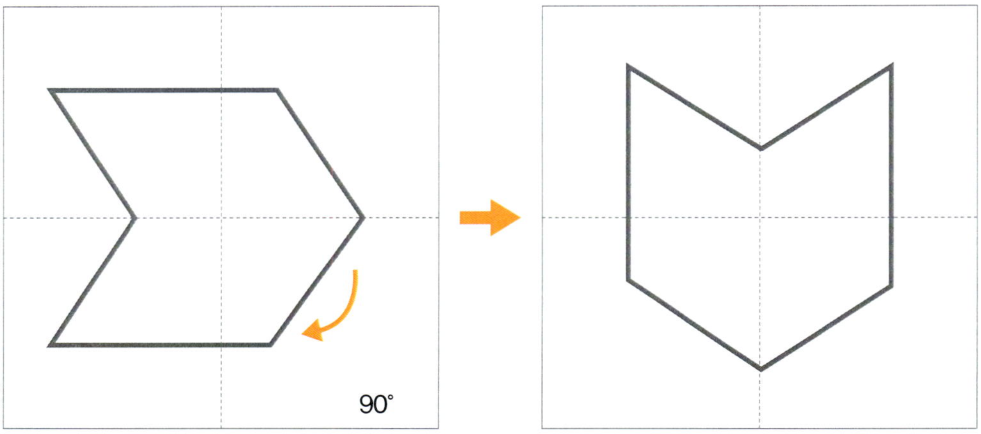

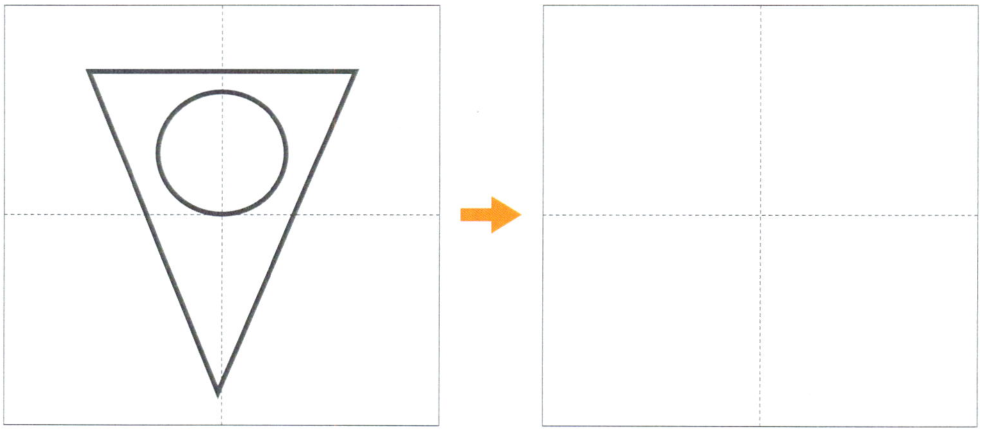

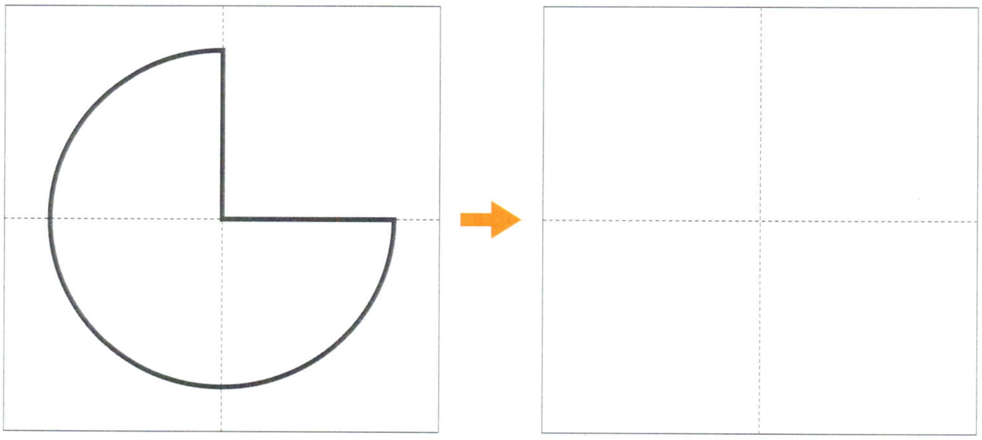

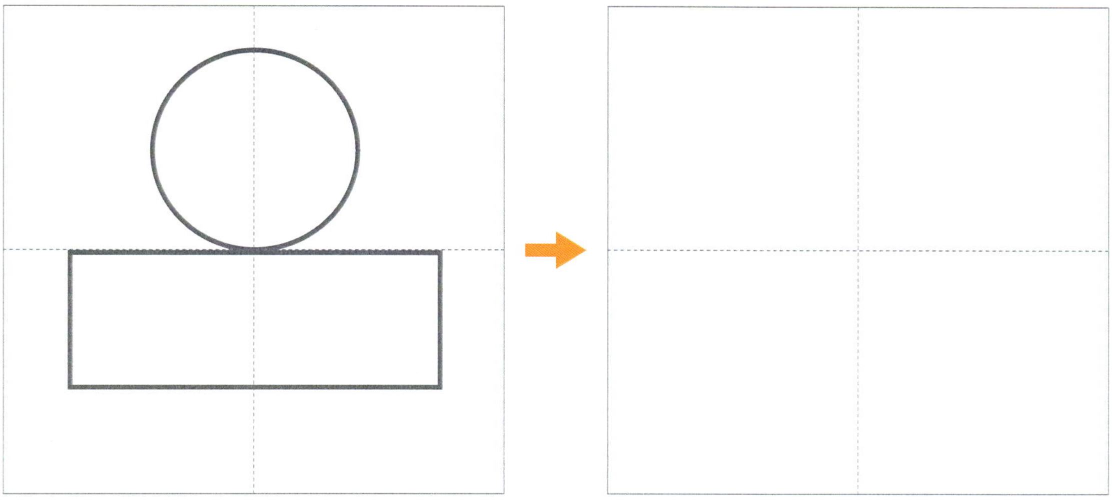

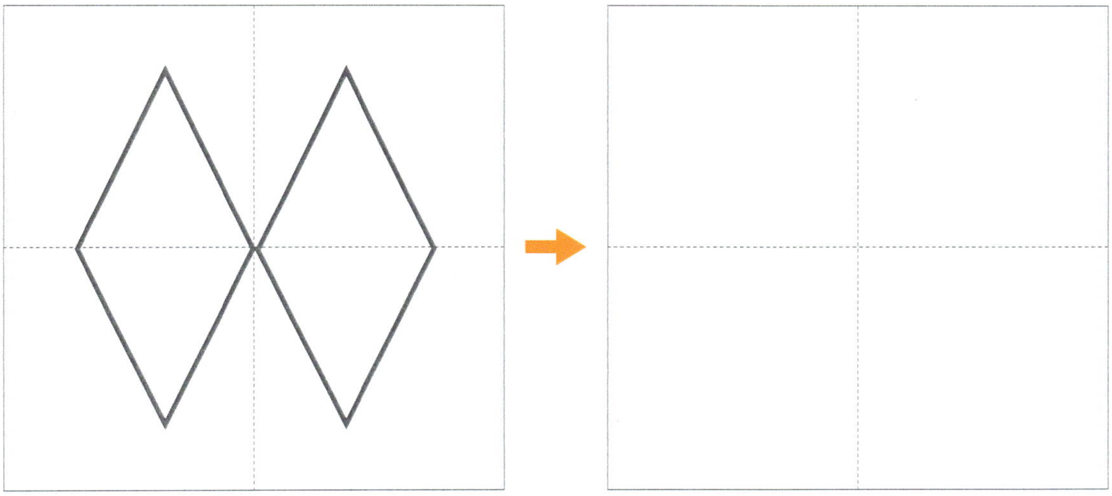

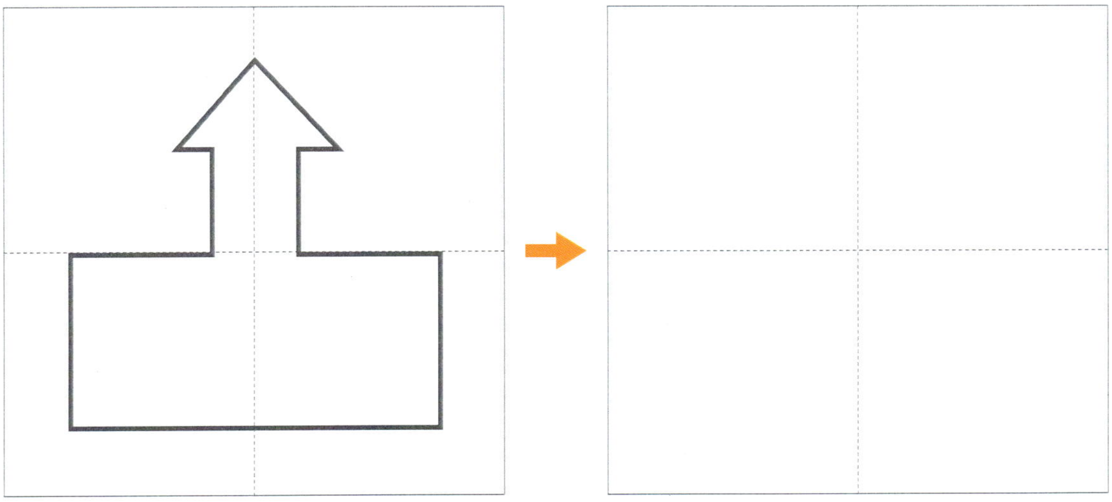

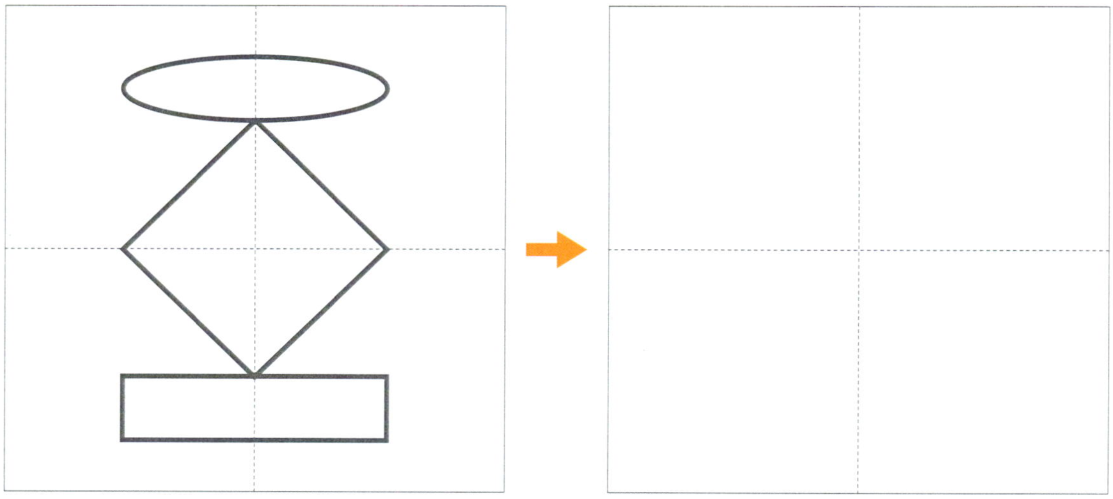

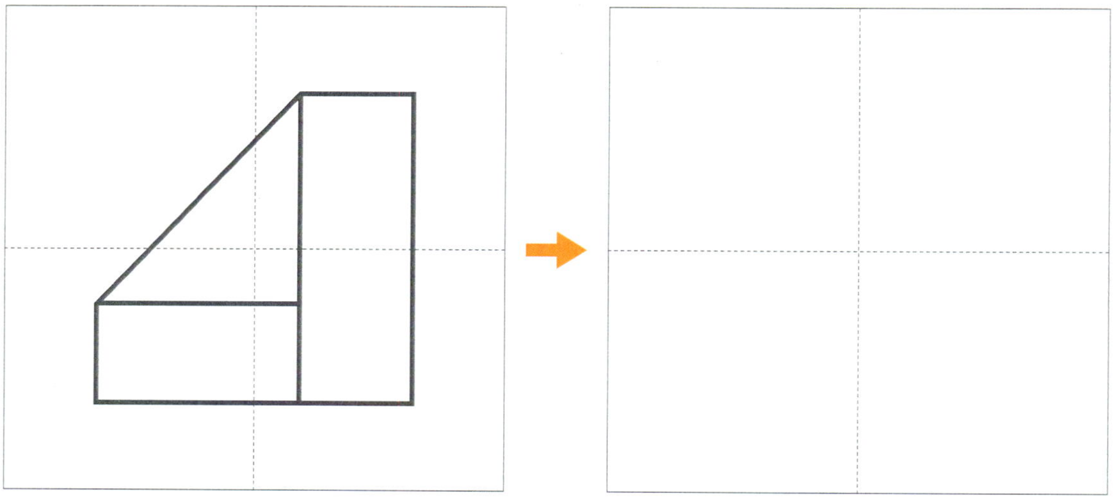

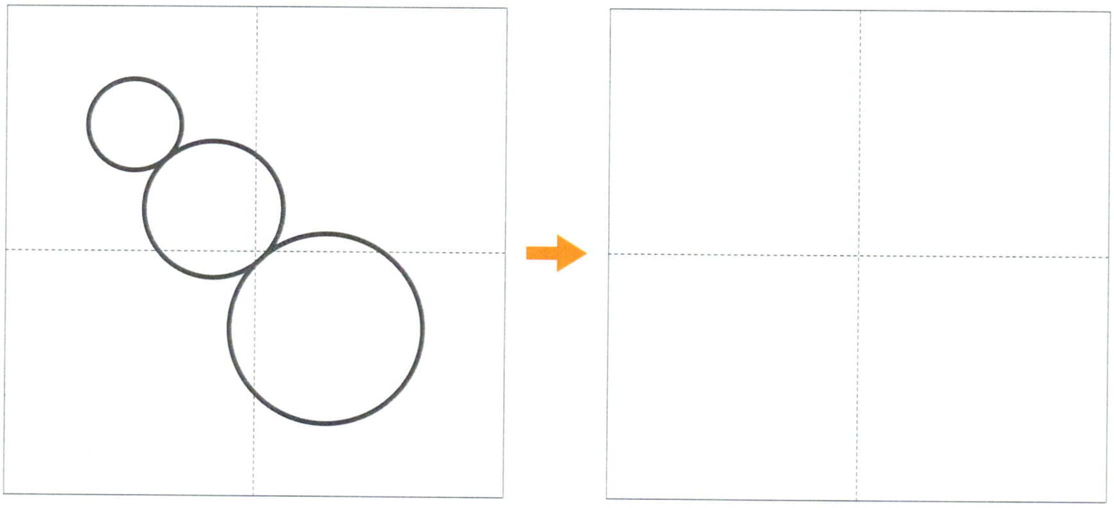

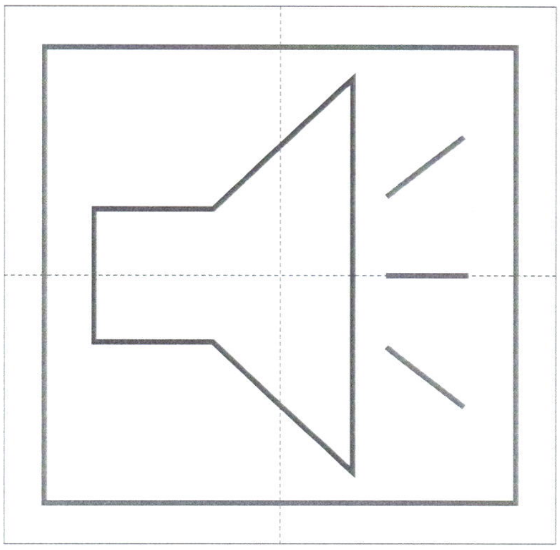

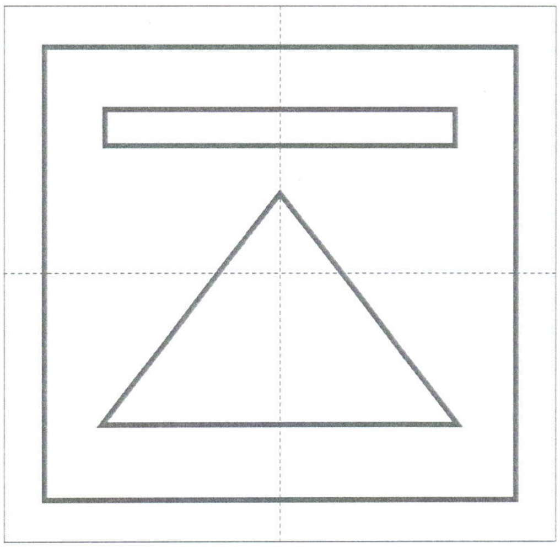

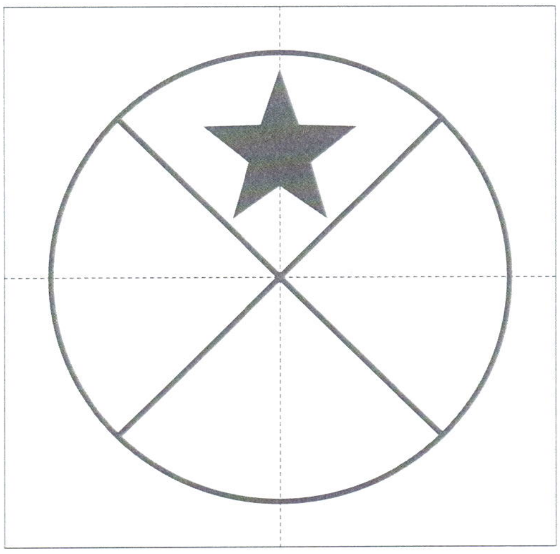

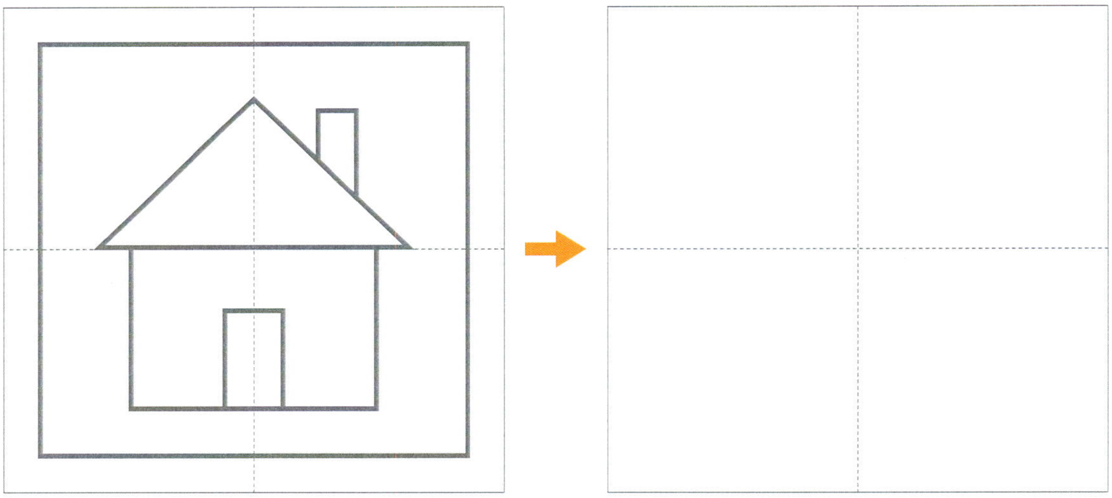

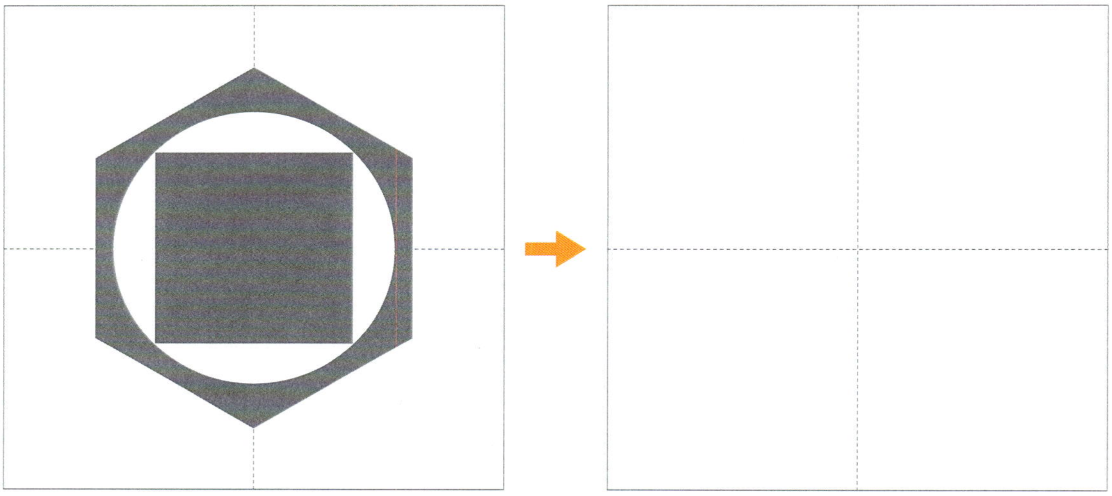

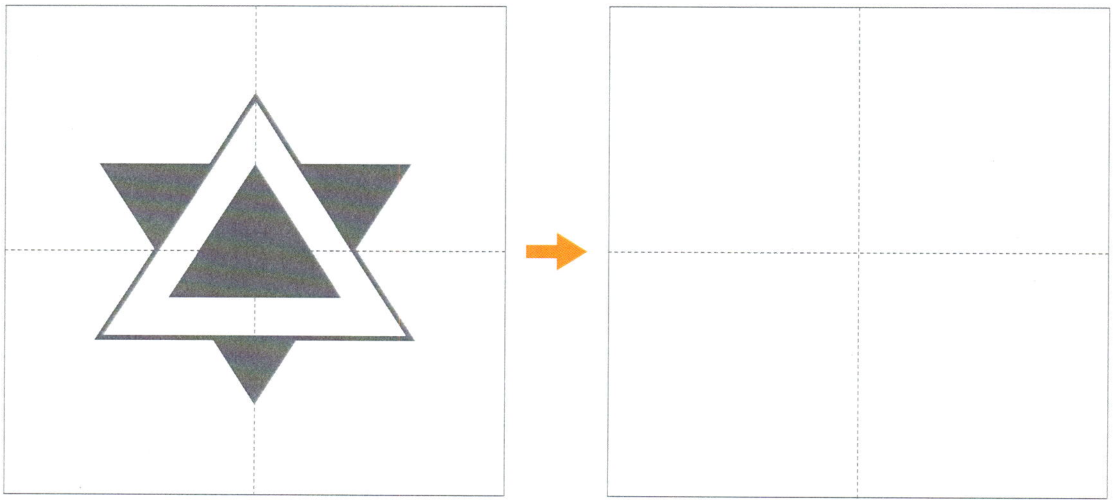

Cognitive rehabilitation workbook

1. 짝단어 연결하기
2. 짧은 이야기 기억하기
3. 얼굴/사물 기억하기
4. 블록 기억하기
5. 따라 그리기
6. 카드 모양 구별하기
7. 암호 해독
8. 위치 기억하기

Ⅱ

기억력

Ⅱ. 기억력

기억력이란 정보를 등록한 후 저장한 다음, 시간이 지나서 그 정보를 회상하는 과정에서 요구되는 인지기능의 한 범주로 단기기억, 장기기억, 작업기억, 일화기억, 의미기억, 절차기억 등이 있다. 기억력 저하는 노화가 진행됨에 따라 흔하게 관찰되는 증상 중 하나로, 장기기억보다는 단기기억부터 영향을 받으며, 반복적인 학습을 하지 않으면 저장할 수 있는 양이 점차 줄어들게 된다.

인지기능이 저하된 노인의 경우에는 일화기억과 작업기억부터 손상되기 시작하는데 의미기억에서도 문제를 보이게 된다. 예를 들어, 점심 메뉴나 어제 무엇을 했는지 등을 물었을 때 기억해내는데 곤란함을 겪거나 지식이 필요한 질문(예: "우리나라 대통령의 이름은 무엇인가요?"와 같은 질문)에 대답하지 못하는 경우가 발생하기도 한다.

지적장애 아동의 경우 새로이 주어진 정보를 부호화하여 저장하는 능력이 감소된 경우도 있지만, 목표 정보의 인출을 요구하는 시점에서 제대로 회상을 하지 못하여 힘들어하는 경우도 있다.

본 장은 언어적 · 시각적 자극을 통해 단기기억, 작업기억, 의미기억 등을 훈련하도록 구성되었다. 언어재활사는 재활 훈련을 시작하기 전에, 매 회기에 기억과 관련된 질문(예: "주말에 무엇을 했나요?", "오늘 점심 메뉴는 무엇이었나요?", "마트에 가서 무엇을 샀나요?")을 치료 대상자에게 제공하여 반복적인 회상을 유도하는 것도 도움이 된다.

인지기능이 저하된 치료 대상자들에게 과제 지시문을 충분히 설명해주고, 주목해야 하는 낱말과 음절에 약간의 강세를 주거나, 주의가 분산되는 불필요한 자극이나 소음 등을 없애주고, 중요한 부분은 색깔로 표시해주는 등의 구체적인 도움을 주는 것도 좋다.

1 짝단어 연결하기

1) 그림 짝단어 찾기

◆ 왼쪽에 있는 자극단어의 그림을 보고, 각 단어의 짝꿍을 오른쪽 보기에서 찾아 동그라미 하세요.

자극단어	보기		
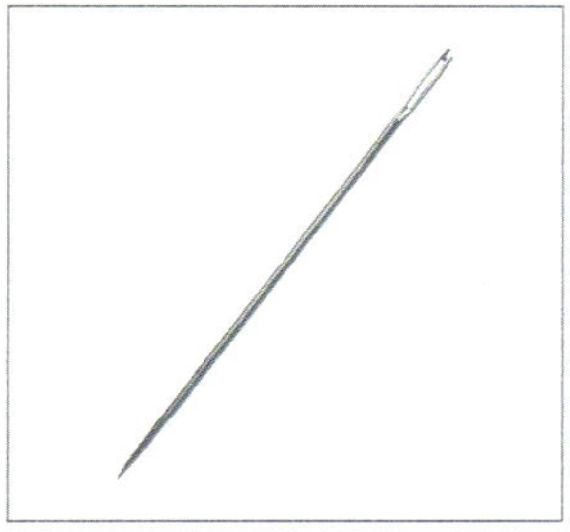	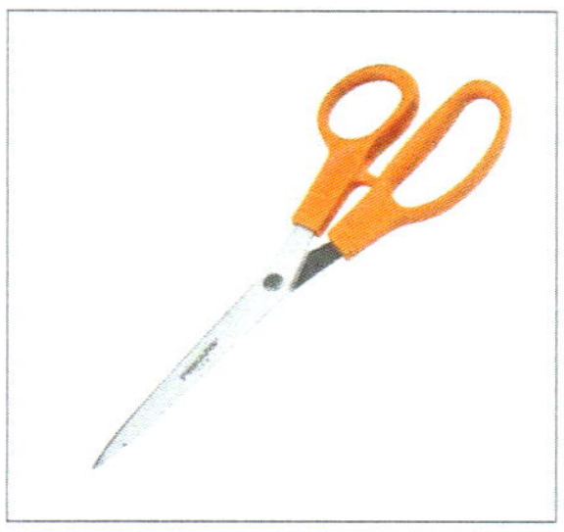	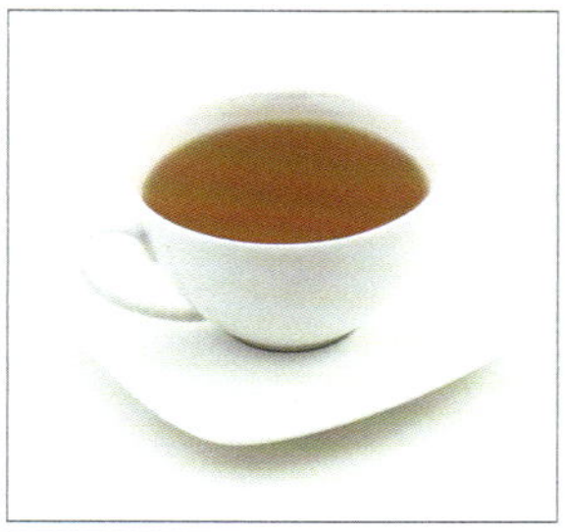	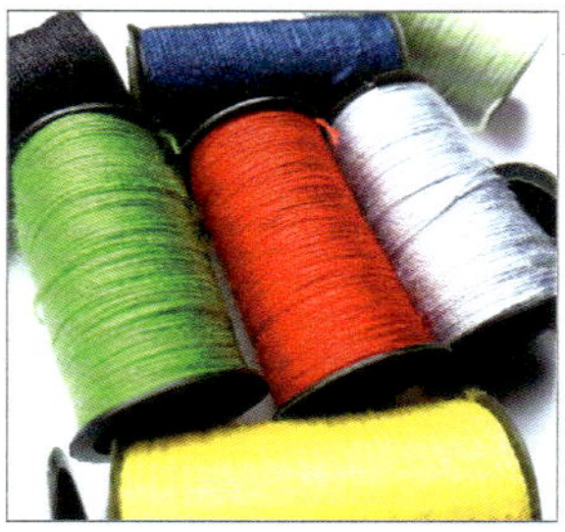
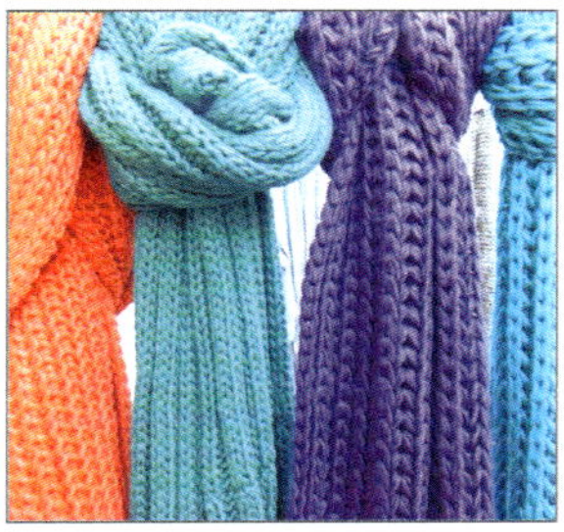	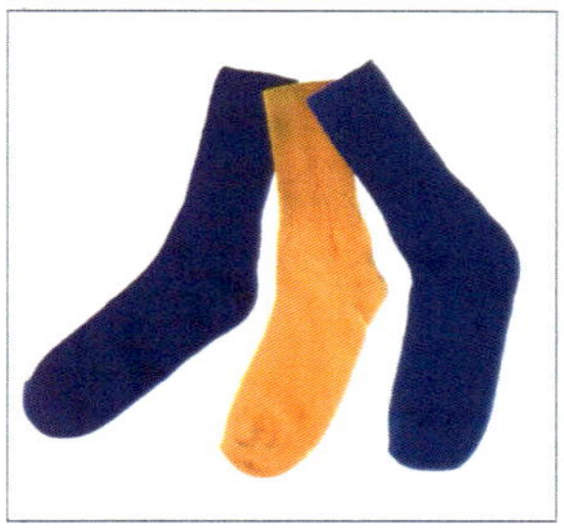	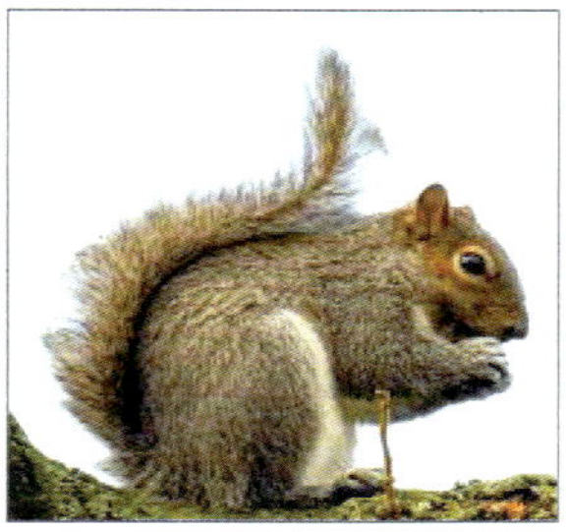	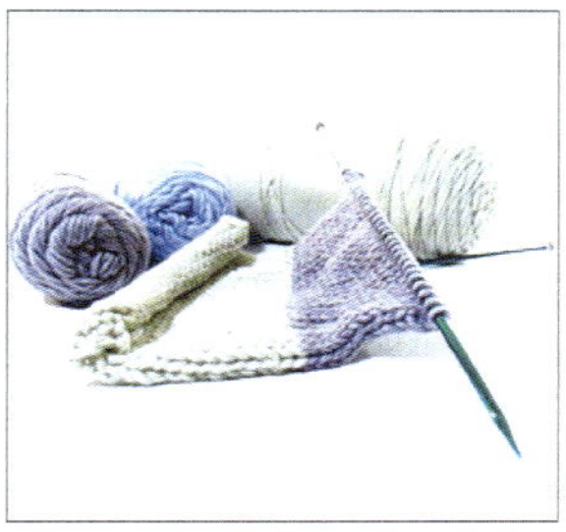
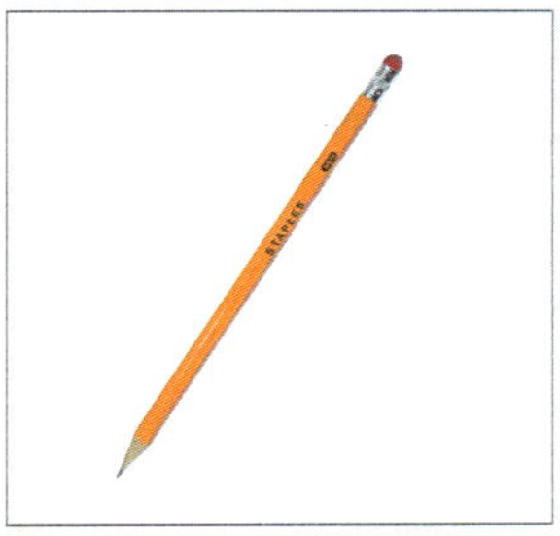	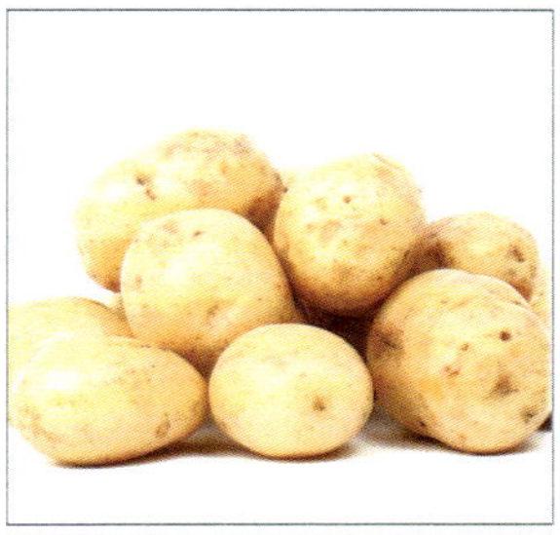	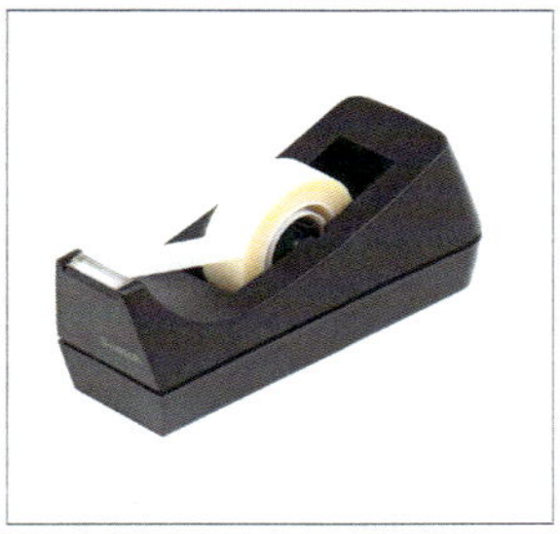	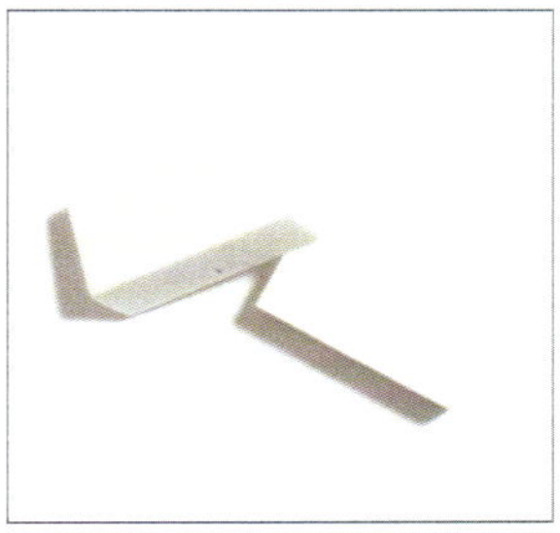
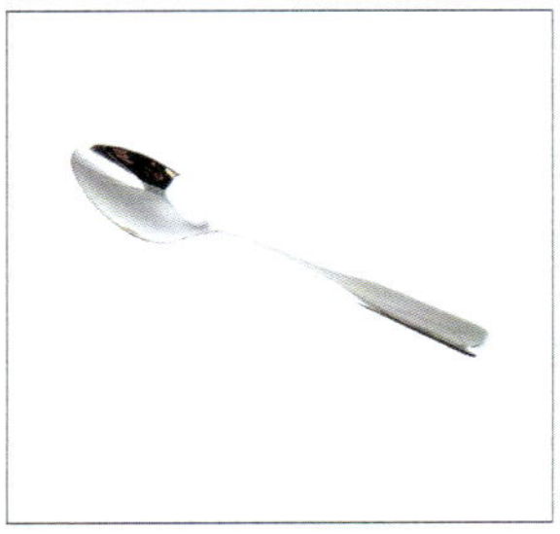	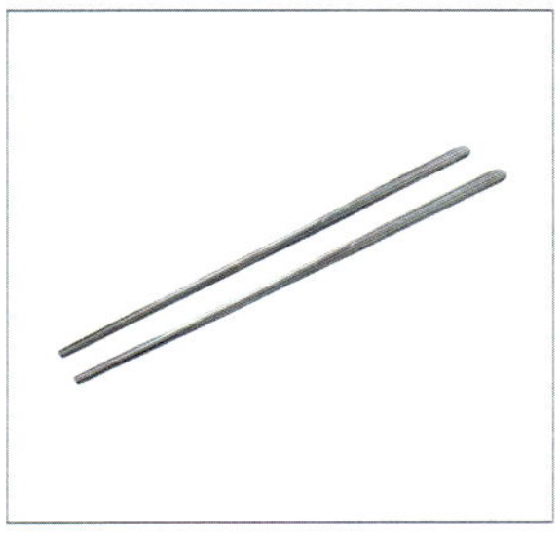	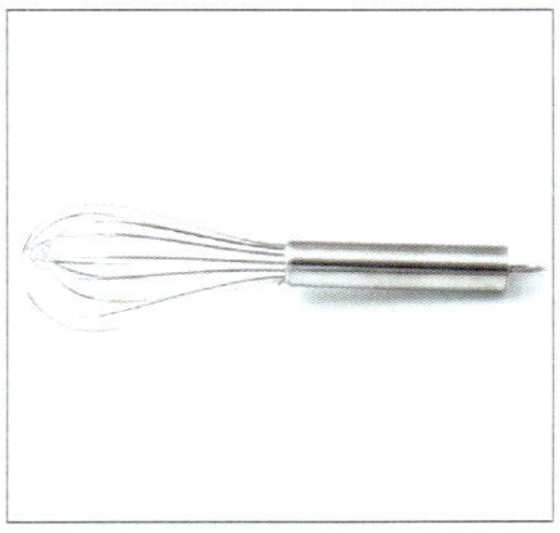	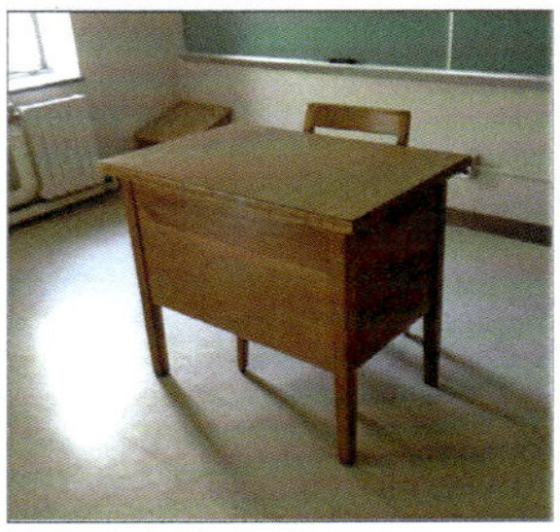

자극단어	보기		
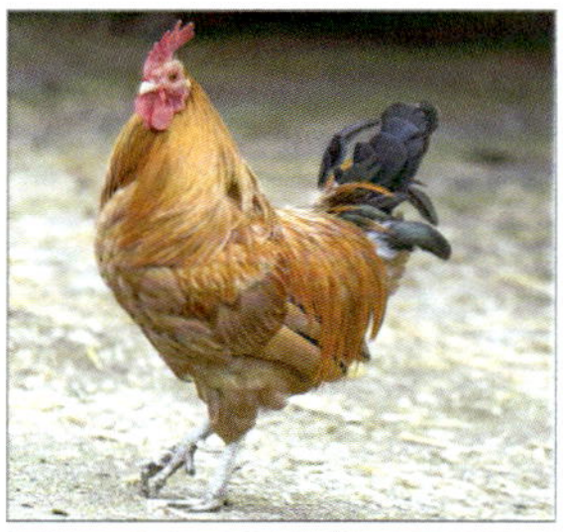	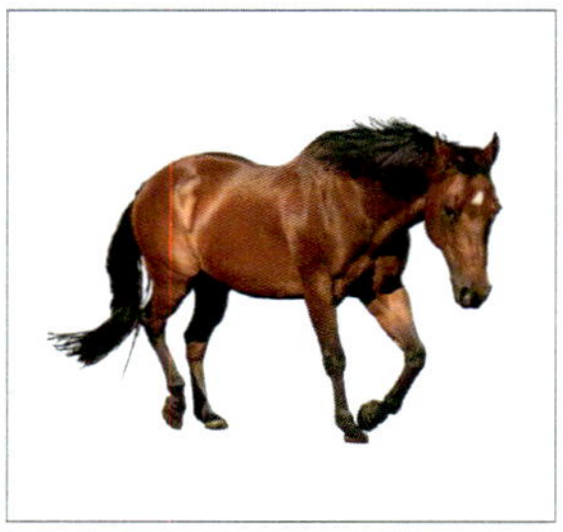	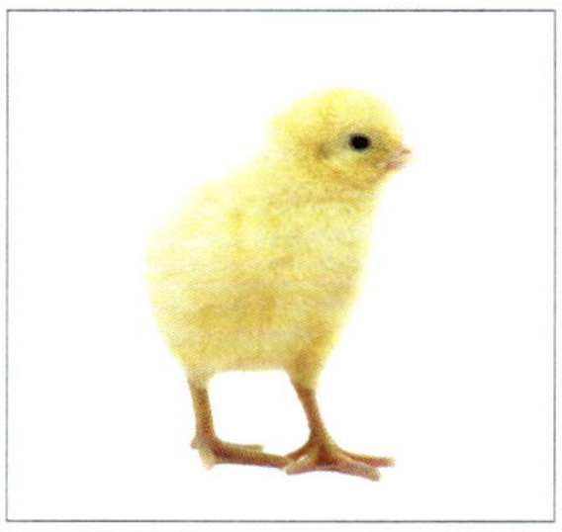	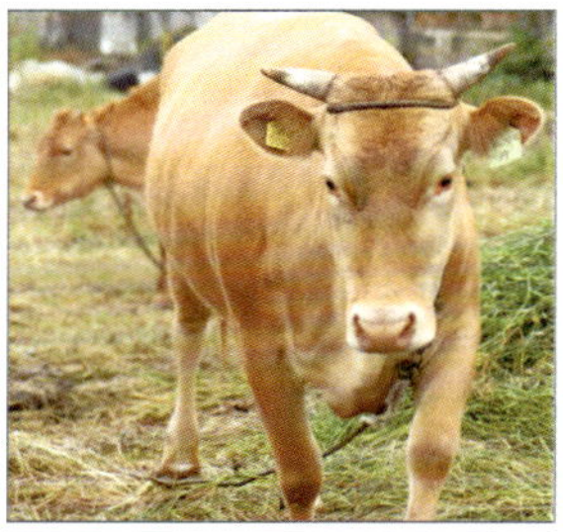
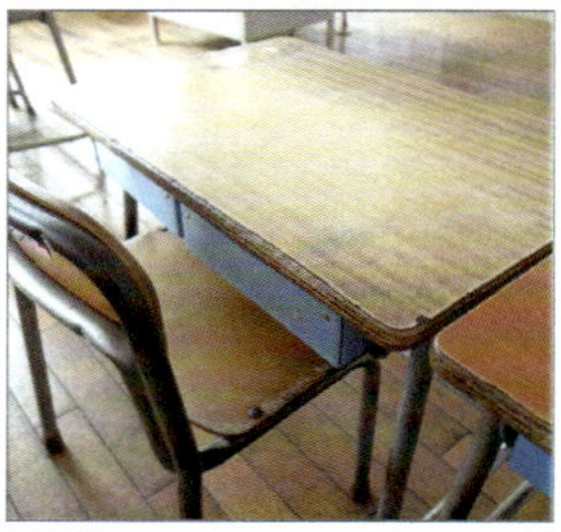	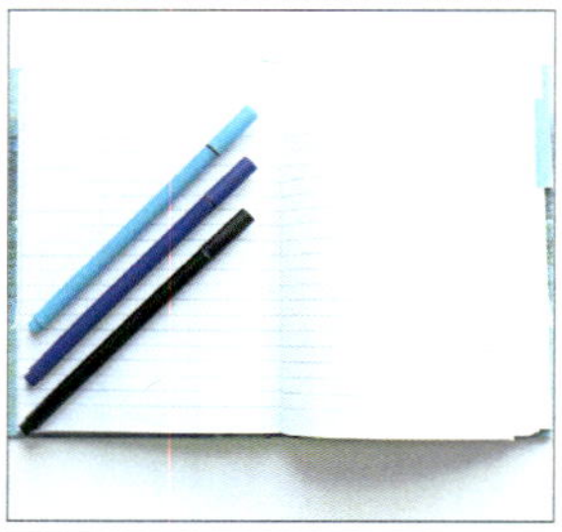	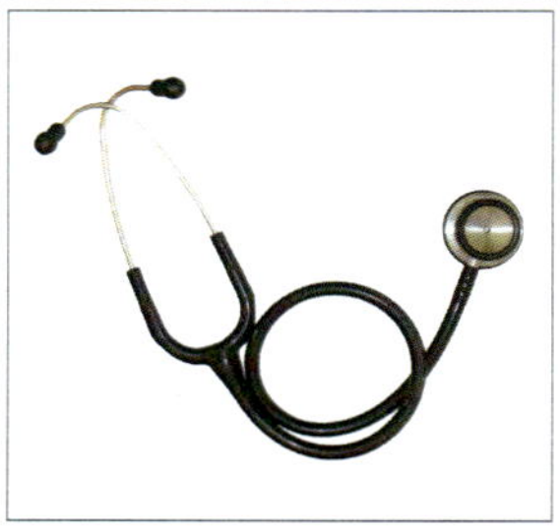	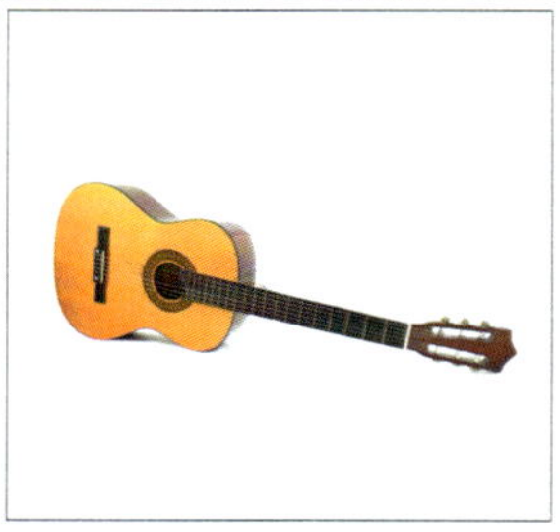
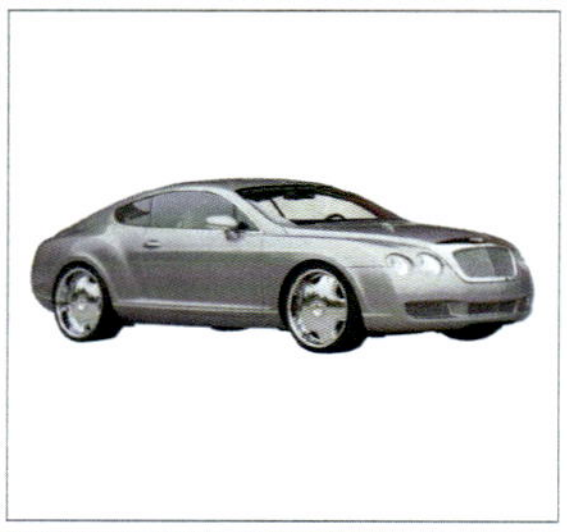	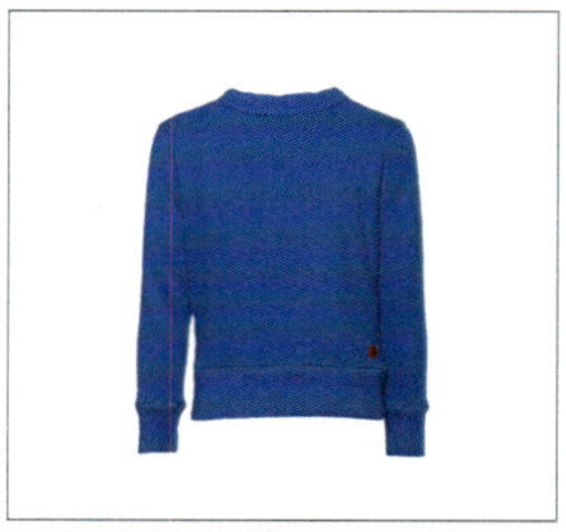	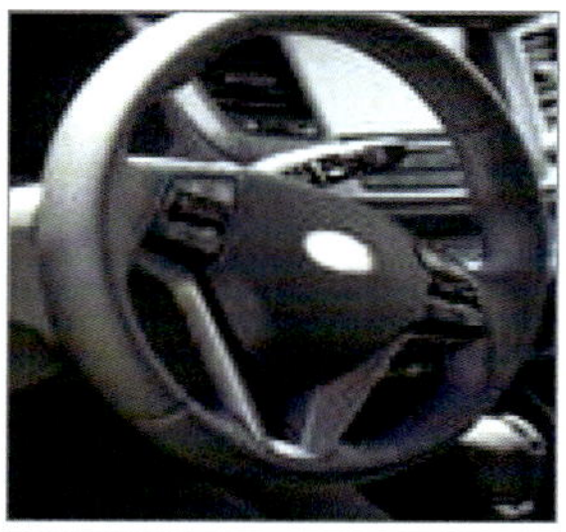	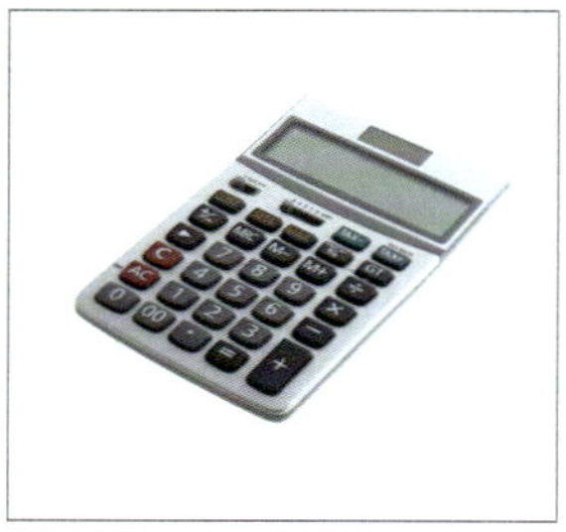
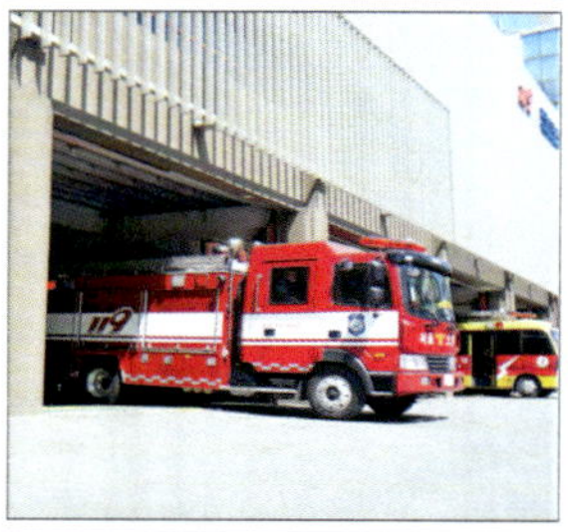	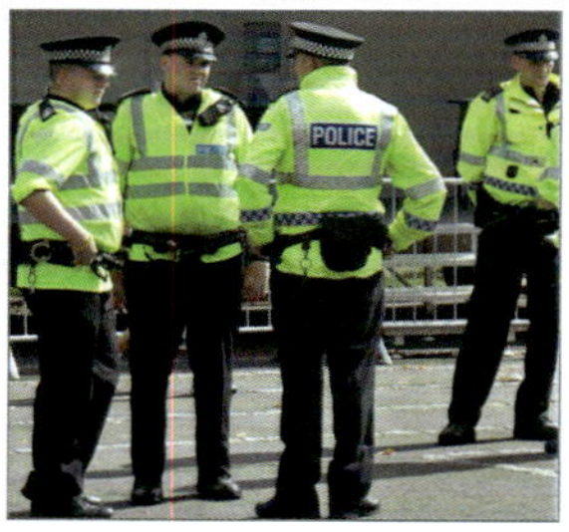	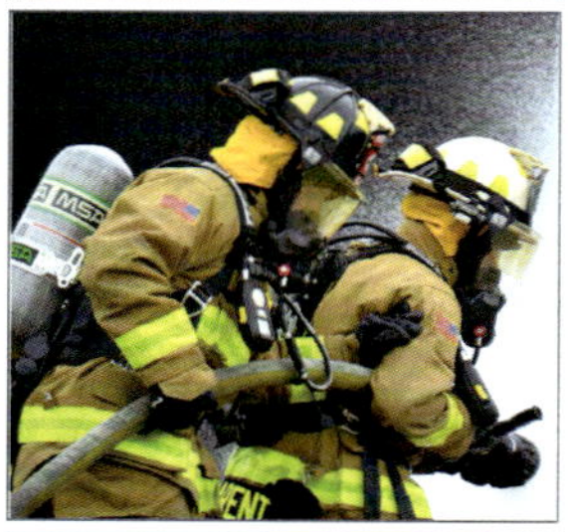	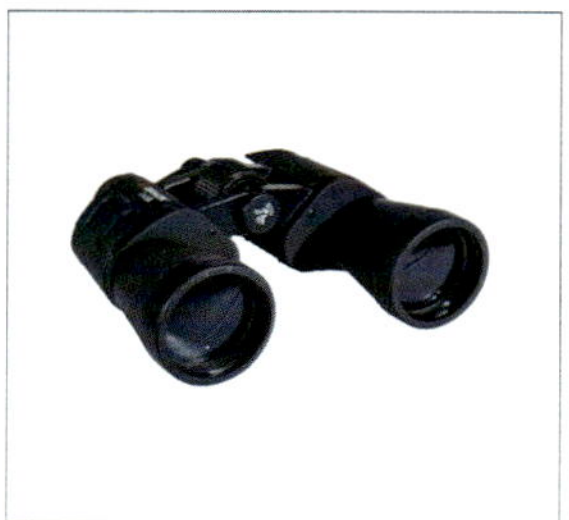
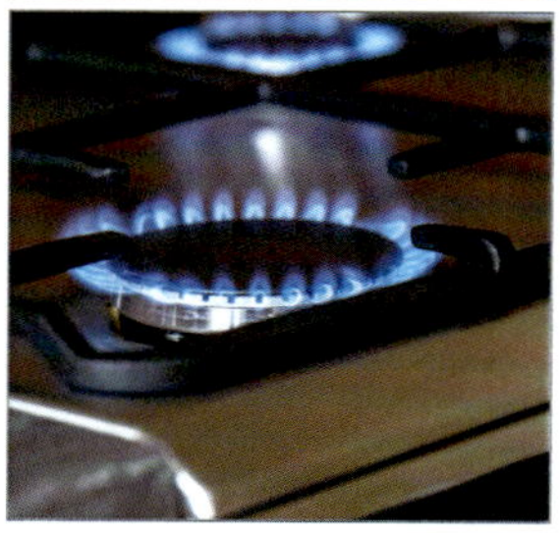	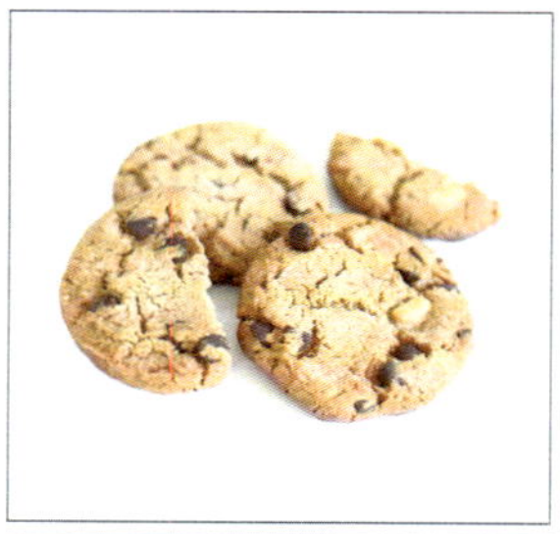	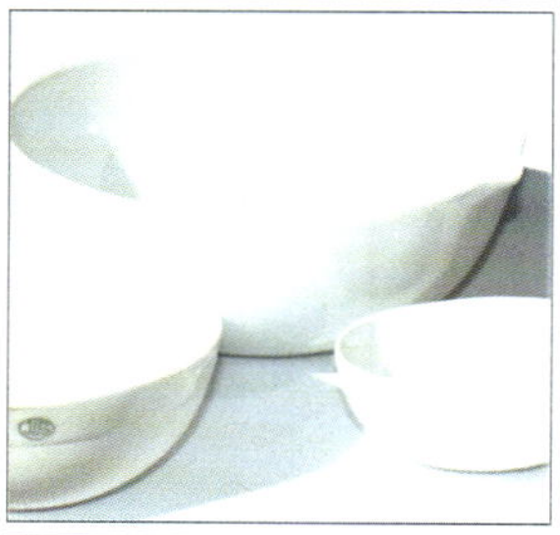	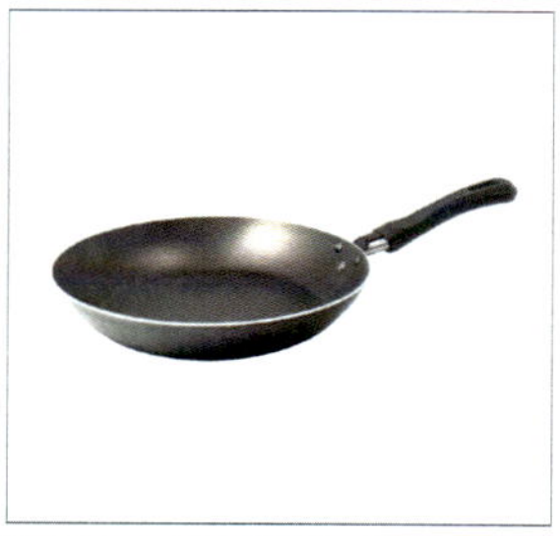
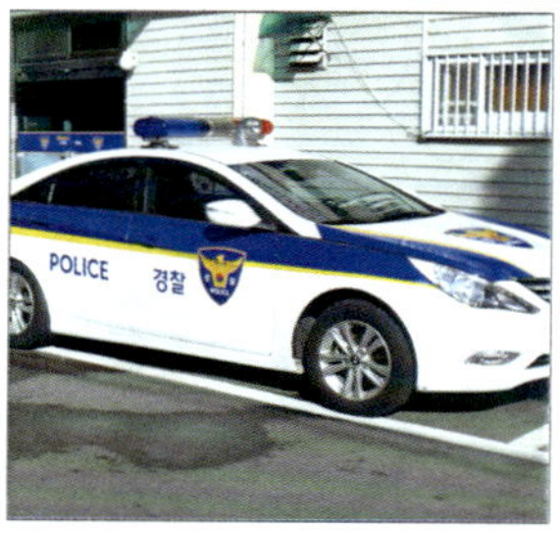	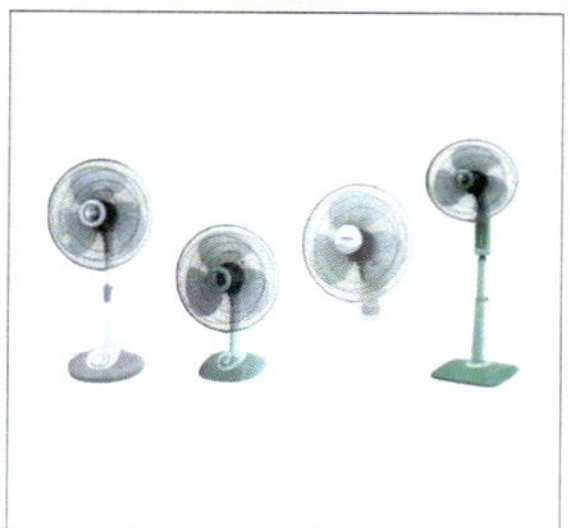	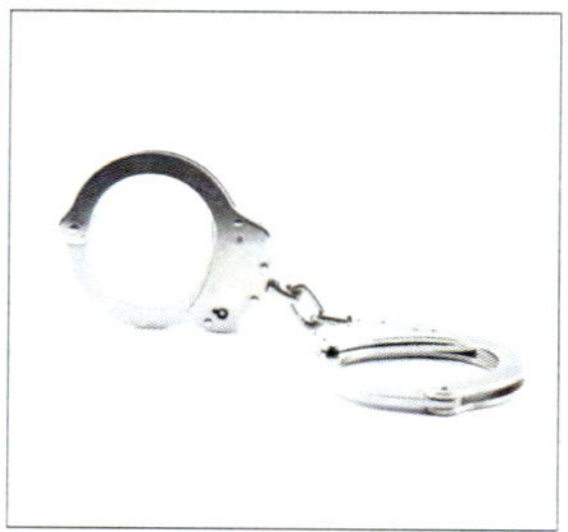	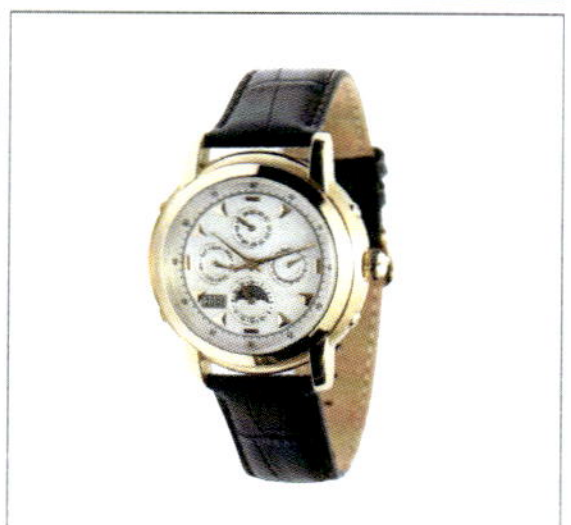

자극단어	보기		
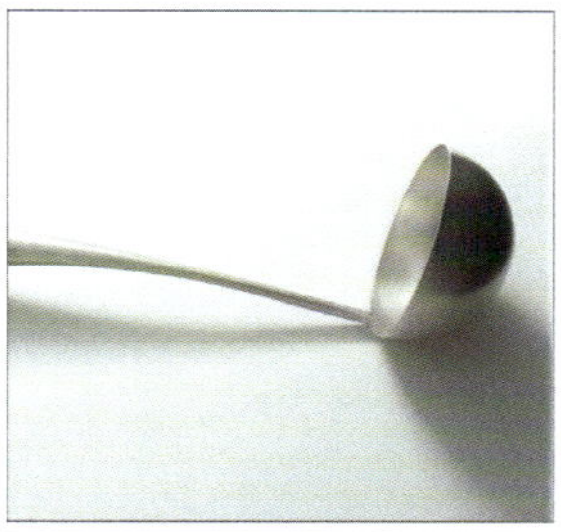	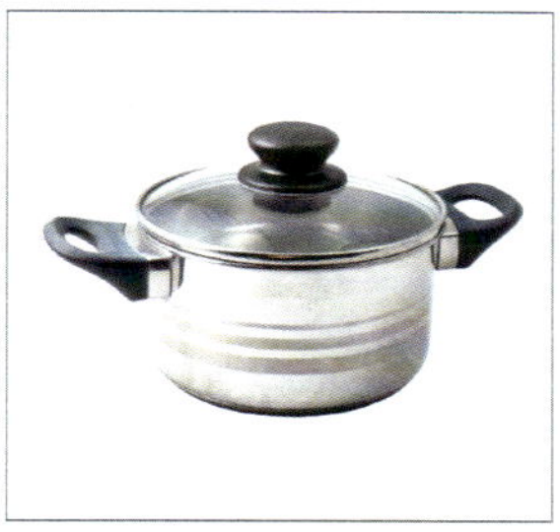	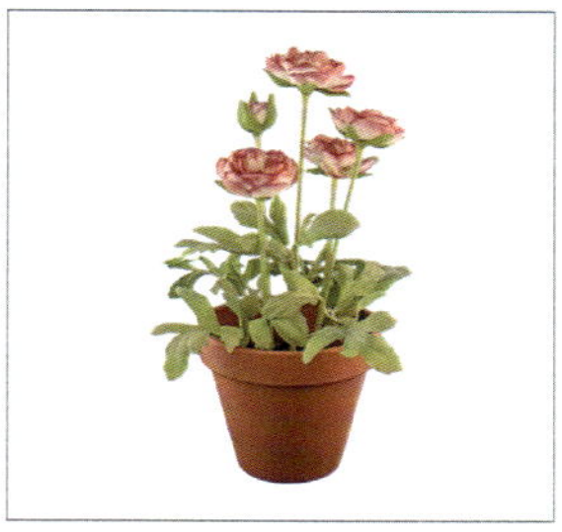	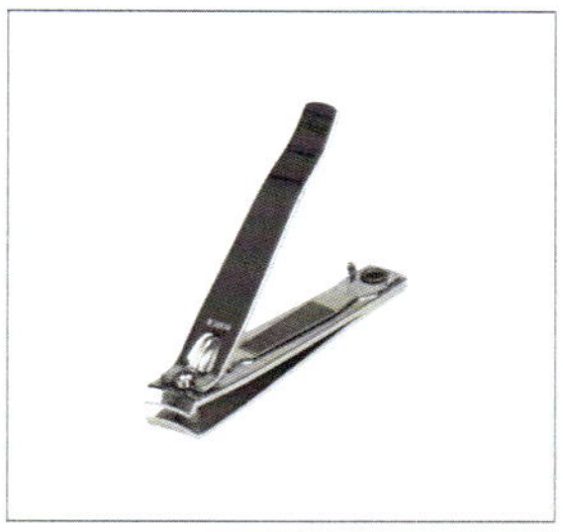
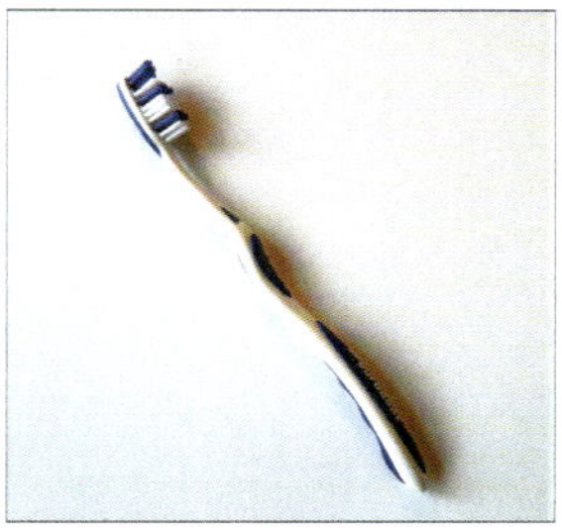	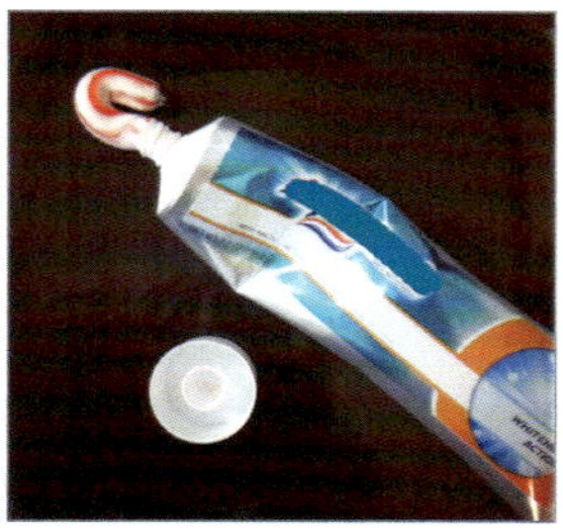	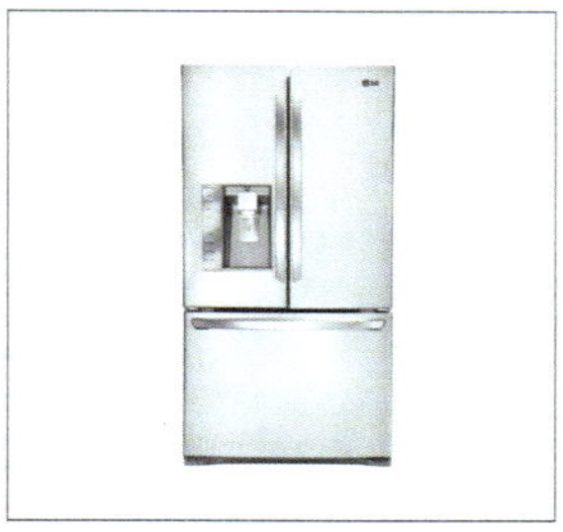	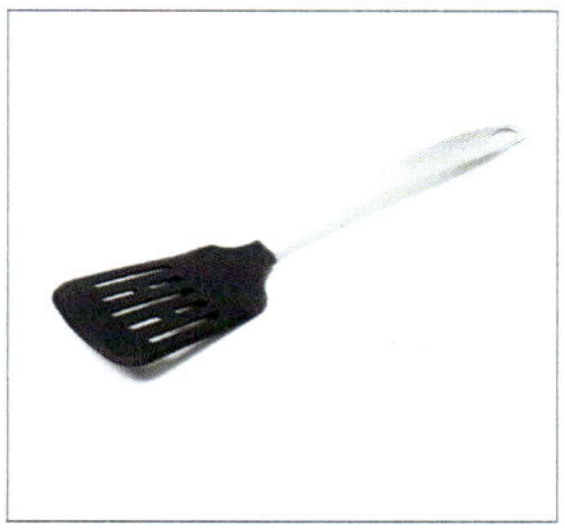
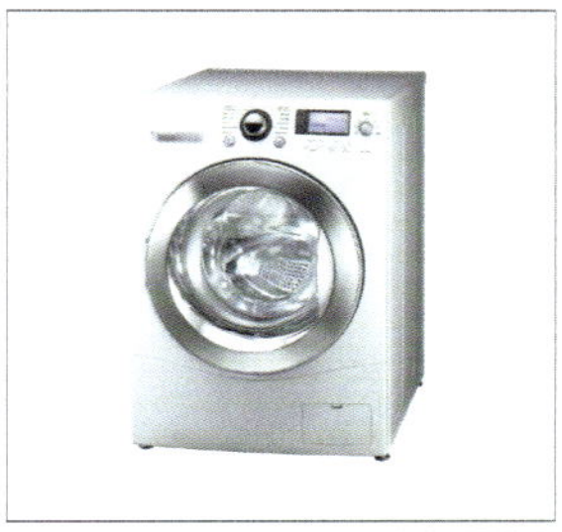	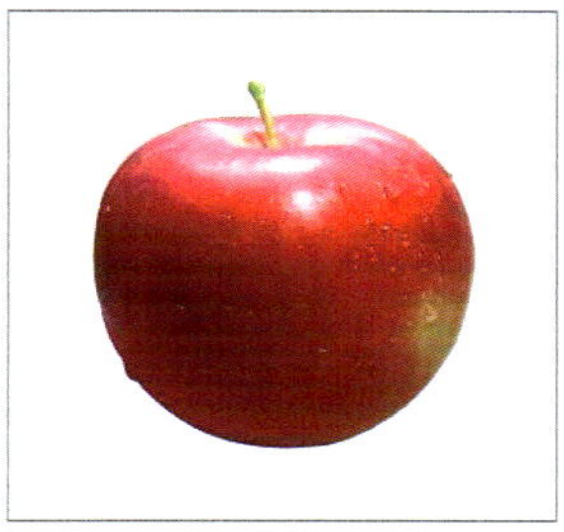	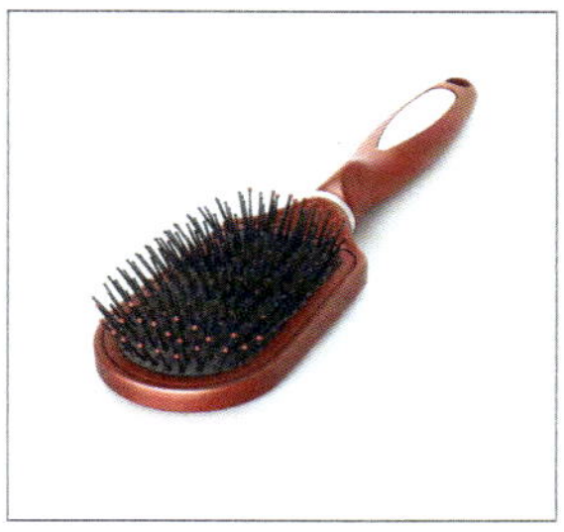	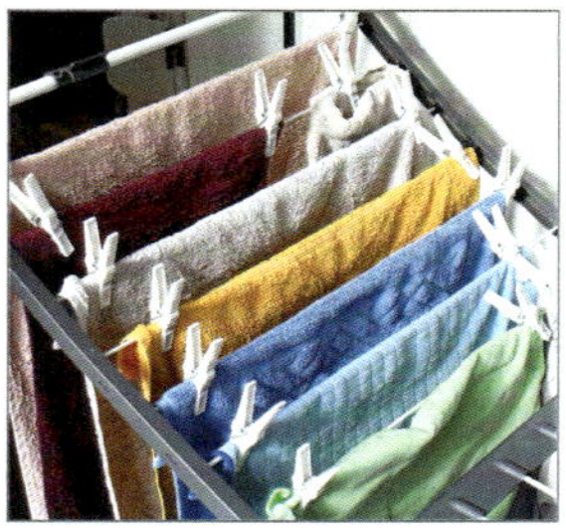
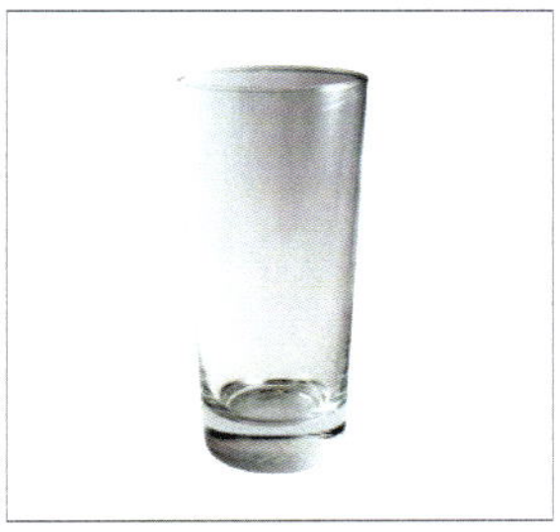	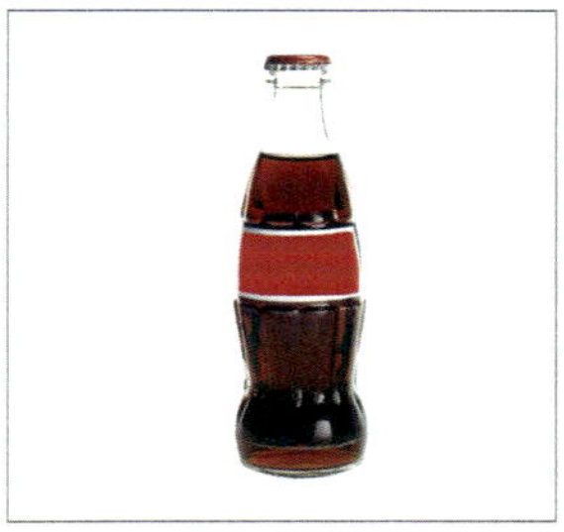	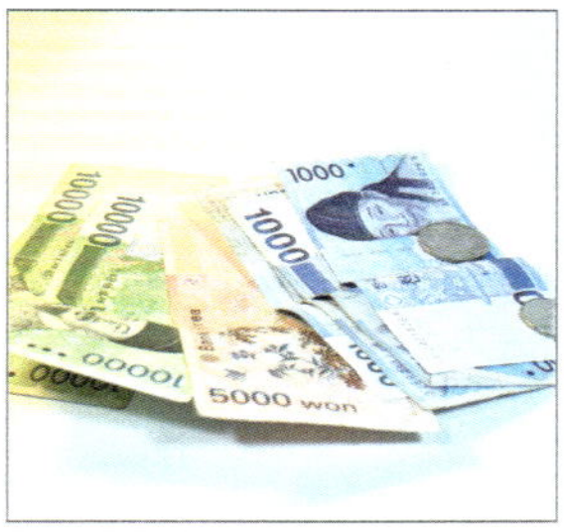	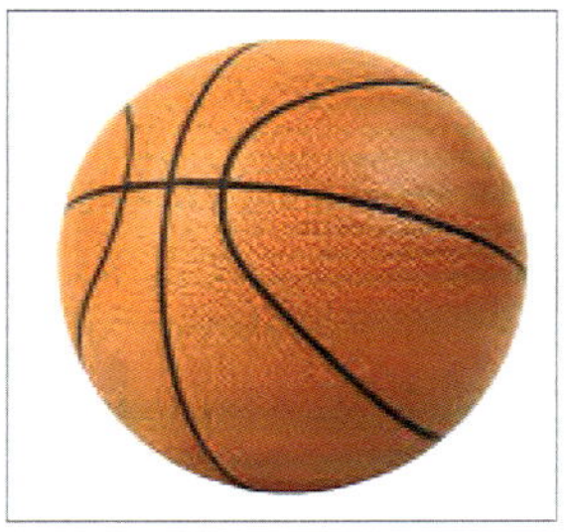
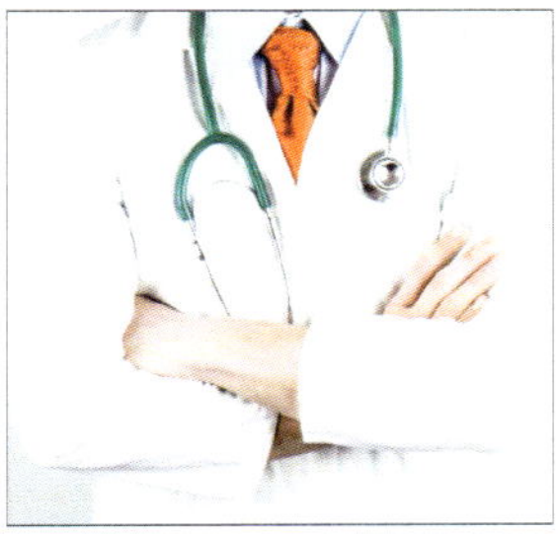	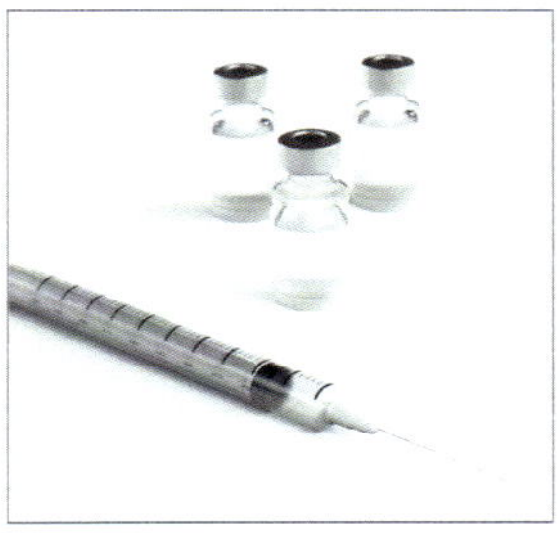	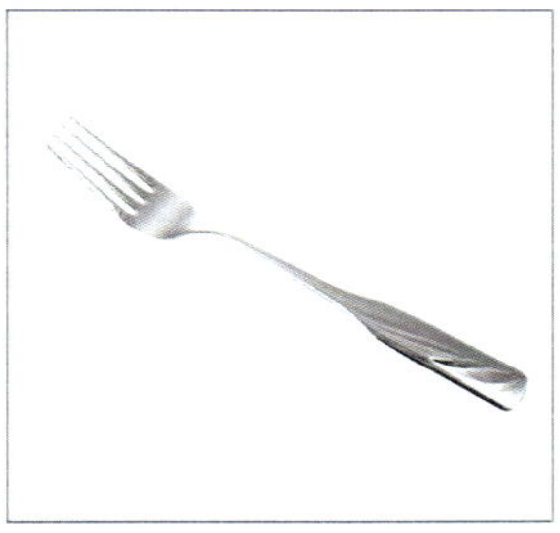	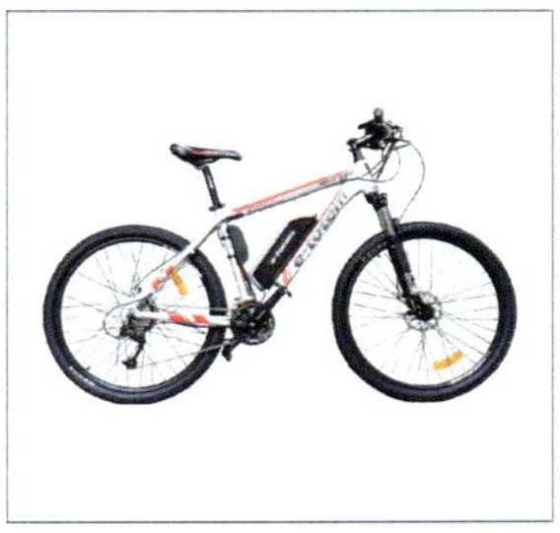

2) 글 짝단어 찾기

◆ 왼쪽에 있는 자극단어를 보고, 각 단어의 짝꿍을 오른쪽 보기에서 찾아 동그라미 하세요.

자극단어	보기		
바늘	실	가위	컵
장갑	고구마	목도리	다람쥐
연필	감자	지우개	테이프
숟가락	집게	책상	젓가락
신랑	신부	소녀	서랍
치약	칫솔	비누	우유
저고리	양말	치마	물병
스승	교장	신발	제자
성춘향	홍길동	이몽룡	주전자
꽃	사과	나비	가방

3) 짝단어 회상하기

◆ 그림 짝단어 찾기, 글 짝단어 찾기 과제에서 했던 단어들을 기억해서 적어 보세요.

자극단어	짝단어
바늘	:
장갑	:
연필	:
숟가락	:
신랑	:
치약	:
저고리	:
스승	:
성춘향	:
꽃	:

2 짧은 이야기 기억하기

1) 짧은 문장 기억하기

◆ 다음 글을 읽고, (앞 문장을 가린 후) 아래 빈칸을 채워 보세요.

– 치료대상자가 글을 읽지 못하는 경우 재활사가 문장을 읽어 준 후 '누구', '어디' 등의 의문사 질문을 통해 대답을 유도해도 됩니다.

1. 내일은 동생과 함께 치과에 가는 날입니다.

내일은 (   )과 함께 (   )에 가는 날입니다.

2. 미진이는 양치한 후에 항상 칫솔을 식탁 위에 둡니다.

(   )는 양치한 후에 항상 (   )을 (   ) 위에 둡니다.

3. 내 친구의 이름은 박진구입니다. 오늘은 진구와 마트에 가기로 했습니다.

내 (   )의 이름은 (   )입니다.
오늘은 (   )와 (   )에 가기로 했습니다.

4. 나는 농구를 보는 것을 좋아합니다. 하지만 농구를 잘하진 못합니다.

나는 (   )를 (   ) 것을 좋아합니다.
하지만 (   )를 잘하진 못합니다.

5. 오늘은 라면에 달걀을 두 개 넣고 대파와 고추를 썰어서 넣어 먹었습니다. 이렇게 먹으니 더욱 맛있었습니다.

오늘은 (   )에 (   )을 (   ) 개 넣고
(   )와 (   )를 썰어서 넣어 먹었습니다.
이렇게 먹으니 더욱 맛있었습니다.

◆ 글 상자 속 이야기를 읽고 난 후(내용을 가리고) 질문에 답해 보세요.

사과나무에 꽃이 피었습니다. 꽃에는 벌들이 많습니다. 영희는 사과나무를 지나가다가 벌에 쏘였습니다.

1. 누가 벌에 쏘였나요? ____________________

2. 사과나무에는 무엇이 많이 있나요? ____________________

철수는 8시에 일어나서 샤워를 하고 옷을 입었습니다. 10시에 영화관 앞에서 친구를 만나기로 했기 때문입니다.

1. 철수는 언제 샤워를 했나요? ____________________

2. 철수는 몇 시에 친구를 만나기로 했나요? ____________________

3. 철수는 어디서 친구를 만나기로 했나요? ____________________

2) 긴 문장 기억하기

◆ 다음 글을 읽고, (앞 문장을 가린 후) 아래 빈칸을 채워 보세요.

엄마가 아침 식사로 된장찌개와 보리밥을 준비했습니다. 아침을 먹고 설거지를 끝낸 후 운동을 하러 공원에 갔습니다.

엄마가 아침 식사로 (　　　　　)와 (　　　　　)을 준비했습니다.
아침을 먹고 (　　　　　)를 끝낸 후 운동을 하러 (　　　　　)에 갔습니다.

오늘은 첫째 딸의 생일입니다. 생일 파티를 하기 위해 케이크와 선물을 사고, 잡채와 미역국을 준비하였습니다.

오늘은 (　　　　　)의 생일입니다. 생일 파티를 하기 위해 (　　　　　)와 (　　　　　)을 사고, (　　　　　)와 (　　　　　)을 준비하였습니다.

두 명의 친구가 거실에서 카드게임을 했습니다. 한 시간 동안 카드게임을 한 뒤, 이긴 친구가 영화를 보러 가자고 했습니다.

두 명의 친구가 거실에서 (   )을 했습니다. (   ) 시간 동안 (   )을 한 뒤, 이긴 친구가 (   )를 보러 가자고 했습니다.

영희는 채소를 사러 시장에 갔습니다. 시장에 도착한 뒤, 영희는 지갑을 두고 온 것을 알았습니다. 그래서 영희는 지갑을 가지러 집으로 되돌아갔습니다.

영희는 (   )를 사러 시장에 갔습니다. 시장에 도착한 뒤, 영희는 (   ) 을 두고 온 것을 알았습니다. 그래서 영희는 (   )을 가지러 (   )으로 되돌아갔습니다.

네 식구가 여름휴가를 어디로 갈 것인지 가족회의를 했습니다. 그들은 부산에 가서 회를 먹고, 물놀이를 하고, 해돋이를 보고, 친척들을 만나기로 했습니다.

(   ) 식구가 (   )를 어디로 갈 것인지 가족회의를 했습니다. 그들은 (   )에 가서 (   )를 먹고, 물놀이를 하고, (   )를 보고, 친척들을 만나기로 했습니다.

◆ 글 상자 속 이야기를 읽고, (앞 이야기를 가린 후) 다음 빈칸에 들어갈 단어를 보기에서 골라 써 보세요.

사과나무에 꽃이 피었습니다. 꽃에는 벌들이 많습니다. 영희는 사과나무를 지나가다가 벌에 쏘였습니다.

보기

꽃, 사과나무, 벌, 영희

( )에 ( )이 피었습니다. 꽃에는 ( )들이 많습니다.
( )는 사과나무를 지나가다가 ( )에 쏘였습니다.

철수는 8시에 일어나서 샤워를 하고 옷을 입었습니다. 10시에 영화관 앞에서 친구를 만나기로 했기 때문입니다.

보기

옷, 철수, 영화관, 친구, 10시

( )는 8시에 일어나서 샤워를 하고 ( )을 입었습니다.
( )에 ( ) 앞에서 ( )를 만나기로 했기 때문입니다.

3) 이야기 기억하기

◆ 다음 이야기를 읽고 기억해 두세요. 그리고 여러 가지 질문에 답해 보세요.

설날은 온 가족이 모이는 우리나라의 명절입니다. 옹기종기 모여 앉아 음식도 준비하고, 이야기꽃도 피우곤 합니다. 나는 이번 설날에 가족들과 윷놀이를 하려고 윷과 말, 말판을 준비했습니다.

1. 앞서 읽었던 이야기를 떠올리면서 다음 질문에 답해 보세요.

1) 설날은 무엇을 하는 날인가요? ______________________

2) 설날에 윷놀이를 하기 위해 어떤 것을 준비했나요? ______________

2. 앞서 읽었던 이야기를 떠올리면서 다음 빈칸에 들어갈 단어를 보기에서 골라 써 보세요.

보기
이야기꽃, 설날, 윷놀이, 음식

(　　　　　)은 온 가족이 모이는 우리나라의 명절입니다. 옹기종기 모여 앉아 (　　　　　)도 준비하고, (　　　　　)도 피우곤 합니다. 나는 이번 설날에 가족들과 (　　　　　)를 하려고 윷과 말, 말판을 준비했습니다.

3. 앞서 읽었던 이야기를 떠올리면서 다음 빈칸을 채워 보세요.

(   )은 온 가족이 모이는 우리나라의 명절입니다. 옹기종기 모여 앉아 (   )도 준비하고, (   )도 피우곤 합니다. 나는 이번 설날에 가족들과 (   )를 하려고 윷과 말, 말판을 준비했습니다.

◆ 다음 이야기를 읽고 기억해 두세요. 그리고 여러 가지 질문에 답해 보세요.

요즘 흥행하는 영화를 보러 언니와 함께 영화관에 갔습니다. 영화를 예매하고 맛있는 팝콘과 콜라도 두 개 샀습니다. 두 시간 동안 영화를 보고 나와서 저녁을 먹은 후 버스를 타고 집에 돌아왔습니다.

1. 앞서 읽었던 이야기를 떠올리면서 다음 질문에 답해 보세요.

1) 영화를 보러 누구와 함께 영화관에 갔나요? ______________________

2) 영화를 예매하고 나서 무엇을 샀나요? ______________________

3) 영화를 보고 나서 무엇을 했나요? ______________________

2. 앞서 읽었던 이야기를 떠올리면서 다음 빈칸에 들어갈 단어를 보기에서 골라 써 보세요.

보기
영화, 언니, 두, 팝콘, 영화관, 버스, 저녁

요즘 흥행하는 (   )를 보러 (   )와 함께 (   )에 갔습니다. (   )를 예매하고 맛있는 (   )과 콜라도 (   ) 개 샀습니다. 두 시간 동안 영화를 보고 나와서 (   )을 먹은 후 (   )를 타고 집에 돌아왔습니다.

3. 앞서 읽었던 이야기를 떠올리면서 (위의 보기상자를 가린 후) 다음 빈칸을 채워 보세요.

요즘 흥행하는 (   )를 보러 (   )와 함께 (   )에 갔습니다. (   )를 예매하고 맛있는 (   )과 콜라도 (   ) 개 샀습니다. 두 시간 동안 영화를 보고 나와서 (   )을 먹은 후 (   )를 타고 집에 돌아왔습니다.

3 얼굴/사물 기억하기

◆ 다음 얼굴 그림을 보고, 그중 한 개의 얼굴에 동그라미 하세요.

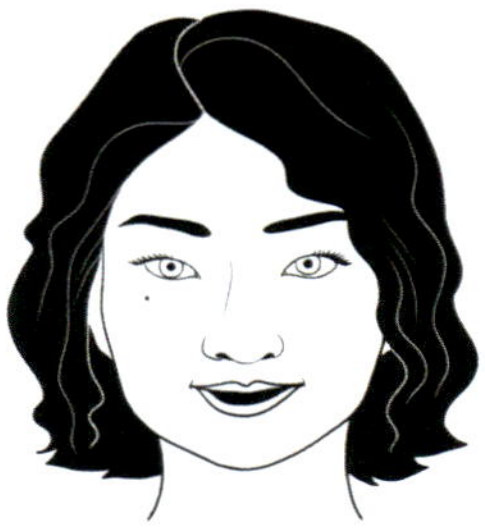

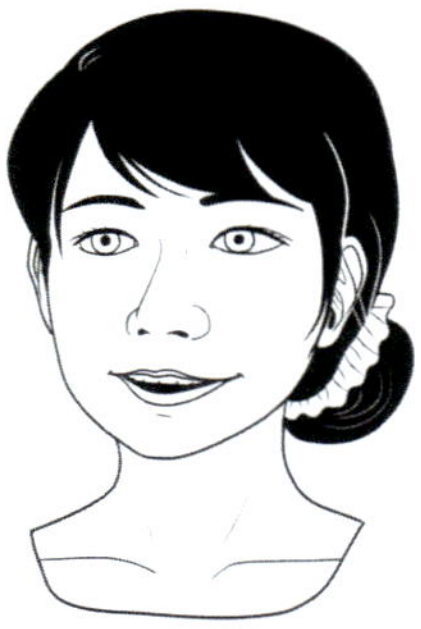

◆ 앞서 동그라미 했던 얼굴을 제외하고, 나머지 얼굴 중 한 개의 얼굴에 동그라미 하세요.

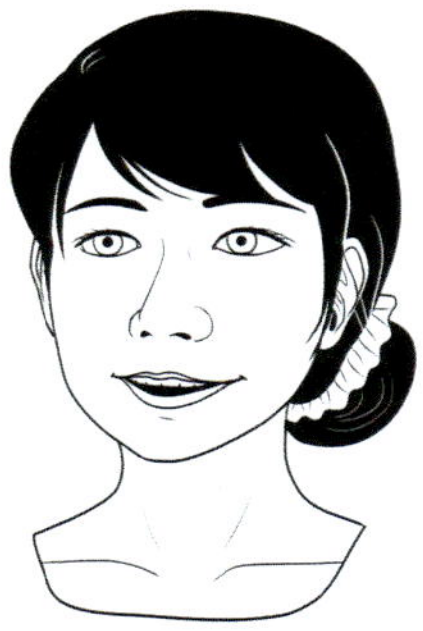

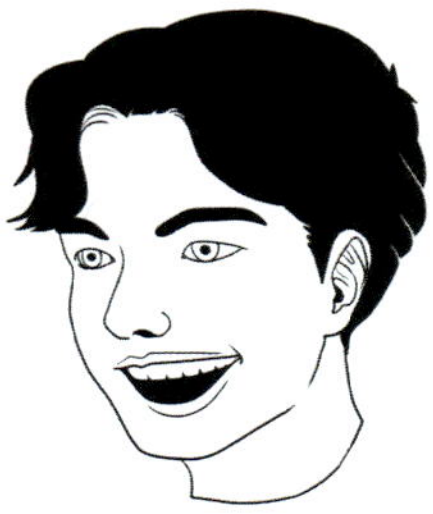

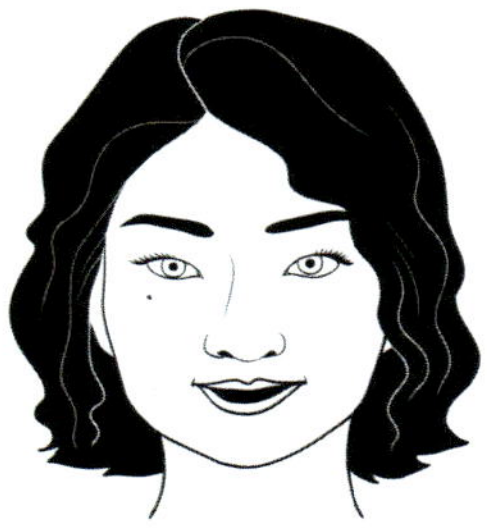

◆ 앞서 두 번의 과제에서 동그라미 했던 두 얼굴을 제외하고, 나머지 얼굴 중 한 개의 얼굴에 동그라미 하세요.

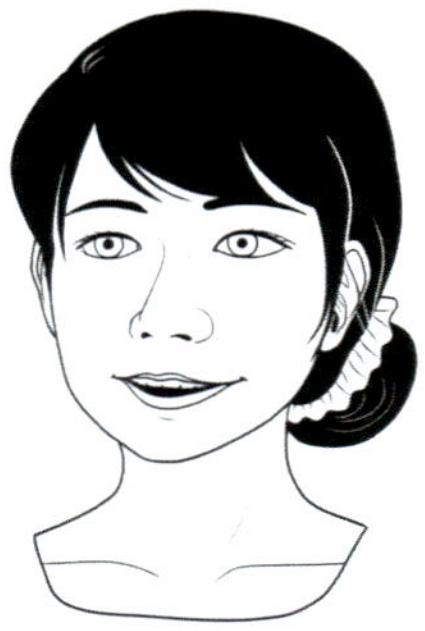

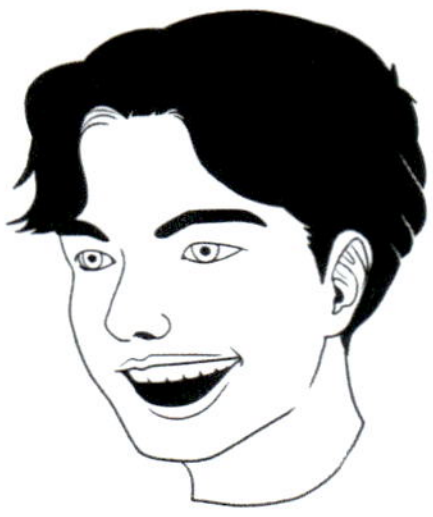

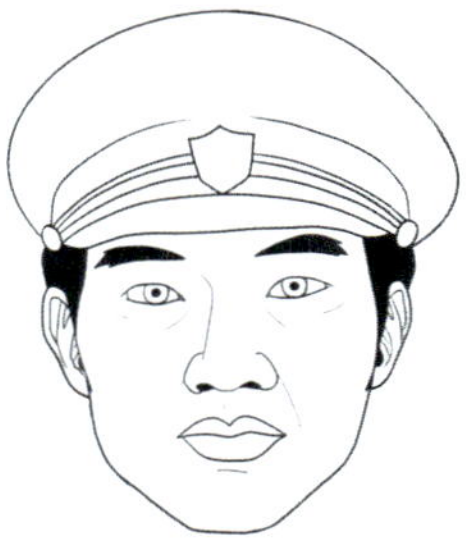

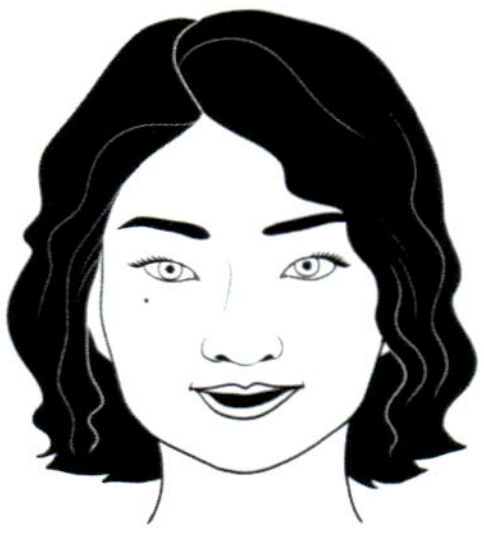

◆ 앞서 세 번의 과제에서 동그라미 했던 세 얼굴을 제외하고, 나머지 얼굴 중 한 개의 얼굴에 동그라미 하세요.

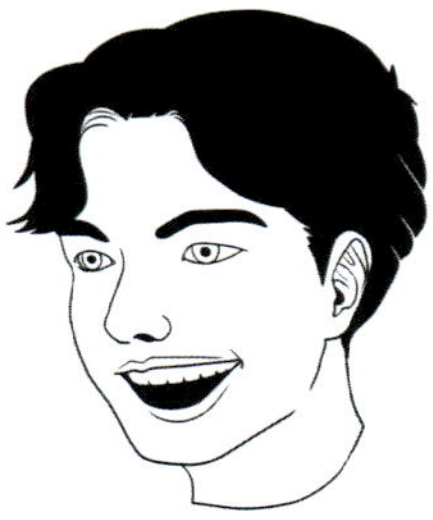

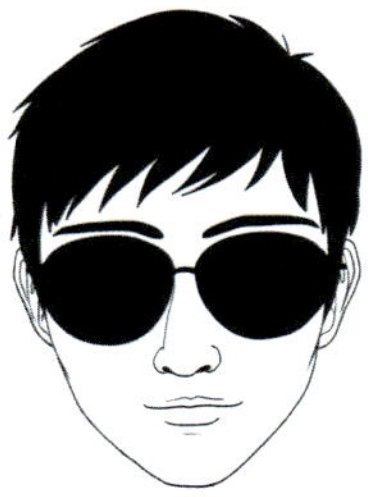

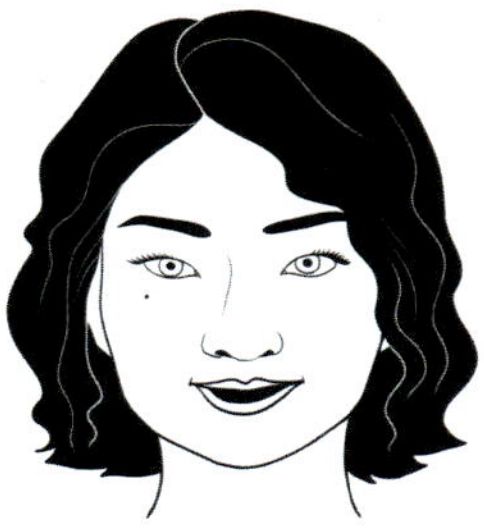

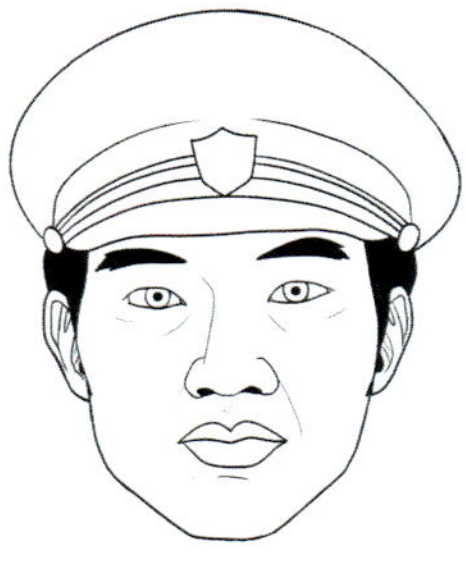

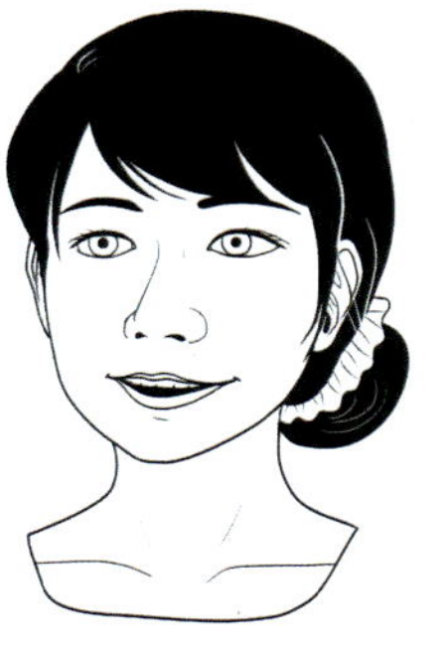

◆ 앞서 네 번의 과제에서 동그라미 했던 네 얼굴을 제외하고, 나머지 얼굴 중 한 개의 얼굴에 동그라미 하세요.

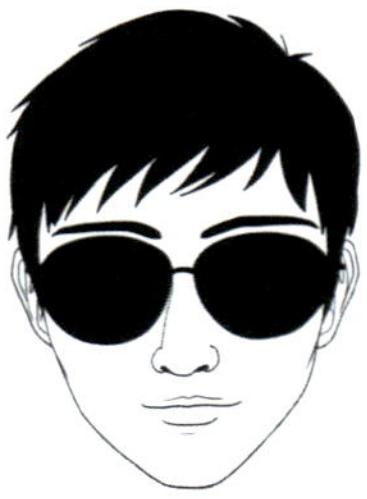

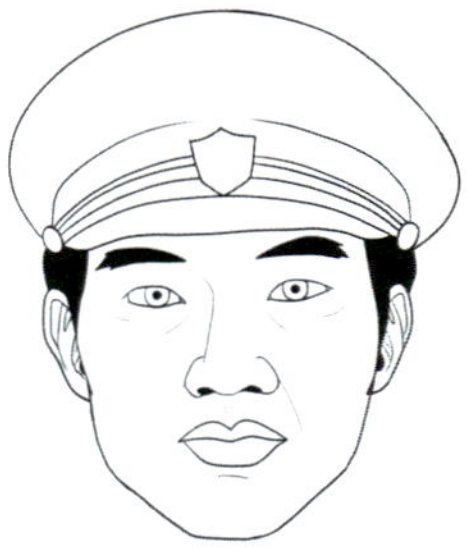

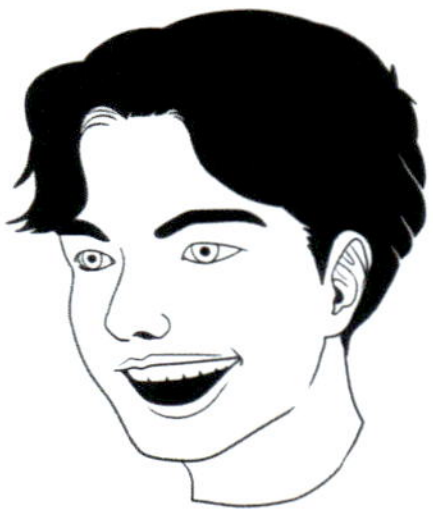

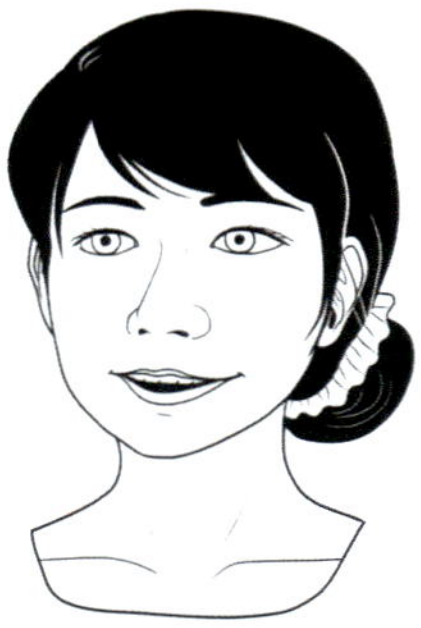

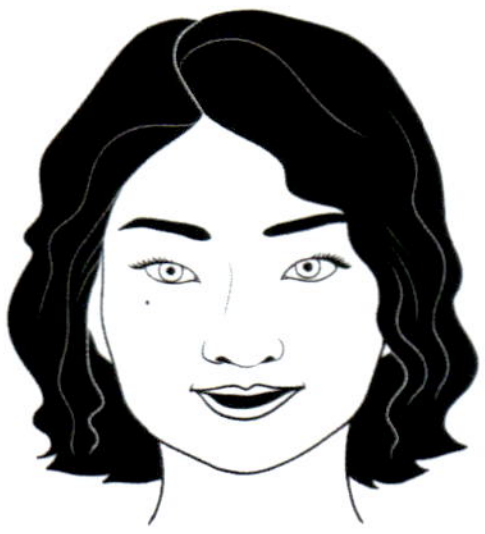

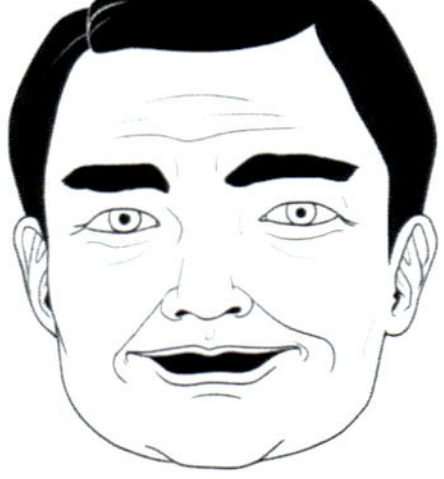

◆ 앞서 다섯 번의 과제에서 동그라미 했던 다섯 얼굴을 제외하고, 나머지 얼굴 중 한 개의 얼굴에 동그라미 하세요.

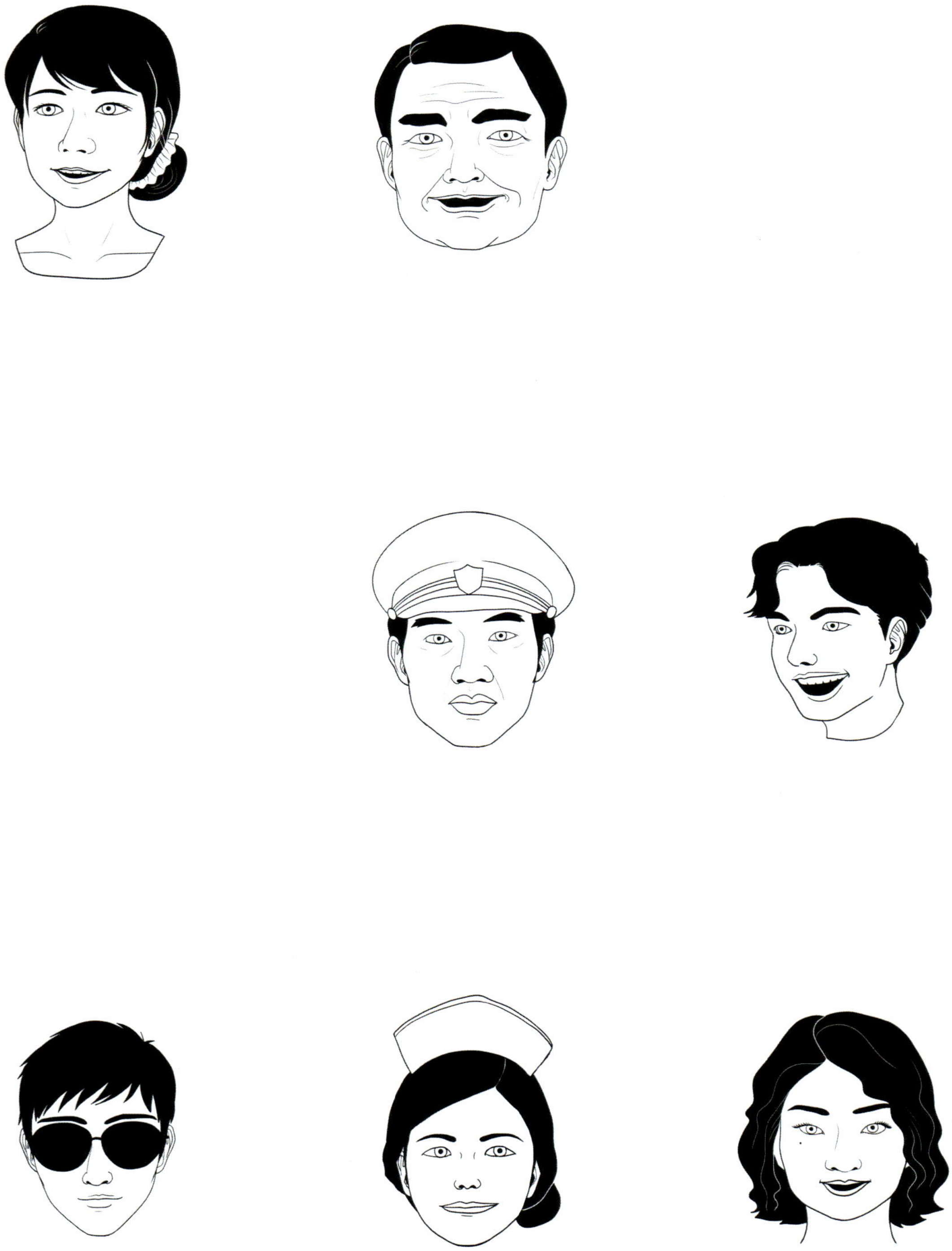

◆ 앞서 여섯 번의 과제에서 동그라미 했던 여섯 얼굴을 제외하고, 나머지 얼굴 중 한 개의 얼굴에 동그라미 하세요.

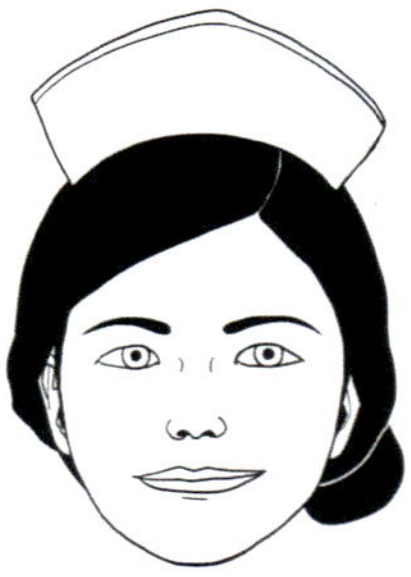
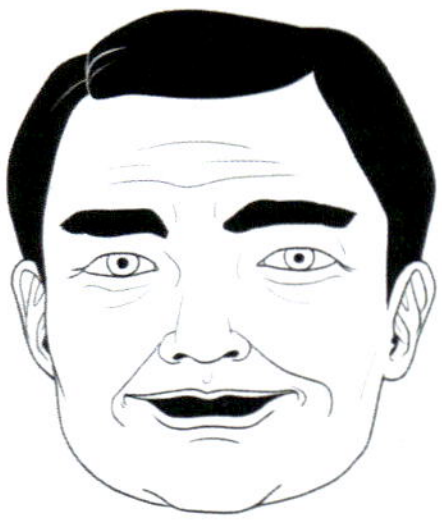
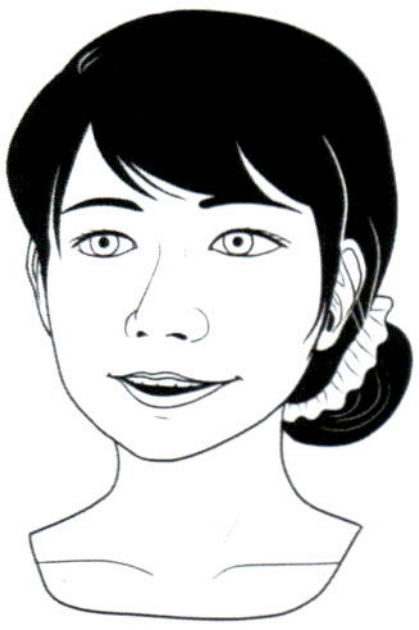
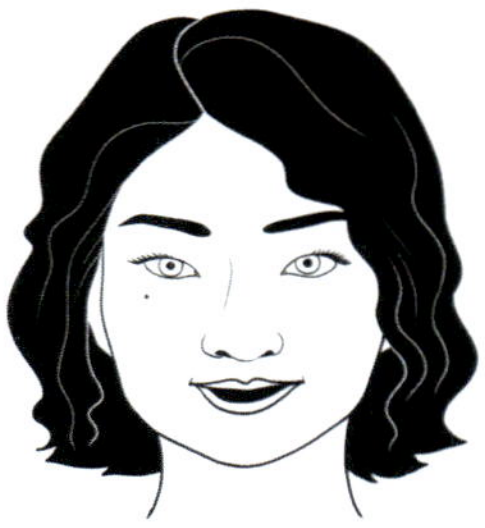
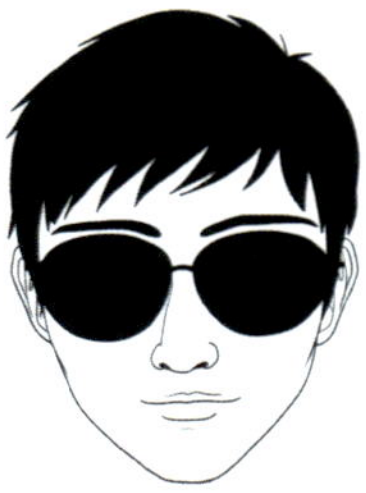
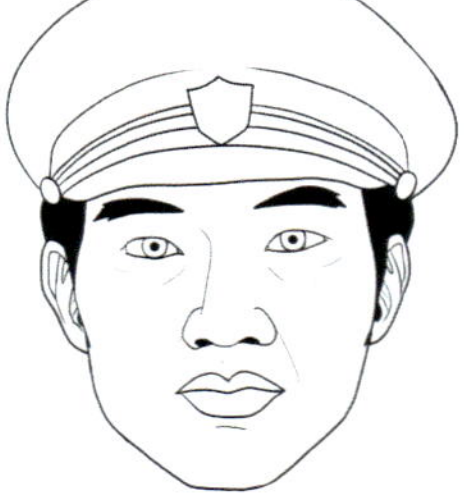
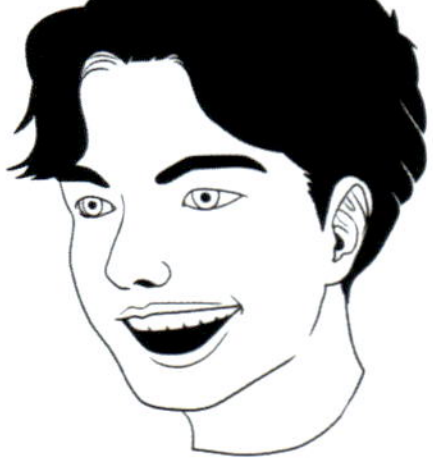

◆ 다음 사물 사진을 보고, 그중 한 개의 사물에 동그라미 하세요.

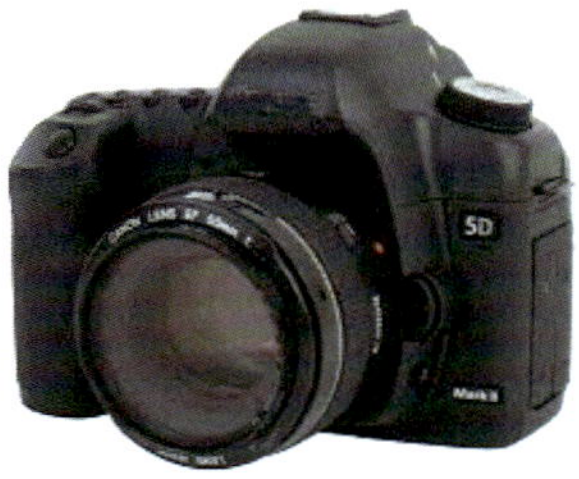

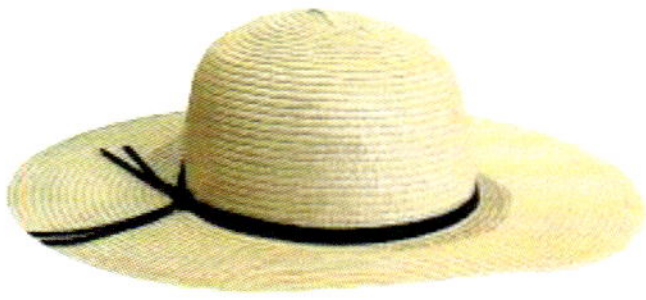

◆ 앞서 동그라미로 했던 사물을 제외하고, 나머지 사물 중 한 개의 사물에 동그라미 하세요.

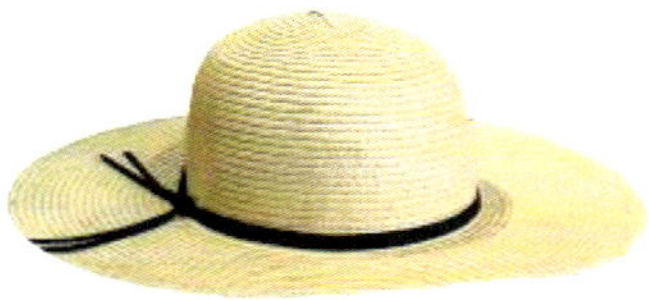

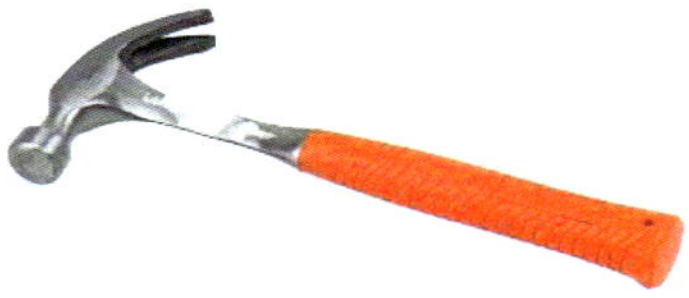

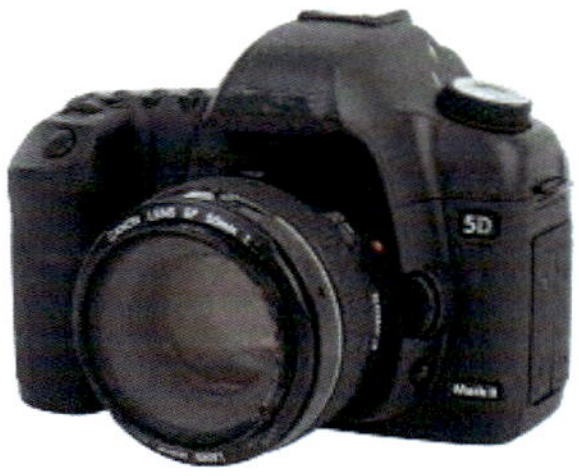

◆ 앞서 두 번의 과제에서 동그라미 했던 두 개의 사물을 제외하고, 나머지 사물 중 한 개의 사물에 동그라미 하세요.

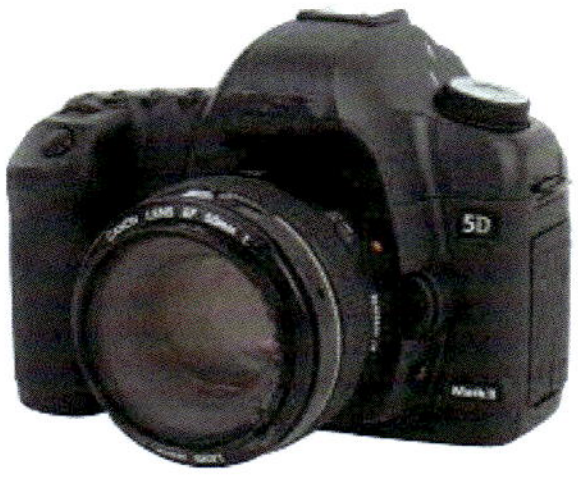

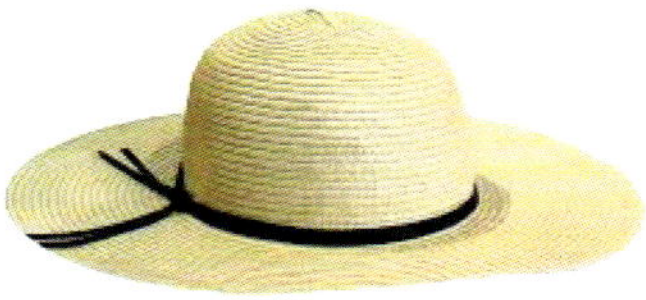

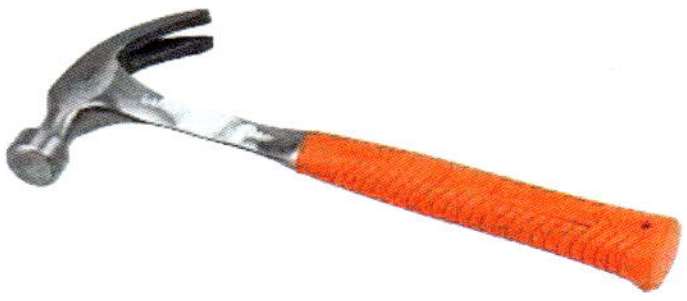

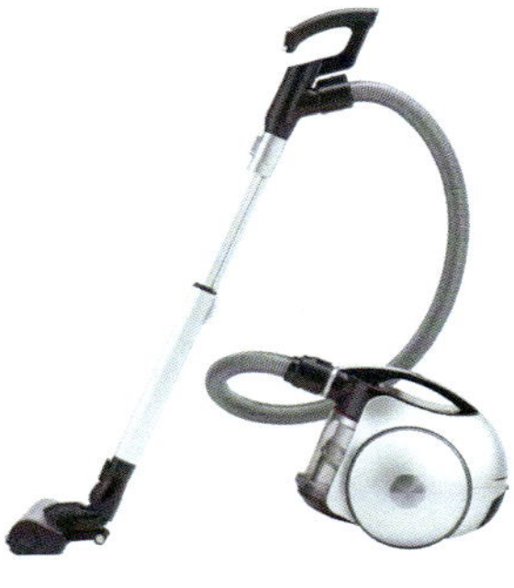

◆ 앞서 세 번의 과제에서 동그라미 했던 세 개의 사물을 제외하고, 나머지 사물 중 한 개의 사물에 동그라미 하세요.

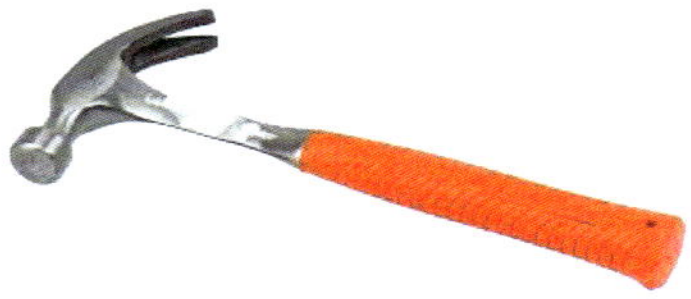

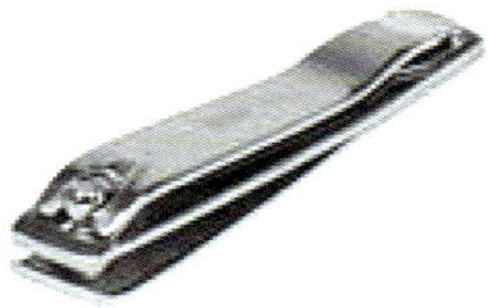

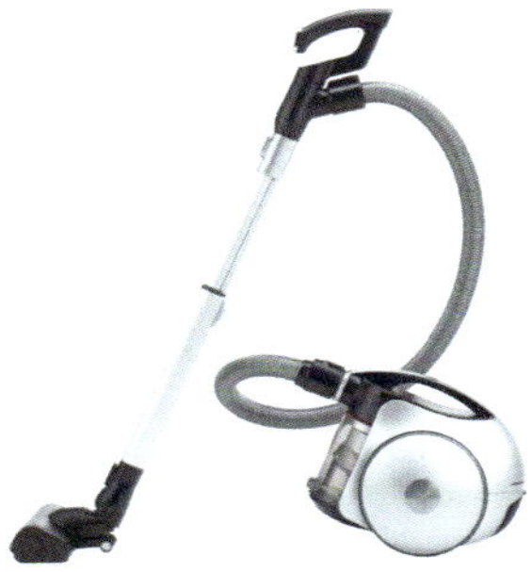

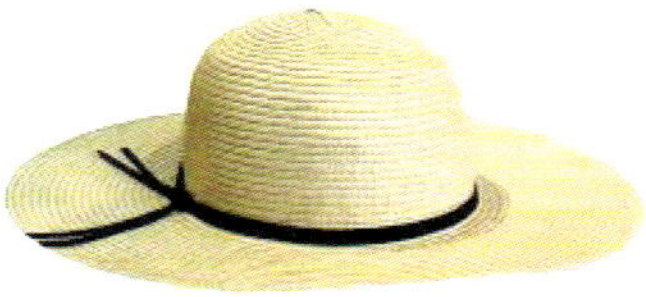

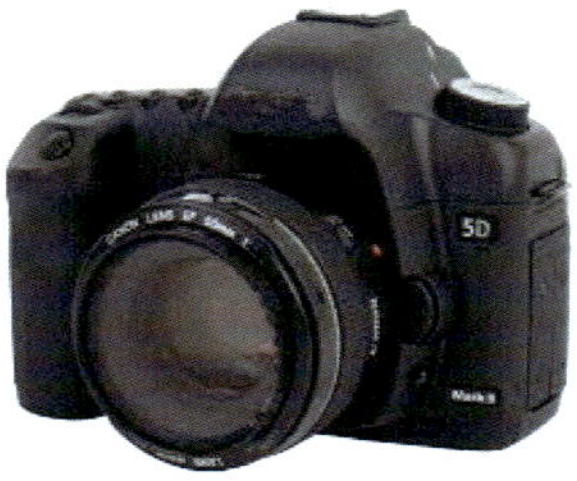

◆ 앞서 네 번의 과제에서 동그라미 했던 네 개의 사물을 제외하고, 나머지 사물 중 한 개의 사물에 동그라미 하세요.

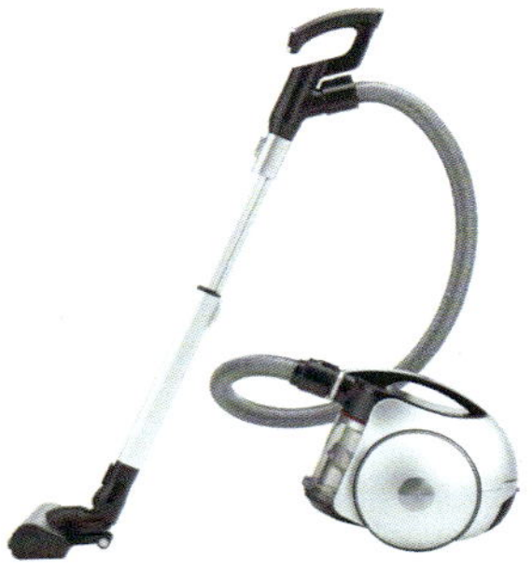

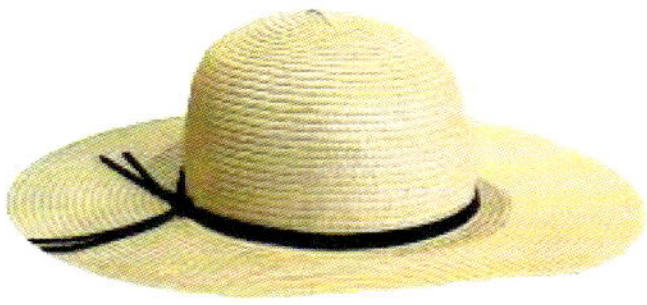

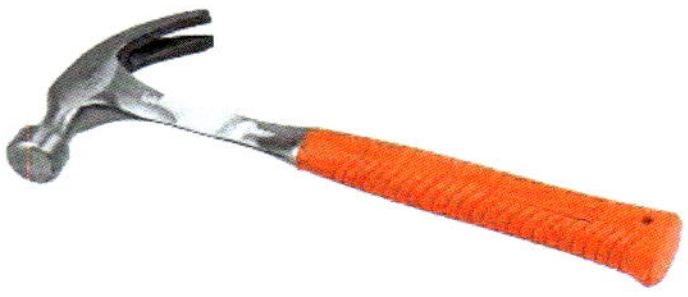

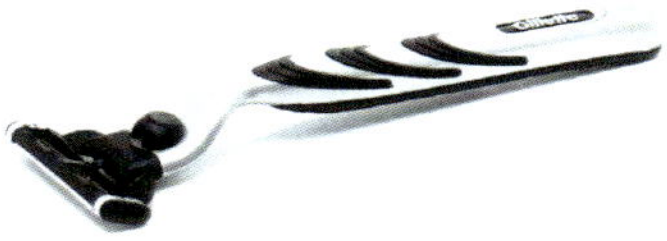

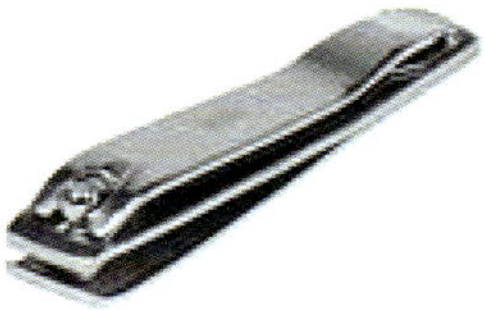

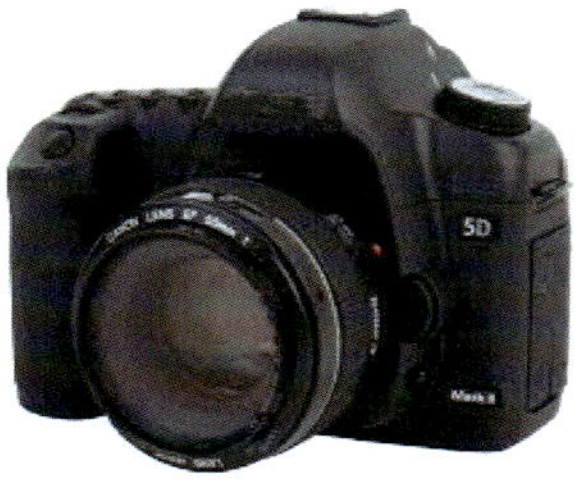

◆ 앞서 다섯 번의 과제에서 동그라미 했던 다섯 개의 사물을 제외하고, 나머지 사물 중 한 개의 사물에 동그라미 하세요.

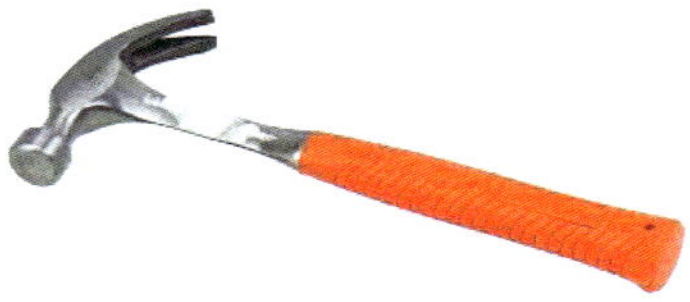

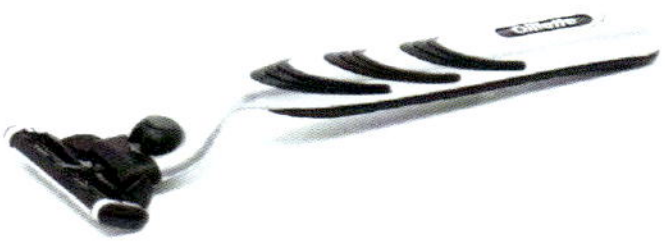

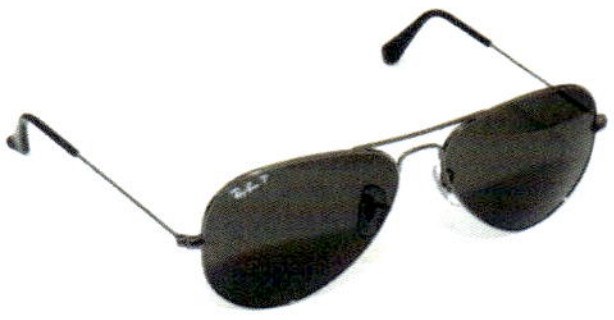

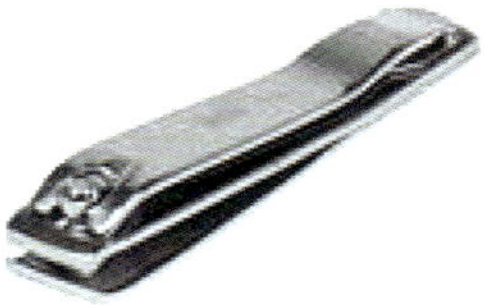

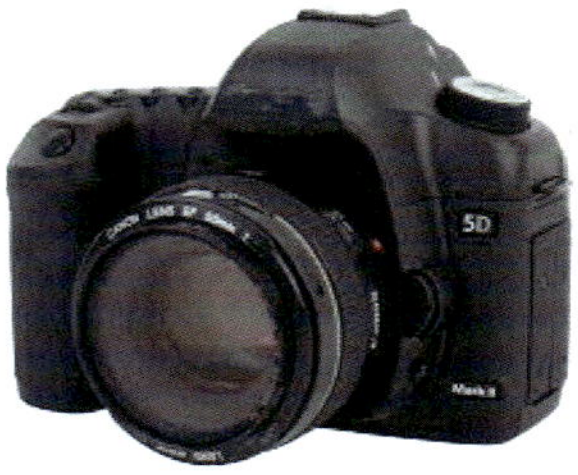

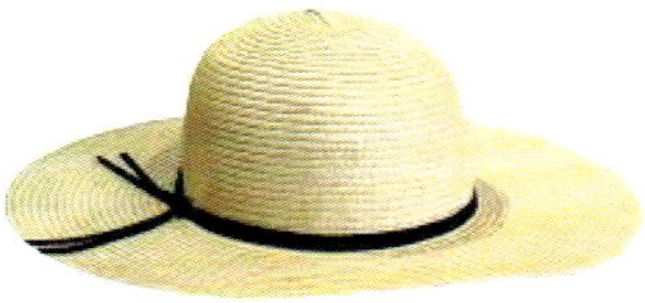

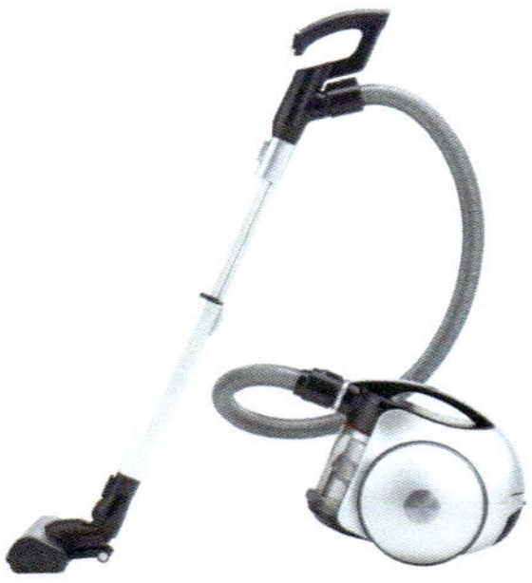

◆ 앞서 여섯 번의 과제에서 동그라미 했던 여섯 개의 사물을 제외하고, 나머지 사물 중 한 개의 사물에 동그라미 하세요.

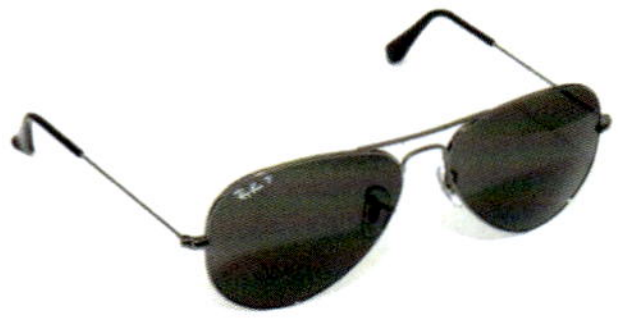

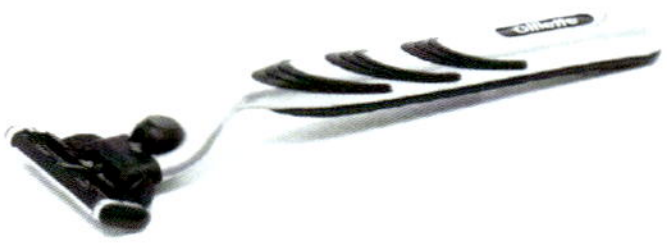

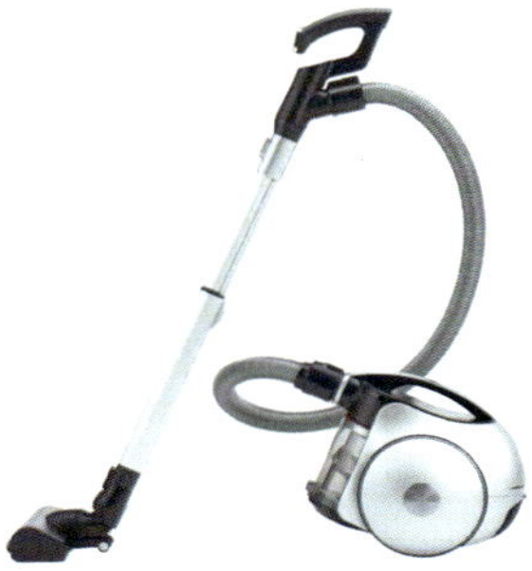

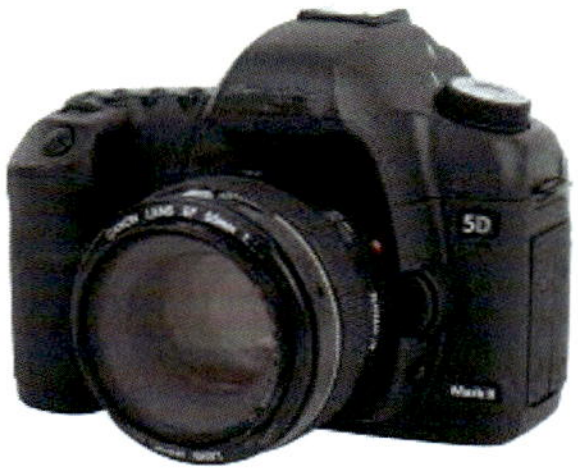

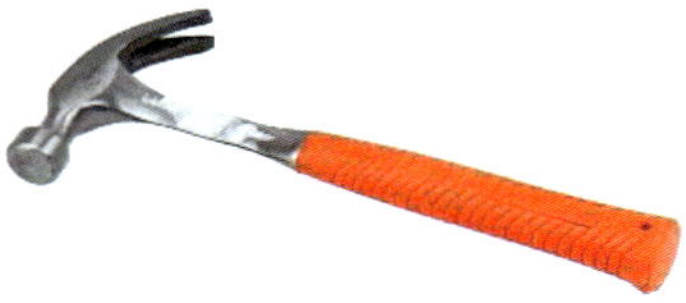

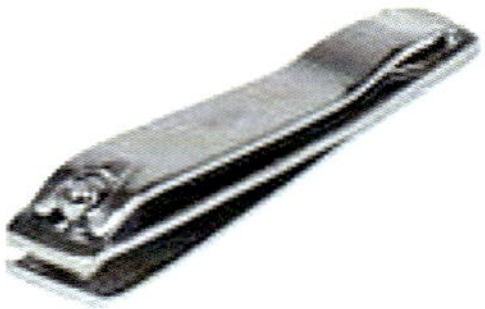

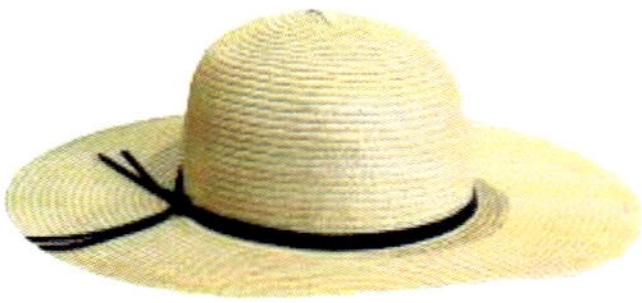

4 블록 기억하기

◆ 다음 그림을 잘 보고 기억해 두세요. (10초 뒤 그림을 치우고) 기억하고 있는 만큼 다음 쪽에 있는 블록 칸에 색칠해 보세요.

– 그림을 보고 기억하는 시간을 점점 줄여 갑니다.

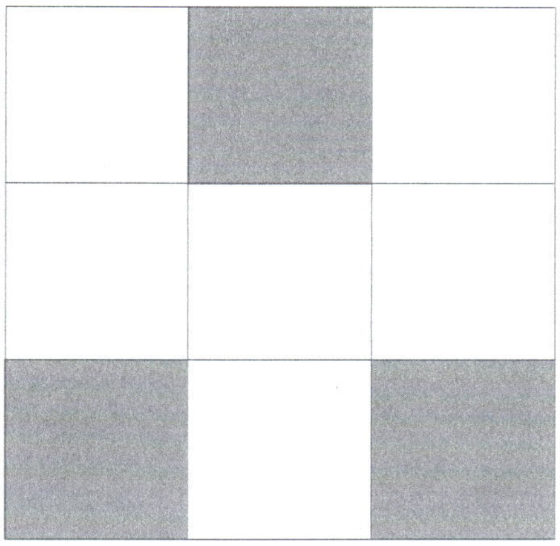
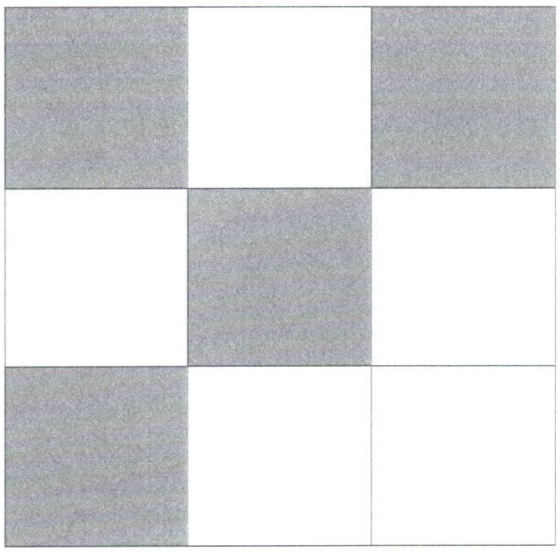

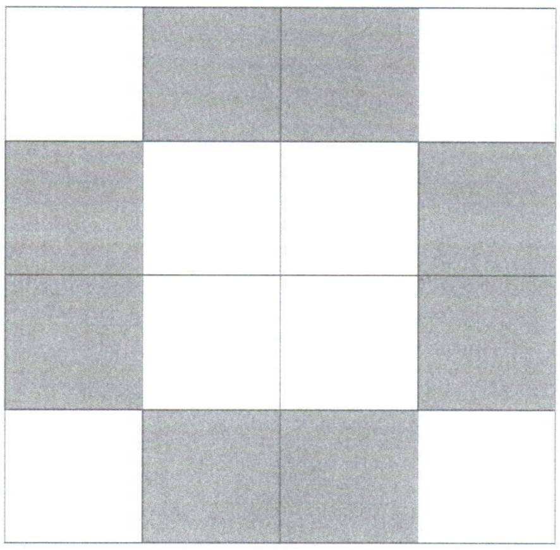

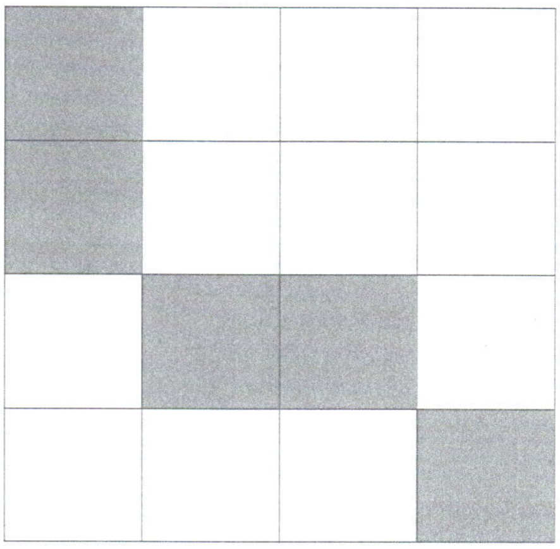

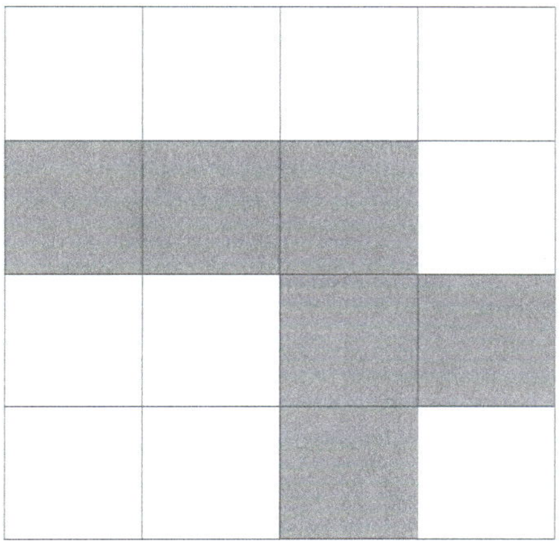

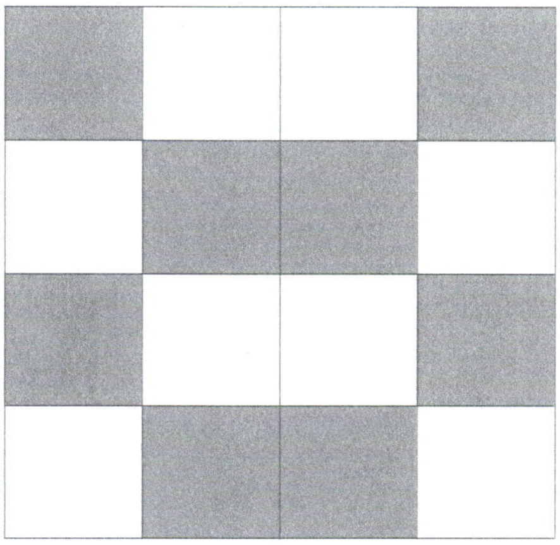

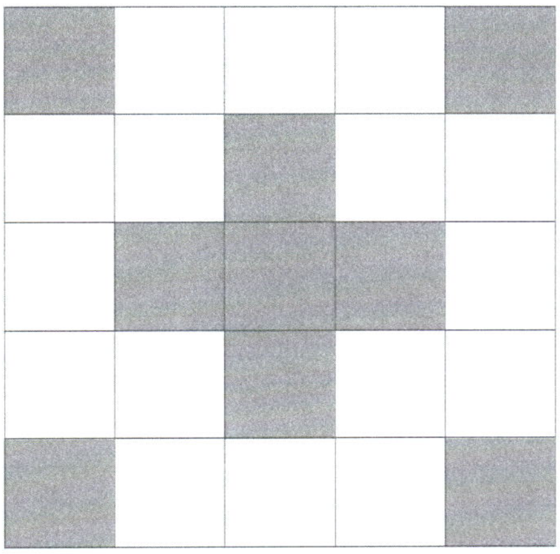

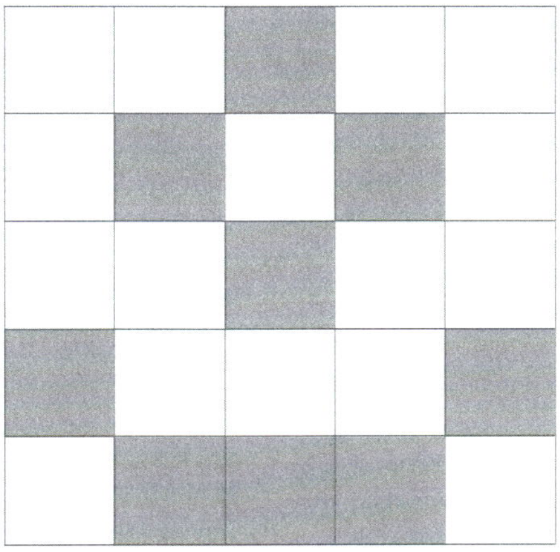

5 따라 그리기

◆ 다음 그림을 잘 보고 기억해 두세요. (10초 뒤 그림을 치우고) 기억하고 있는 만큼 다음 쪽에 있는 블록 칸에 따라 그려 보세요.

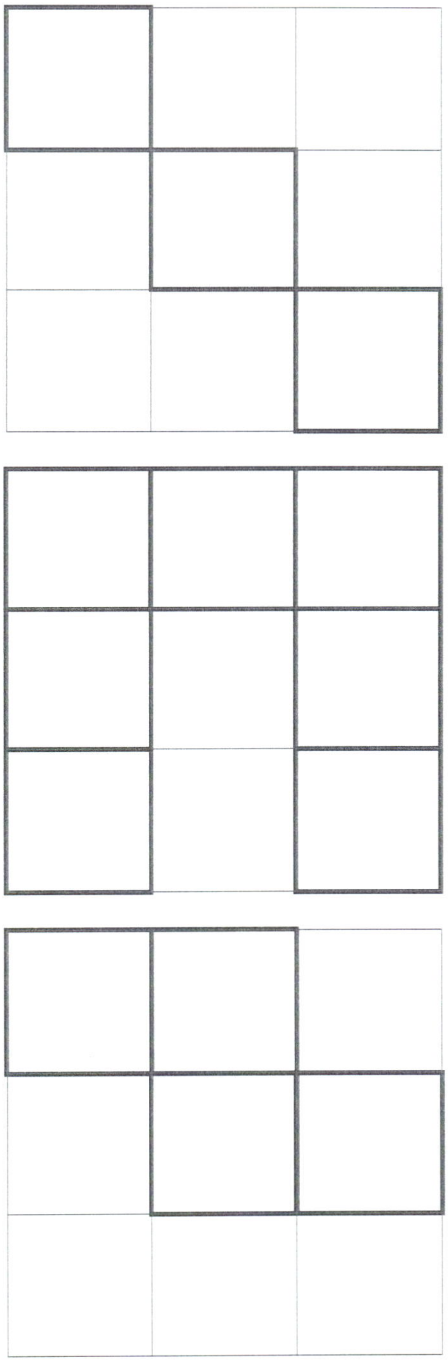

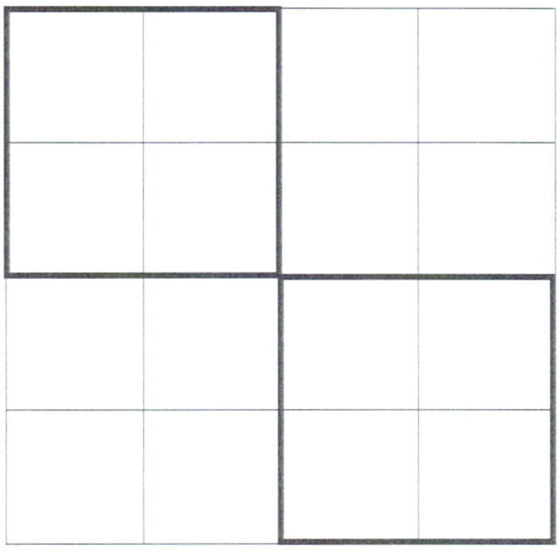

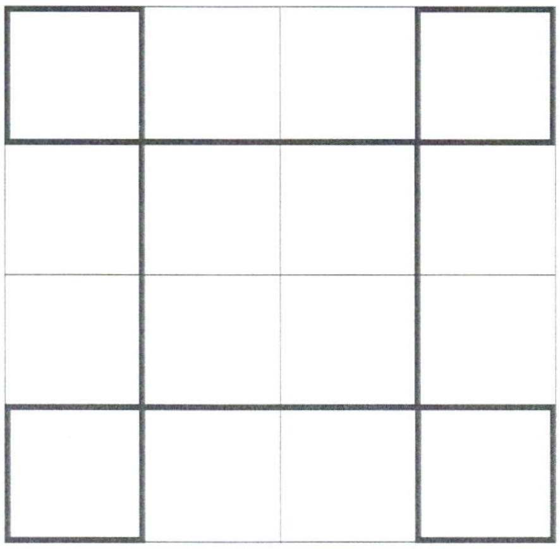

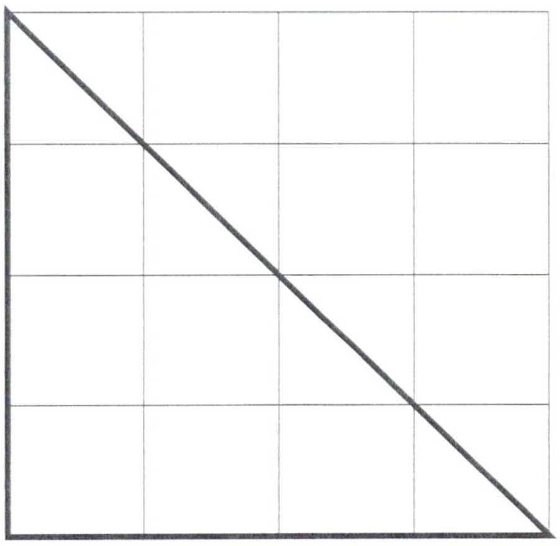

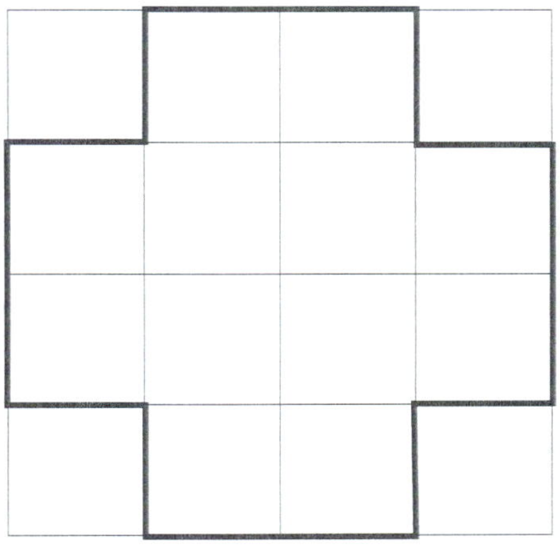

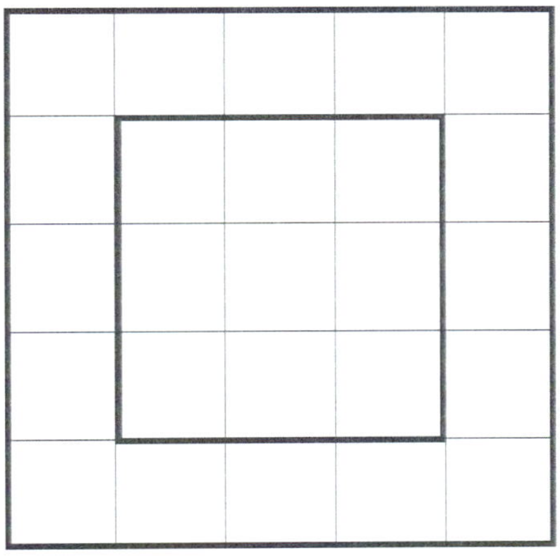

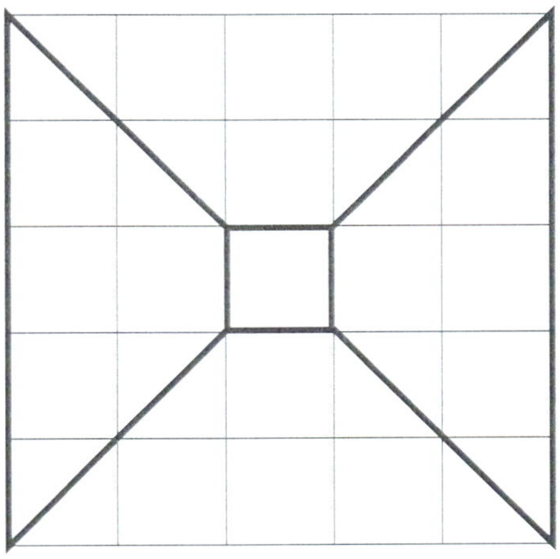

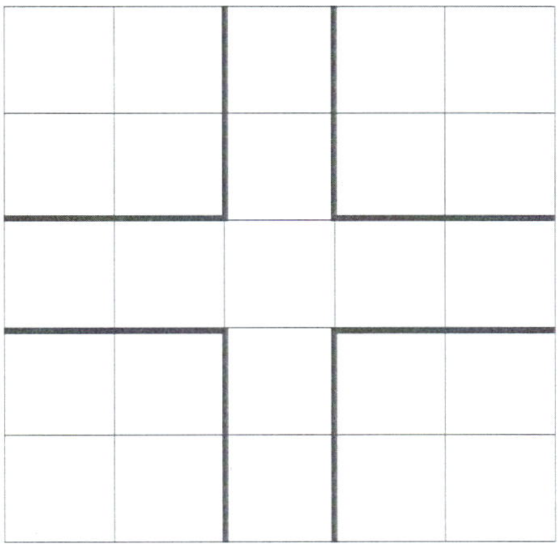
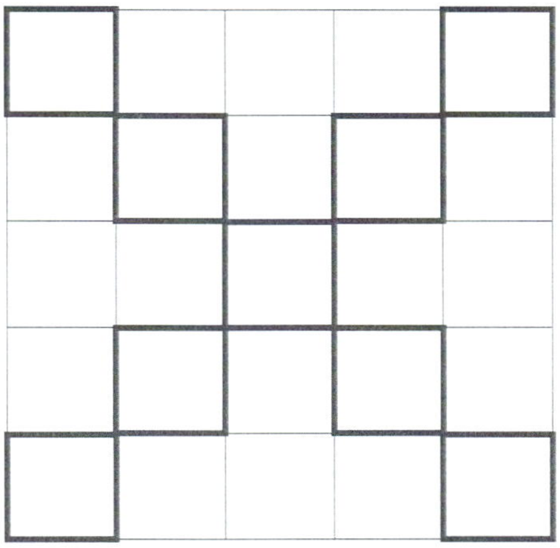
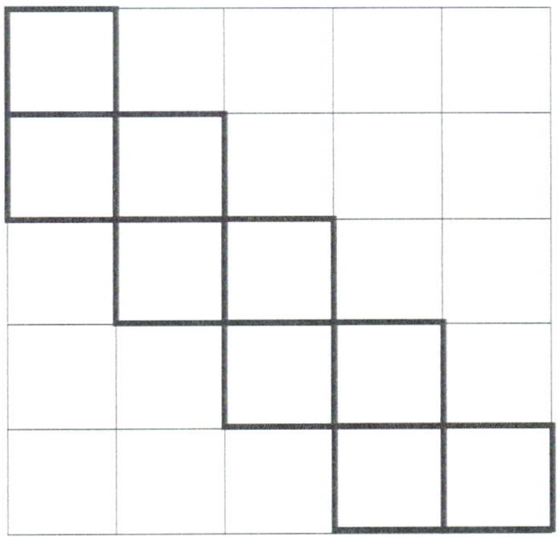
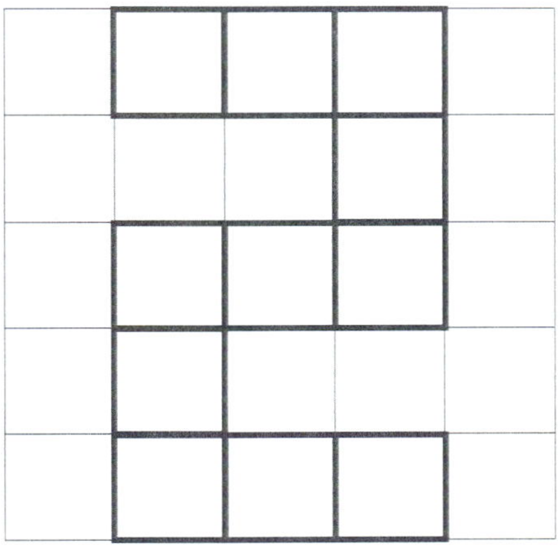
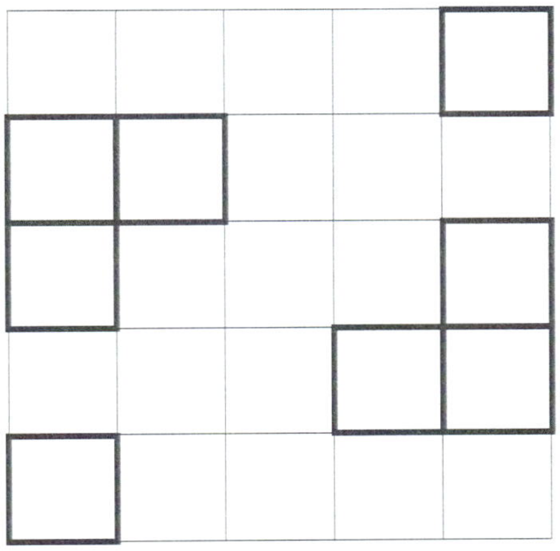
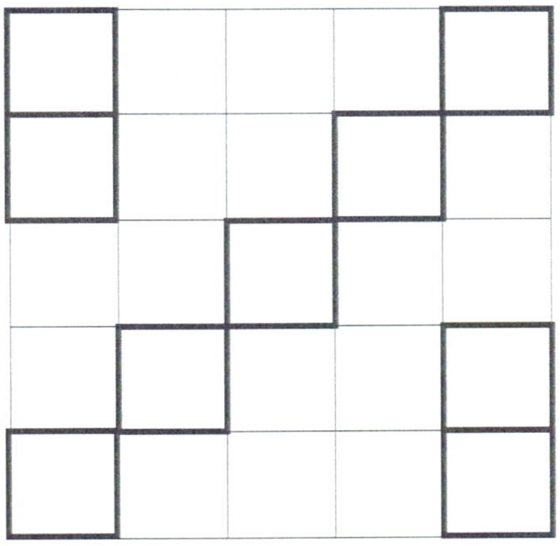

6 카드 모양 구별하기

설명

- 종과 카드를 준비한다. ▶ [부록 5] '카드' 활용 253쪽
- 이 게임은 카드 속 색깔 또는 도형의 개수를 이용한다.
- 대상자에게 규칙을 설명한 뒤 카드게임을 실시한다.

카드게임 방법

1. 색깔을 이용할 경우

① 임상가가 카드를 들고 카드를 섞는다.

② 대상자에게 색깔을 이용한 카드게임의 규칙을 설명한다.

– "지금부터 카드를 한 장씩 넘길 거예요. 카드 중에서 보라색이 나오면 종을 한 번씩만 치세요."

③ 색깔은 꼭 한 가지만 정할 필요는 없다. 대상자의 수준에 따라 두 가지 색깔을 함께 이용해도 좋다.

2. 숫자를 이용할 경우

① 임상가가 카드를 들고 카드를 섞는다.

② 대상자에게 숫자를 이용한 카드게임의 규칙을 설명한다.

– "지금부터 카드를 한 장씩 넘길 거예요. 모양과 상관없이 세 개가 나오면 종을 치세요."

3. 색깔과 숫자를 함께 이용할 경우

① 임상가가 카드를 들고 카드를 섞는다.

② 대상자에게 색깔과 숫자를 함께 이용한 카드게임의 규칙을 설명한다.

– "지금부터 카드를 한 장씩 넘길 거예요. 카드 중에서 모양과 상관없이 보라색이 세 개가 나오면 종을 치세요."

4. 색깔 또는 숫자를 이용할 경우

① 임상가가 카드를 들고 카드를 섞는다.

② 대상자에게 색깔 또는 숫자를 이용한 카드게임의 규칙을 설명한다.

– "앞 장의 카드와 그다음 장 카드가 색깔이 같을 때 종을 치세요."

– "앞 장의 카드와 그다음 장 카드가 숫자가 같을 때 종을 치세요."

7 암호 해독

1) 자음과 모음 연습

◆ 암호표

1. 자음

ㄱ	ㄴ	ㄷ	ㄹ	ㅁ	ㅂ	ㅅ	ㅇ	ㅈ	ㅊ	ㅋ	ㅌ	ㅍ	ㅎ
■	≠	×	♥	∧	◇	∀	♡	▶	〉	●	＼	∠	★

2. 모음

ㅏ	ㅑ	ㅓ	ㅕ	ㅗ	ㅛ	ㅜ	ㅠ	ㅡ	ㅣ
▼	⊥	⊃	○	±	◐	∃	◈	♪	↕

◆ 암호표를 보면서 각 글자에 해당하는 암호를 채워 보세요.

ㄱ	ㄴ	ㄷ	ㄹ	ㅁ	ㅂ	ㅅ

ㅇ	ㅈ	ㅊ	ㅋ	ㅌ	ㅍ	ㅎ

ㅏ	ㅑ	ㅓ	ㅕ	ㅗ	ㅛ	ㅜ	ㅠ	ㅡ	ㅣ

2) 받침이 없는 자음과 모음이 결합한 단어(무의미 단어)

◆ 다음에 제시된 자음과 모음 암호표를 이용하여 암호 단어를 만들어 보세요.

◆ 암호표

1. 자음

ㄱ	ㄴ	ㄷ	ㄹ	ㅁ	ㅂ	ㅅ	ㅇ	ㅈ	ㅊ	ㅋ	ㅌ	ㅍ	ㅎ
■	≠	×	♥	∧	◇	∀	♡	▶	〉	●	＼	∠	★

2. 모음

ㅏ	ㅑ	ㅓ	ㅕ	ㅗ	ㅛ	ㅜ	ㅠ	ㅡ	ㅣ
▼	⊥	⊃	○	±	◐	∃	◈	♪	↕

가	누	댜
■ ▼		

료	모	브

샤	우	져

츄	카	트

펴	히	솨

메	뷔	외

3) 받침이 있는 의미 단어(1음절)

◆ 다음에 제시된 자음과 모음 암호표를 이용하여 암호 단어를 만들어 보세요.

◆ 암호표

1. 자음

ㄱ	ㄴ	ㄷ	ㄹ	ㅁ	ㅂ	ㅅ	ㅇ	ㅈ	ㅊ	ㅋ	ㅌ	ㅍ	ㅎ
■	≠	×	♥	∧	◇	∀	♡	▶	〉	●	＼	∠	★

2. 모음

ㅏ	ㅑ	ㅓ	ㅕ	ㅗ	ㅛ	ㅜ	ㅠ	ㅡ	ㅣ
▼	⊥	⊃	○	±	◐	∃	◈	♪	↕

강	김	눈
■ ▼ ♡		

몸	독	문

성	집	총

굴	입	옷

길	손	발

달	물	설

4) 받침이 없는 의미 단어(2음절)

◆ 다음에 제시된 자음과 모음 암호표를 이용하여 암호 단어를 만들어 보세요.

◆ 암호표

1. 자음

ㄱ	ㄴ	ㄷ	ㄹ	ㅁ	ㅂ	ㅅ	ㅇ	ㅈ	ㅊ	ㅋ	ㅌ	ㅍ	ㅎ
■	≠	×	♥	∧	◇	∀	♡	▶	〉	●	＼	∠	★

2. 모음

ㅏ	ㅑ	ㅓ	ㅕ	ㅗ	ㅛ	ㅜ	ㅠ	ㅡ	ㅣ
▼	⊥	⊃	○	±	◐	∃	◈	♪	↕

가구	사고
■ ▼ ■ ∃	

자두	오리

요리	소라

차표	야구

여수	바지

모자	다리

5) 받침이 있는 의미 단어(2음절)

◆ 다음에 제시된 자음과 모음 암호표를 이용하여 암호 단어를 만들어 보세요.

◆ 암호표

1. 자음

ㄱ	ㄴ	ㄷ	ㄹ	ㅁ	ㅂ	ㅅ	ㅇ	ㅈ	ㅊ	ㅋ	ㅌ	ㅍ	ㅎ
■	≠	×	♥	∧	◇	∀	♡	▶	〉	●	＼	∠	★

2. 모음

ㅏ	ㅑ	ㅓ	ㅕ	ㅗ	ㅛ	ㅜ	ㅠ	ㅡ	ㅣ
▼	⊥	⊃	○	±	◐	∃	◈	♪	↕

고장	김치
■±▶▼♡	

난방	도둑

만두	봉지

장미	상어

상자	축구

공책	연필

6) 받침이 없는 의미 단어(3음절)

◆ 다음에 제시된 자음과 모음 암호표를 이용하여 암호 단어를 만들어 보세요.

◆ 암호표

1. 자음

ㄱ	ㄴ	ㄷ	ㄹ	ㅁ	ㅂ	ㅅ	ㅇ	ㅈ	ㅊ	ㅋ	ㅌ	ㅍ	ㅎ
■	≠	×	♥	∧	◇	∀	♡	▶	〉	●	＼	∠	★

2. 모음

ㅏ	ㅑ	ㅓ	ㅕ	ㅗ	ㅛ	ㅜ	ㅠ	ㅡ	ㅣ
▼	⊥	⊃	○	±	◐	∃	◈	♪	↕

바나나	고사리
◇▼≠▼≠▼	

소나기	가마니

도라지	시래기

고라니	기러기

소나무	개나리

피아노	지우개

7) 받침이 있는 의미 단어(3음절)

◆ 다음에 제시된 자음과 모음 암호표를 이용하여 암호 단어를 만들어 보세요.

◆ 암호표

1. 자음

ㄱ	ㄴ	ㄷ	ㄹ	ㅁ	ㅂ	ㅅ	ㅇ	ㅈ	ㅊ	ㅋ	ㅌ	ㅍ	ㅎ
■	≠	×	♥	∧	◇	∀	♡	▶	〉	●	＼	∠	★

2. 모음

ㅏ	ㅑ	ㅓ	ㅕ	ㅗ	ㅛ	ㅜ	ㅠ	ㅡ	ㅣ
▼	⊥	⊃	○	±	◐	∃	◈	♪	↕

송아지	나뭇잎
∀±♡♡▼▶↕	

다람쥐	선풍기

아궁이	지하철
순댓국	자동차
주전자	유리컵
가방끈	핸드폰

8) 암호 해독하기

◆ 다음에 제시된 암호 단어를 보고 암호표를 이용하여 해독해 보세요.

◆ 암호표

1. 자음

ㄱ	ㄴ	ㄷ	ㄹ	ㅁ	ㅂ	ㅅ	ㅇ	ㅈ	ㅊ	ㅋ	ㅌ	ㅍ	ㅎ
■	≠	×	♥	∧	◇	∀	♡	▶	〉	●	＼	∠	★

2. 모음

ㅏ	ㅑ	ㅓ	ㅕ	ㅗ	ㅛ	ㅜ	ㅠ	ㅡ	ㅣ
▼	⊥	⊃	○	±	◐	∃	◈	♪	↕

★±♡■↕♥×±♡	×▼↕★▼≠∧↕≠■∃■
홍길동	

♡▼∠▼＼♪	◇○♡♡∃⊃≠

≠▼↕♡▶▼♡■±	♡○♥∀±↕

♡±▼≠×∃●±♡	■⊃≠■▼♡

★▼≠■▼♡∃↕	▶⊃≠○■

◇▼≠〉▼≠	＼▼♡∀∃♡◈■

8 위치 기억하기

1) 냉장고 속 음식 위치 기억하기

◆ 냉장고에 있는 음식과 놓인 위치를 기억해 두세요(10초간 제시).

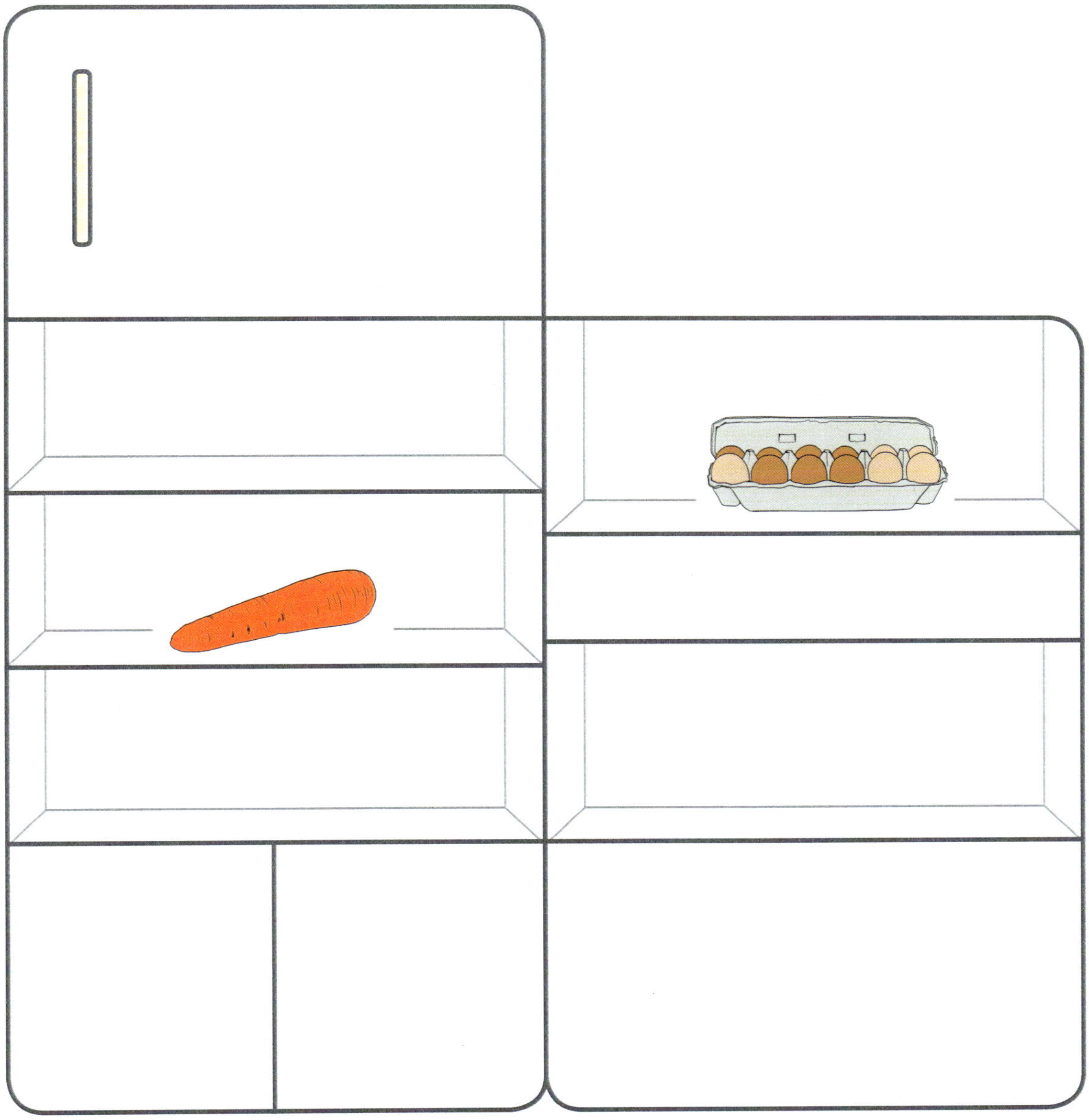

◆ 조금 전 냉장고에 있던 음식을 그림에서 골라 빈 냉장고 속 알맞은 위치에 채워 보세요.

[부록 6] '냉장고 속 음식' 활용 265쪽

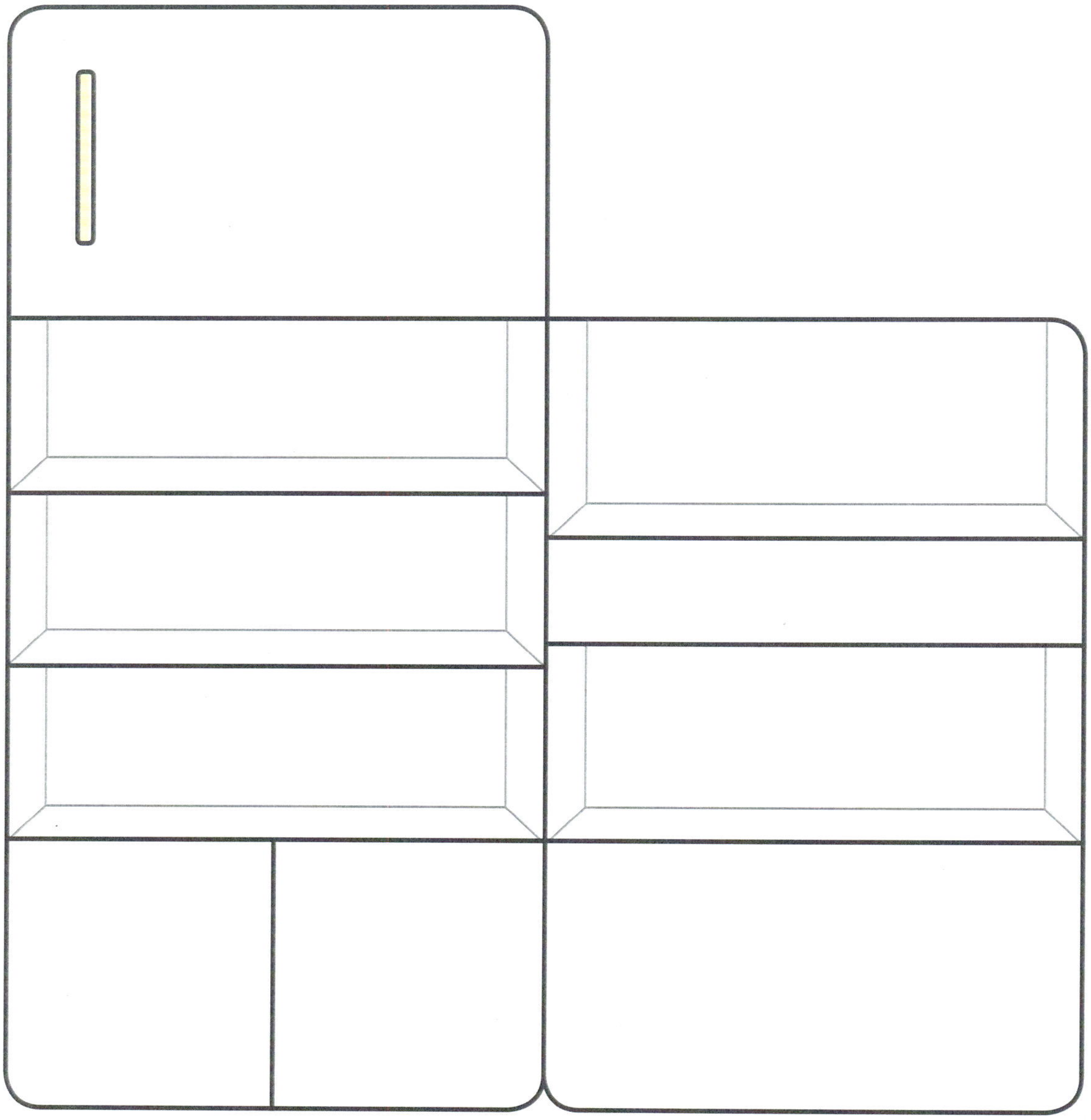

◆ 냉장고 그림을 기억하면서 다음 문제를 풀어 보세요.

1. 다음 중 냉장고에 있었던 것은 무엇인가요?

① 두부

② 우유

③ 달걀

④ 상추

2. 다음 중 냉장고에 없었던 것은 무엇인가요?

① 당근

② 달걀

③ 브로콜리

2) 냉장고 속 음식 위치 기억하기

◆ 냉장고에 있는 음식과 놓인 위치를 기억해 두세요(10초간 제시).

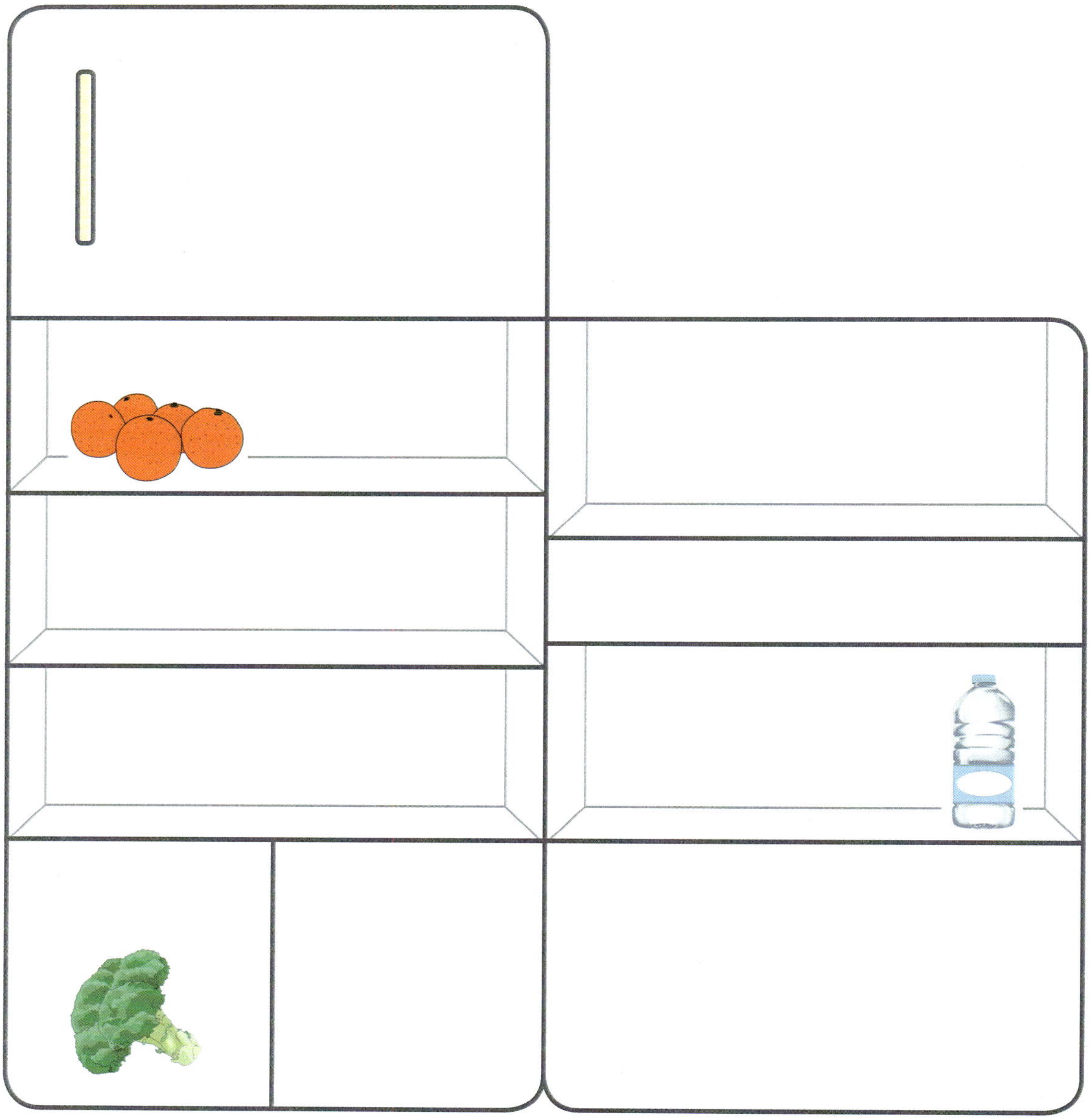

◆ 조금 전 냉장고에 있던 음식을 그림에서 골라 빈 냉장고 속 알맞은 위치에 채워 보세요.

[부록 6] '냉장고 속 음식' 활용 265쪽

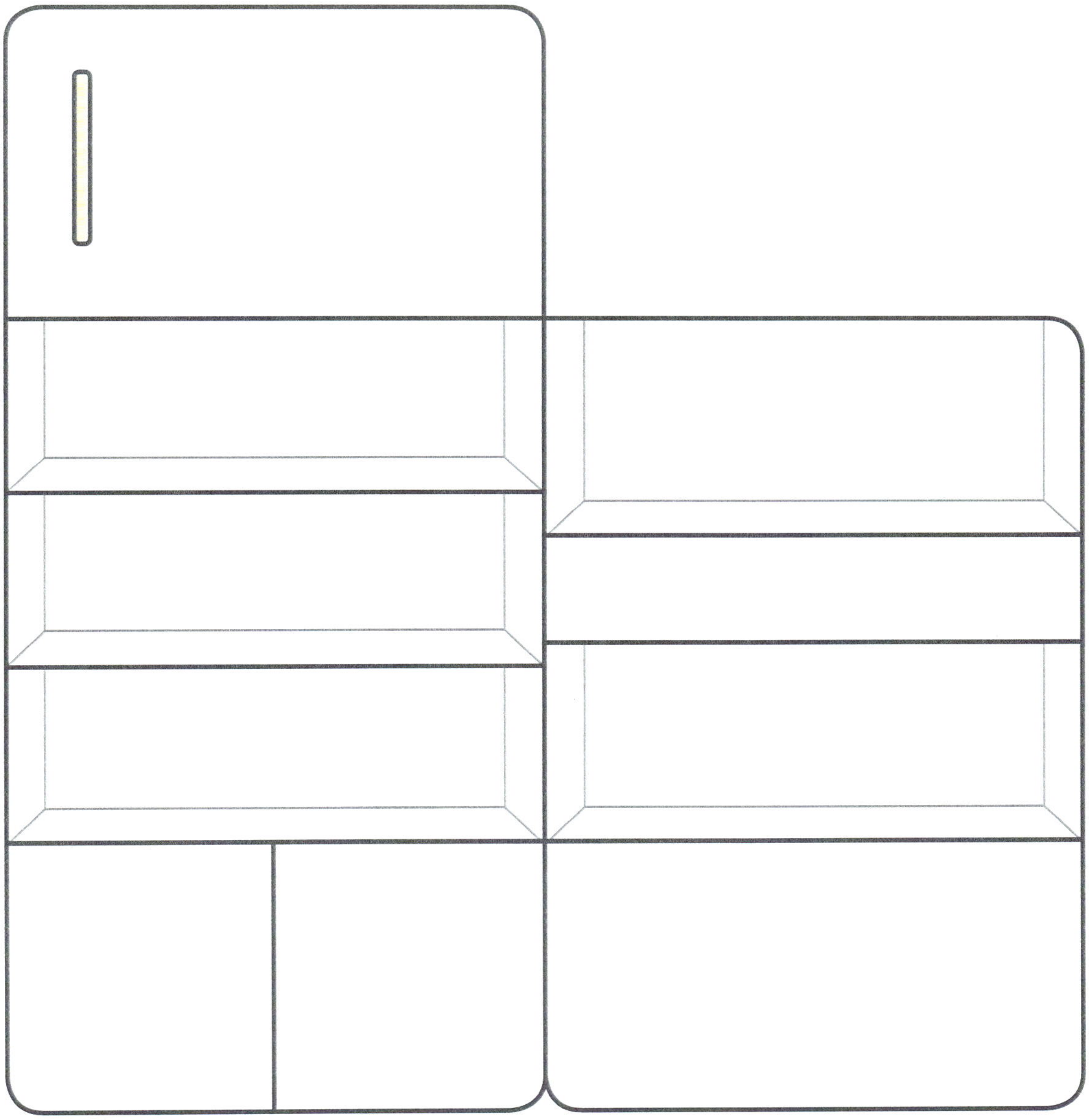

◆ 냉장고 그림을 기억하면서 다음 문제를 풀어 보세요.

1. 다음 중 냉장고에 있었던 것은 무엇인가요?

① 호박

② 생수

③ 양파

④ 오이

2. 다음 중 냉장고에 없었던 것은 무엇인가요?

① 귤

② 생수

③ 브로콜리

④ 식빵

3) 냉장고 속 음식 위치 기억하기

◆ 냉장고에 있는 음식과 놓인 위치를 기억해 두세요(10초간 제시).

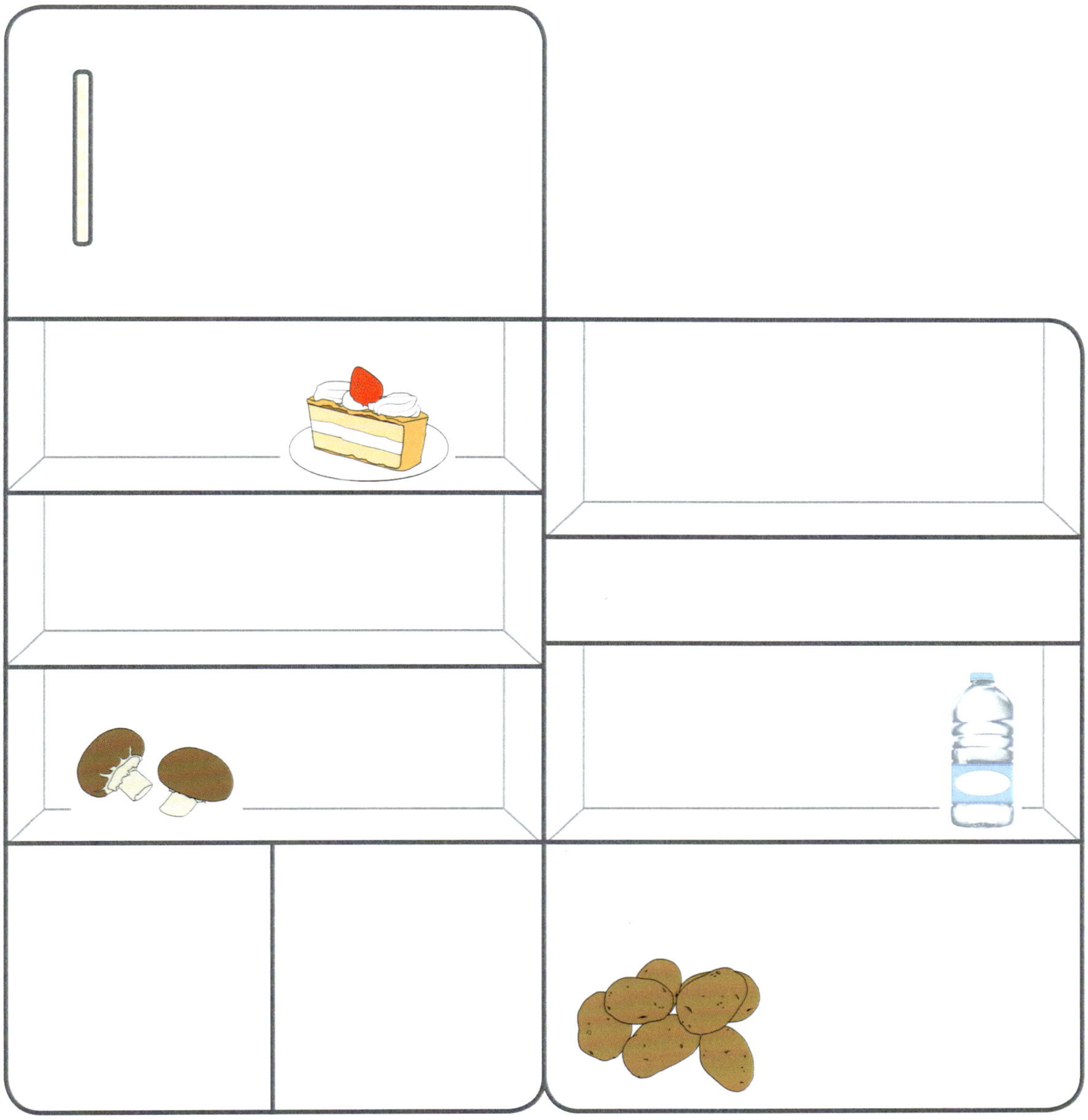

◆ 조금 전 냉장고에 있던 음식을 그림에서 골라 빈 냉장고 속 알맞은 위치에 채워 보세요.

[부록 6] '냉장고 속 음식' 활용 265쪽

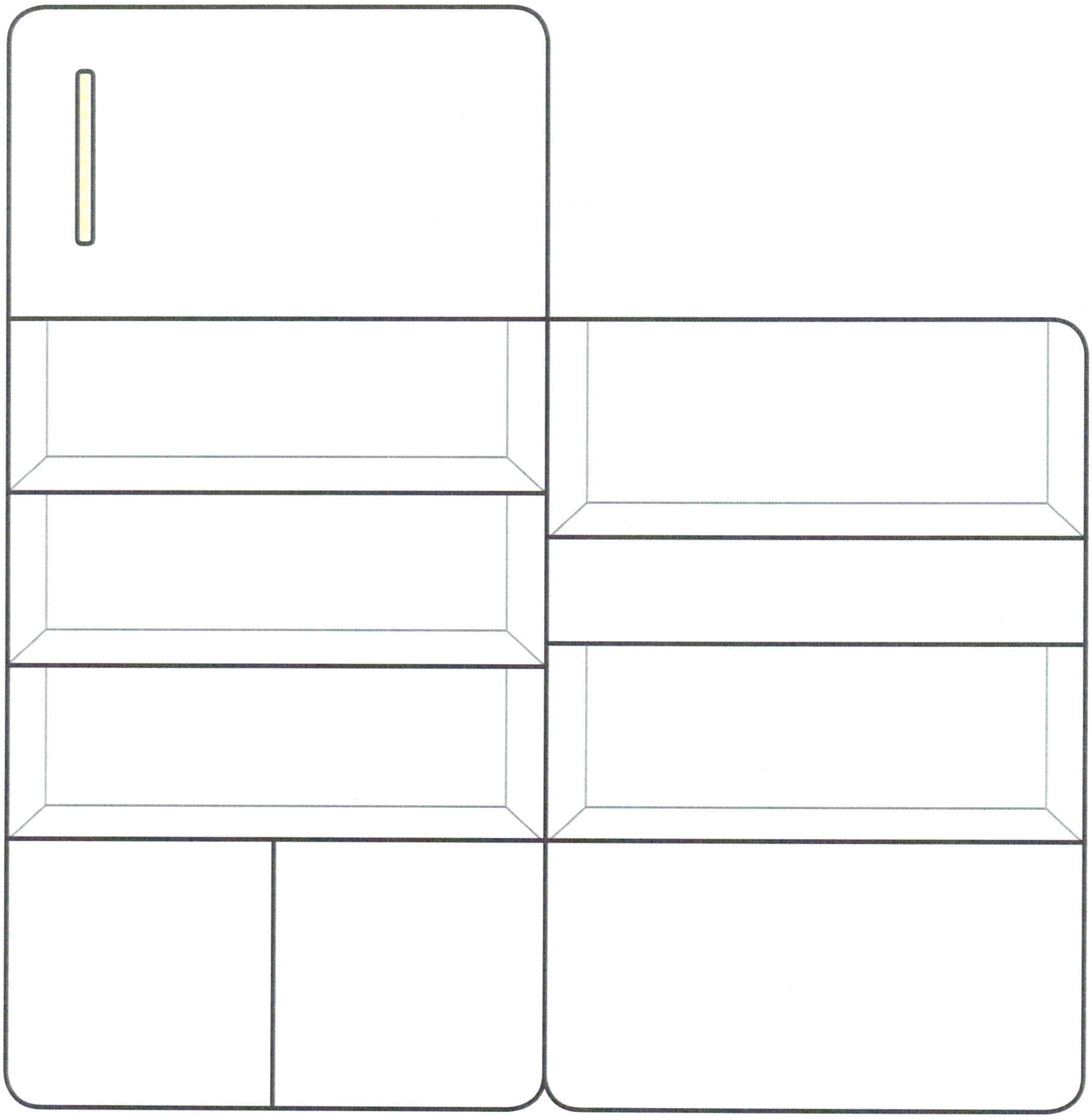

◆ 냉장고 그림을 기억하면서 다음 문제를 풀어 보세요.

1. 다음 중 냉장고에 있었던 것은 무엇인가요?

① 브로콜리
② 딸기
③ 상추
④ 고추
⑤ 감자

2. 다음 중 냉장고에 없었던 것은 무엇인가요?

① 감자
② 콜라
③ 케이크
④ 버섯
⑤ 생수

4) 냉장고 속 음식 위치 기억하기

◆ 냉장고에 있는 음식과 놓인 위치를 기억해 두세요(10초간 제시).

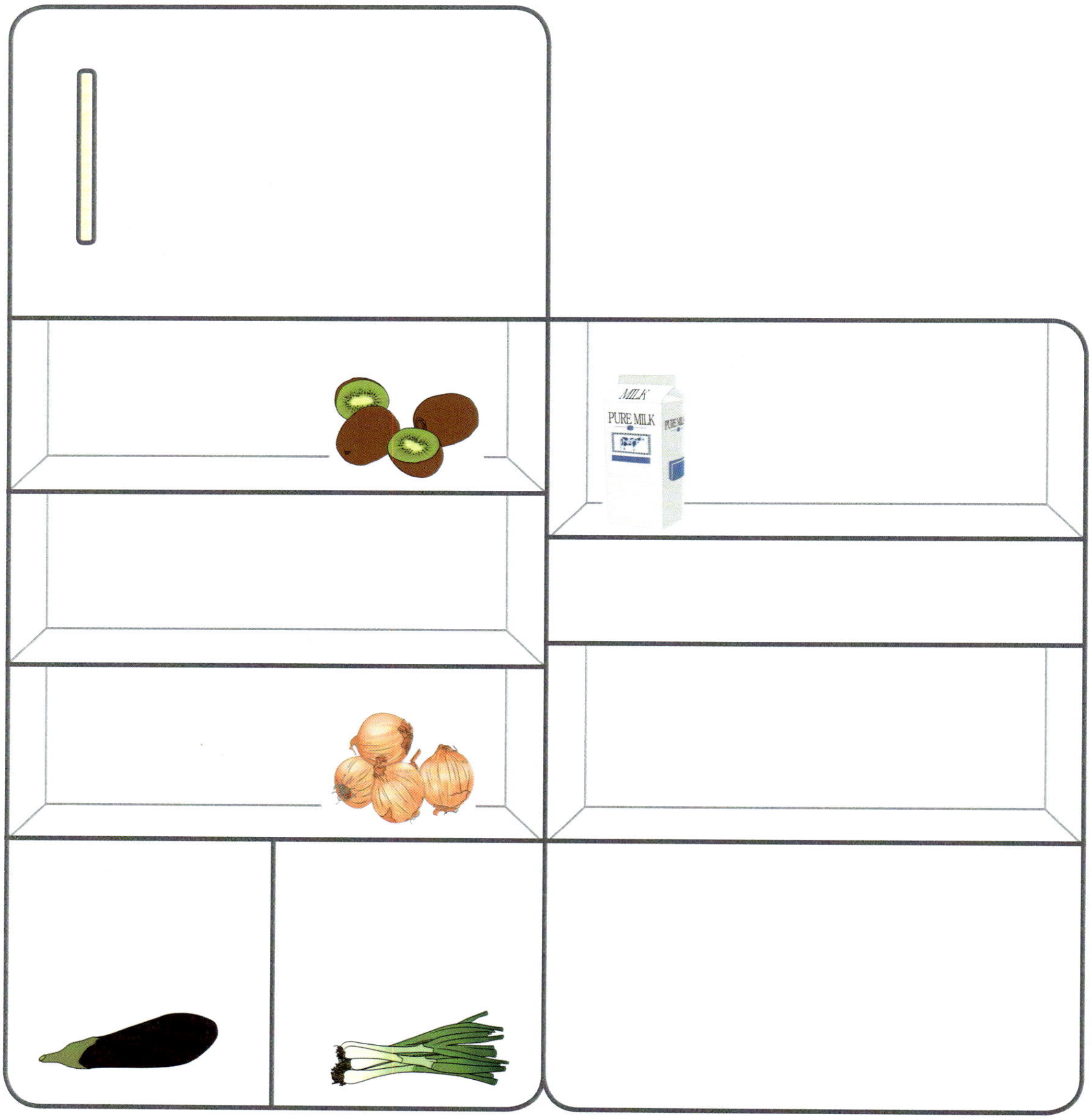

◆ 조금 전 냉장고에 있던 음식을 그림에서 골라 빈 냉장고 속 알맞은 위치에 채워 보세요.

[부록 6] '냉장고 속 음식' 활용 265쪽

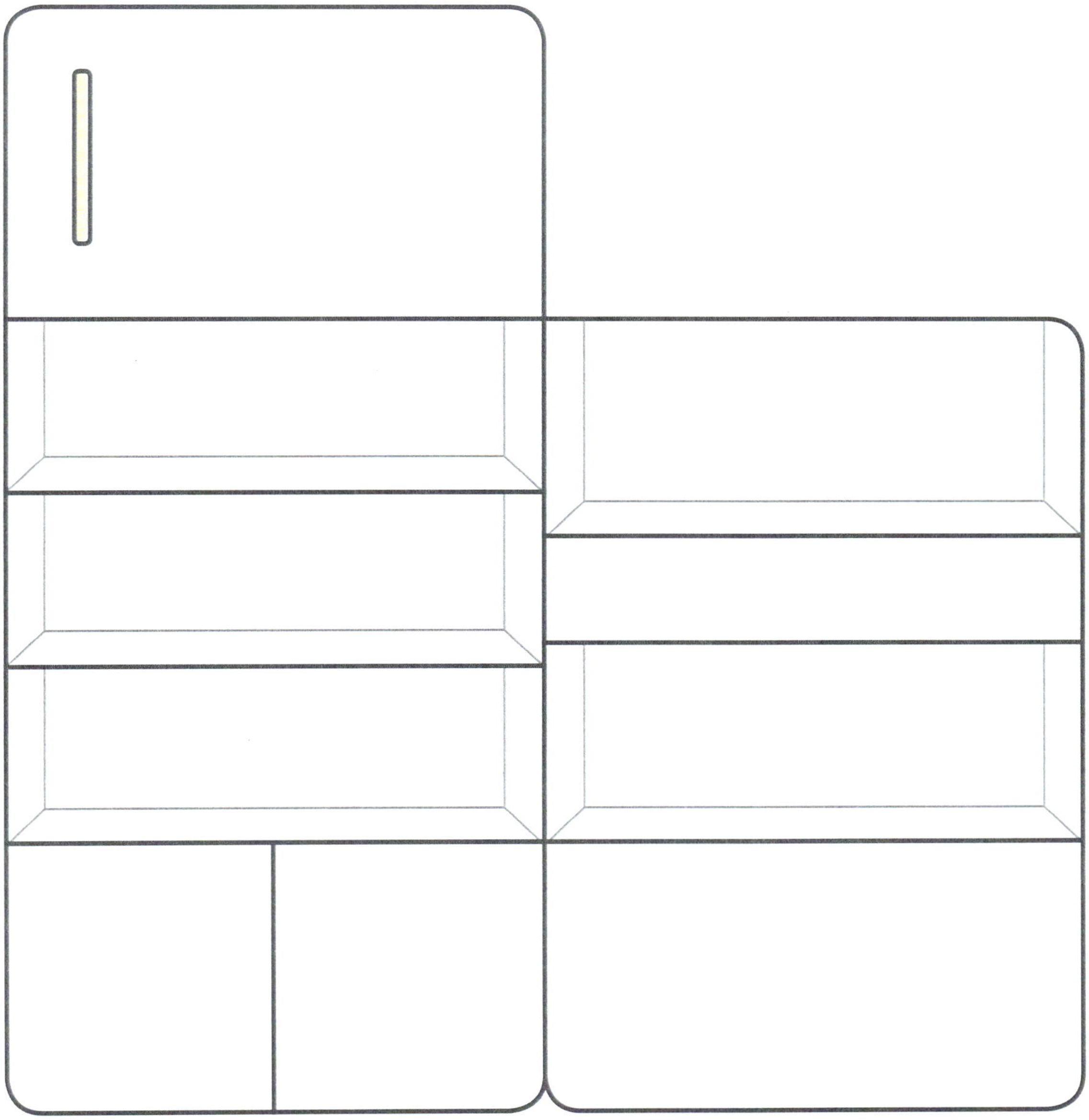

◆ 냉장고 그림을 기억하면서 다음 문제를 풀어 보세요.

1. 다음 중 냉장고에 있었던 것은 무엇인가요?

① 달걀
② 상추
③ 양파
④ 피망
⑤ 사과

2. 다음 중 냉장고에 없었던 것은 무엇인가요?

① 대파
② 우유
③ 주스
④ 가지
⑤ 키위

Cognitive rehabilitation workbook

1. 글자/숫자/도형 재인
2. 일상사물 그림 퍼즐 맞추기
3. 빠진 부분 채우기
4. 기호 이해
5. 선로 잇기

Ⅲ

주의력

Ⅲ. 주의력

주의력이란 상황과 관계없는 자극 때문에 산만해지지 않고, 일정한 자극에 집중할 수 있는 능력을 말한다. 원활한 인지기능을 발휘하기 위해서는 기본적으로 앞에 주어진 자극에 대해 주의를 기울일 수 있어야 한다. 과제가 요구하는 성격과 난이도에 따라 지속적 주의력, 선택적 주의력, 교대적 주의력, 분리적 주의력 등으로 구분할 수 있다.

지속적 주의력은 일정 시간 동안 주의 활동을 유지할 수 있는 능력으로 새로운 지식을 학습하거나 기억하는 데 중요한 과정이다. 선택적 주의력은 방해 자극은 배제하고 특정 자극에만 주의를 기울일 수 있는 능력으로, 불필요한 자극에 쉽게 주의가 흐트러지는 인지장애 아동과 성인들에게는 선택적 주의력 훈련이 필수적이라고 할 수 있다. 인지 및 언어 활동에는 일정 수준의 집중력이 필요하므로, 주의력이 저하된 치료 대상자들은 다양한 의사소통 장애를 경험하게 된다. 따라서 주의력 훈련 시 가장 난도가 낮은 지속적 주의력부터 시작하여 선택적, 교대적, 분리적 주의력 순으로 훈련하는 노력이 필요하다.

주의력을 향상시키기 위해서는 과제를 하는 동안, 방해 자극을 최대한 없애야 한다. 언어재활사는 과제를 수행하는 데 방해가 될 수 있는 외부 소음, 혼란을 일으킬 수 있는 경쟁 자극, 시력 저하 등 대상자의 환경(또는 상태)을 확인해야 하며, 한 가지 유형의 과제를 지속적으로 반복할 때 오게 되는 주의력 저하에 대해서도 주기적으로 환기시키는 노력이 필요하다.

1 글자/숫자/도형 재인

1) 특정 낱자 찾기

◆ 다음 글 상자 안에서 '가'만 찾아서 동그라미 하세요.

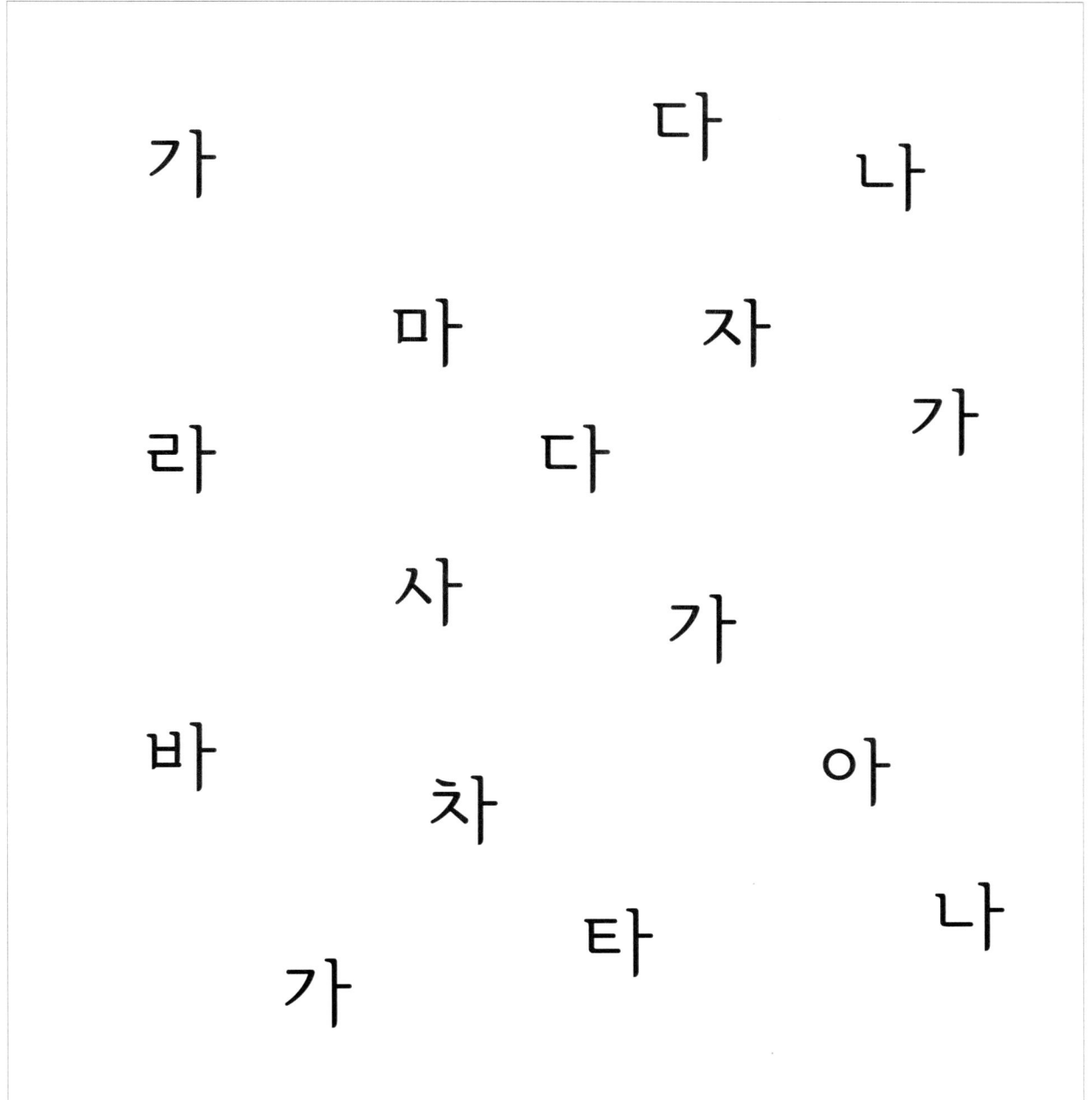

가 다 나

마 자

라 다 가

사 가

바 차 아

가 타 나

◆ 다음 글 상자 안에서 '마'만 찾아서 동그라미 하세요.

나 타 마

카 파 가

마

바 사

나

다 마

아

하

마

바 가

◆ 다음 글 상자 안에서 '타'만 찾아서 동그라미 하세요.

하

카 타

나

파

라

타

사

타

차

하

타

마

다 가

사 자 아

타

2) 특정 동물 이름 찾기

◆ 다음 글 상자 안에서 '토끼'만 찾아서 동그라미 하세요.

사자	낙타
토끼	타조
닭	
판다	토끼
오소리	
돼지	개
토끼	오리
말	
기린	토끼

◆ 다음 글 상자 안에서 '소'만 찾아서 동그라미 하세요.

돼지 소

여우

코뿔소 사슴

호랑이

소 새

코끼리

염소

두더지

사자

소

하마

양 새우

◆ 다음 글 상자 안에서 '날짐승'만 찾아서 동그라미 하세요.

늑대

강아지

제비

족제비

원숭이

독수리

고양이

꿩

얼룩말

표범

토끼

너구리

부엉이

다람쥐

캥거루

박쥐

3) 특정 숫자 찾기

◆ 다음 상자 안에서 숫자 '2'만 찾아서 동그라미 하세요.

3

2

1

3

7

4

8 5

6

2

1

2

3

9

◆ 다음 상자 안에서 숫자 '9'만 찾아서 동그라미 하세요.

9 3

1

6

4

8

2

9

1

7

4

3

6

9

9

5

◆ 다음 상자 안에서 숫자 '7'만 찾아서 동그라미 하세요.

5 3 6

7 1

4 9

8

7

2

5

1 4 3

7

8 7

4) 특정 도형 찾기

◆ 다음 상자 안에서 '네모 모양'만 찾아서 동그라미 하세요.

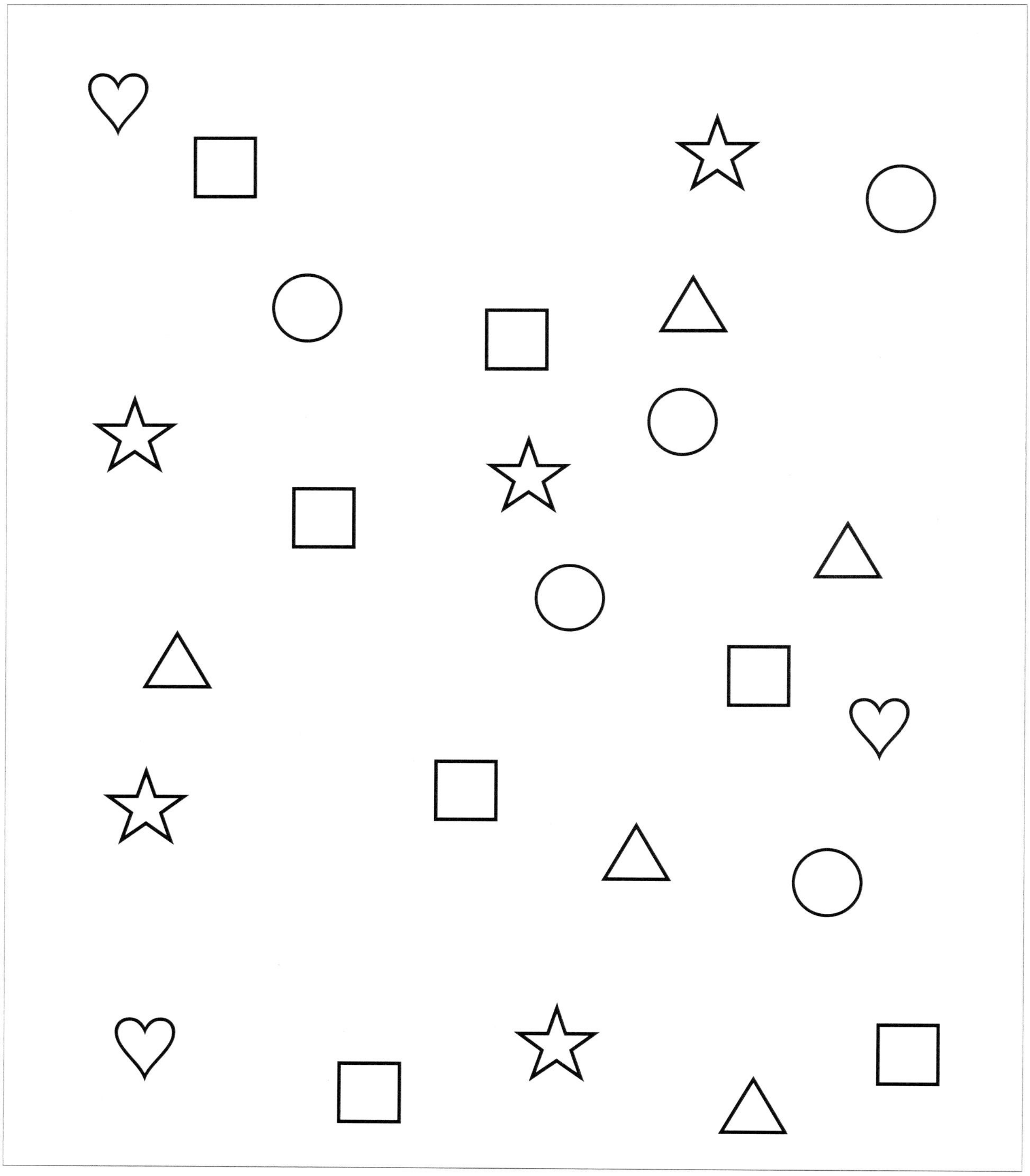

◆ 다음 상자 안에서 '검은색 별 모양'만 찾아서 동그라미 하세요.

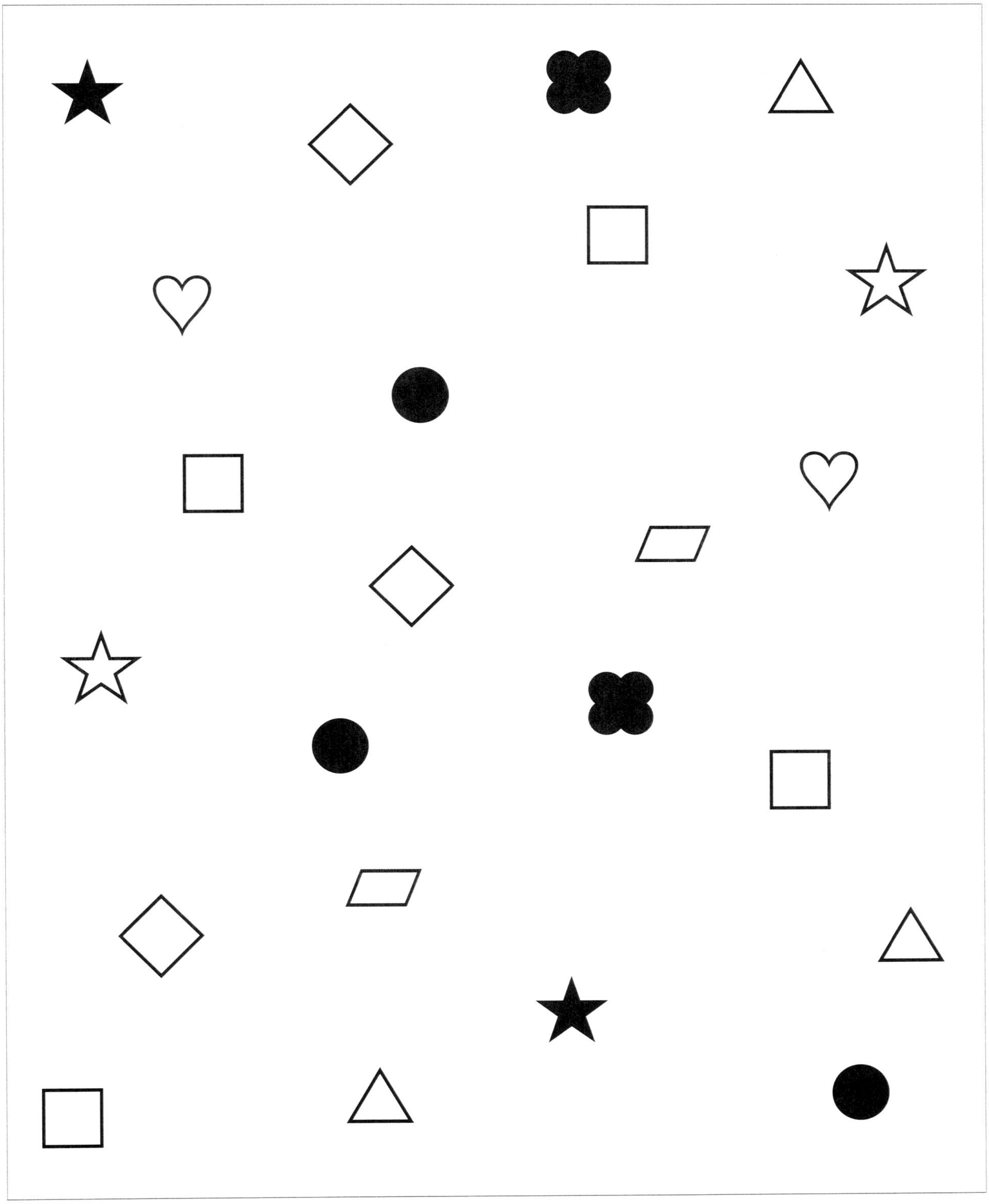

◆ 다음 상자 안에서 '검은색 세모 모양'만 찾아서 동그라미 하세요.

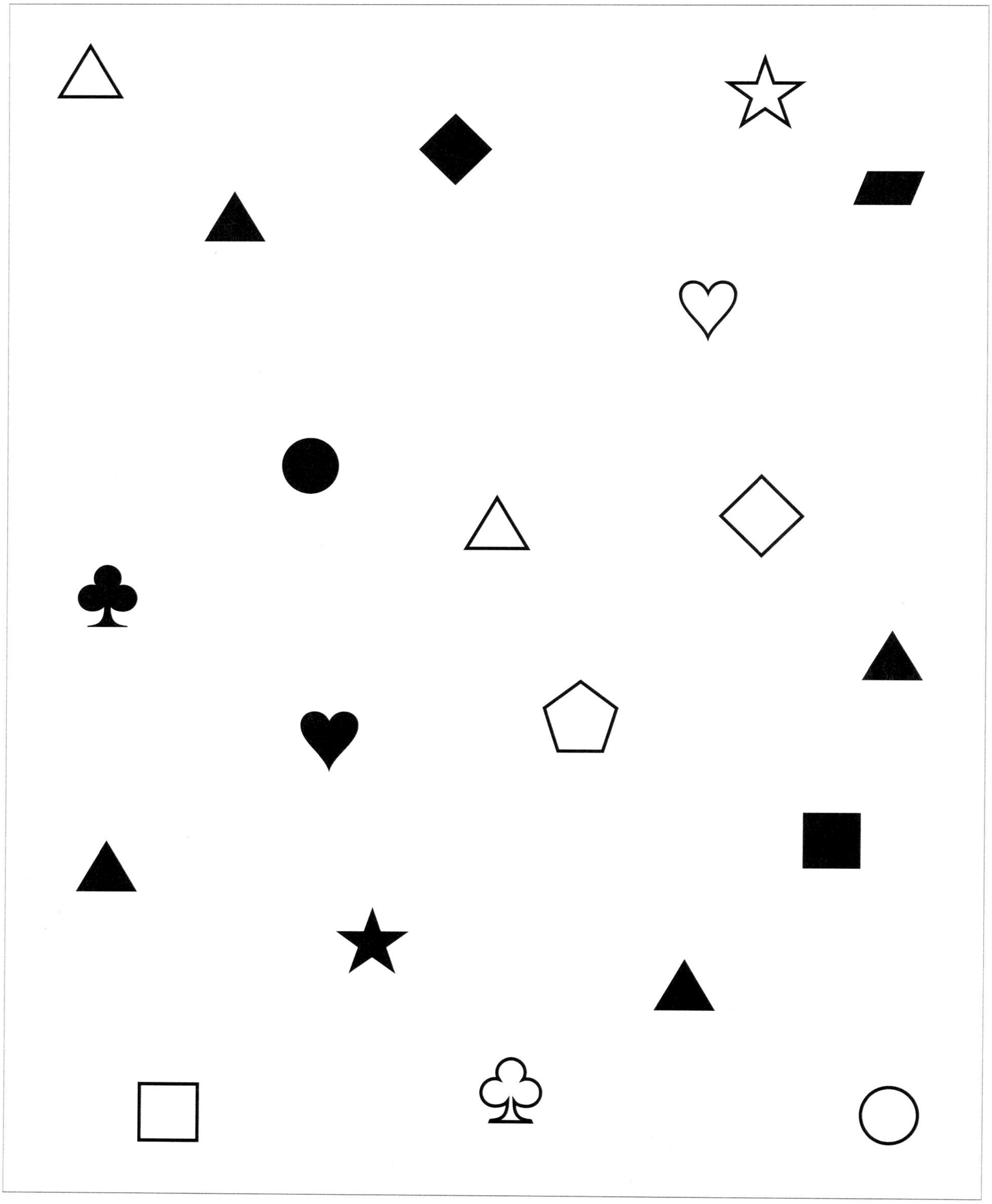

2 일상사물 그림 퍼즐 맞추기

1) 배경 판 보면서 퍼즐 맞추기

◆ 4~5조각으로 나눠진 사진 조각을 퍼즐 판을 보며 맞춰 보세요.

[부록 7] '퍼즐 조각' 활용 267쪽

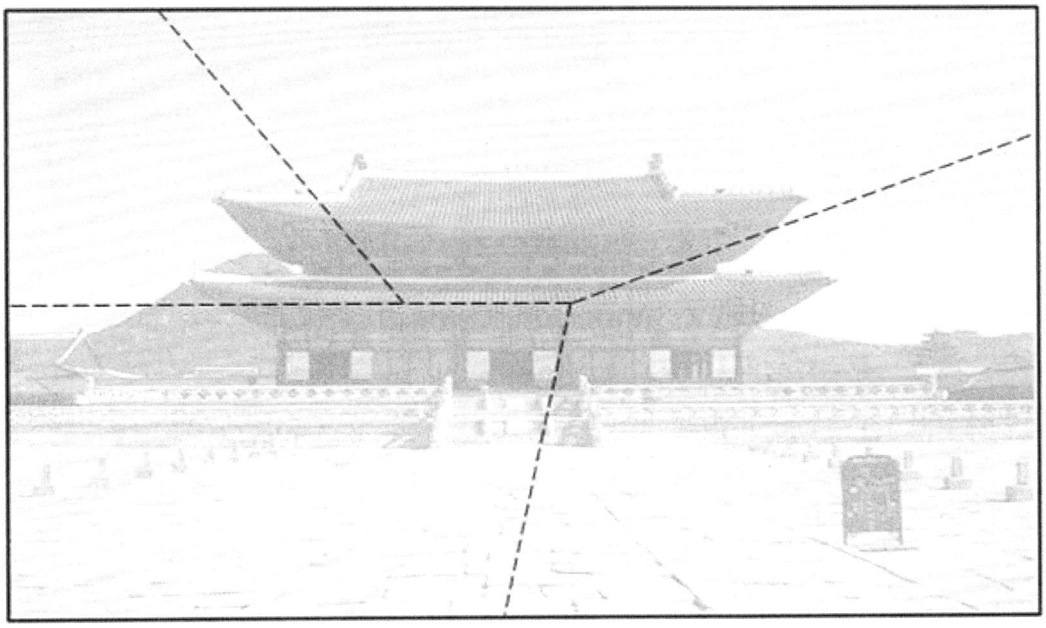

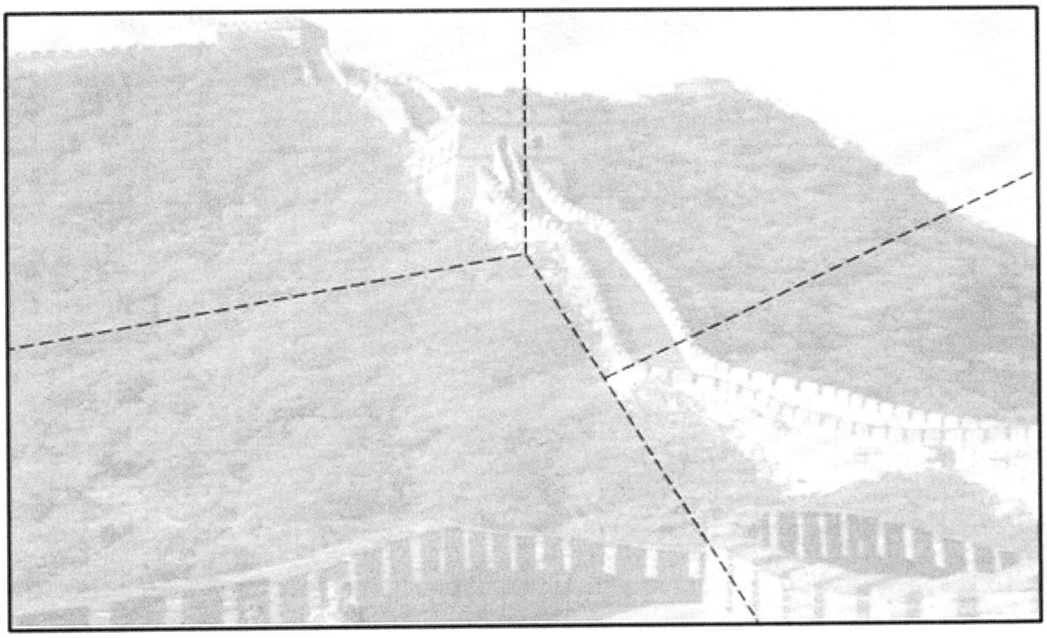

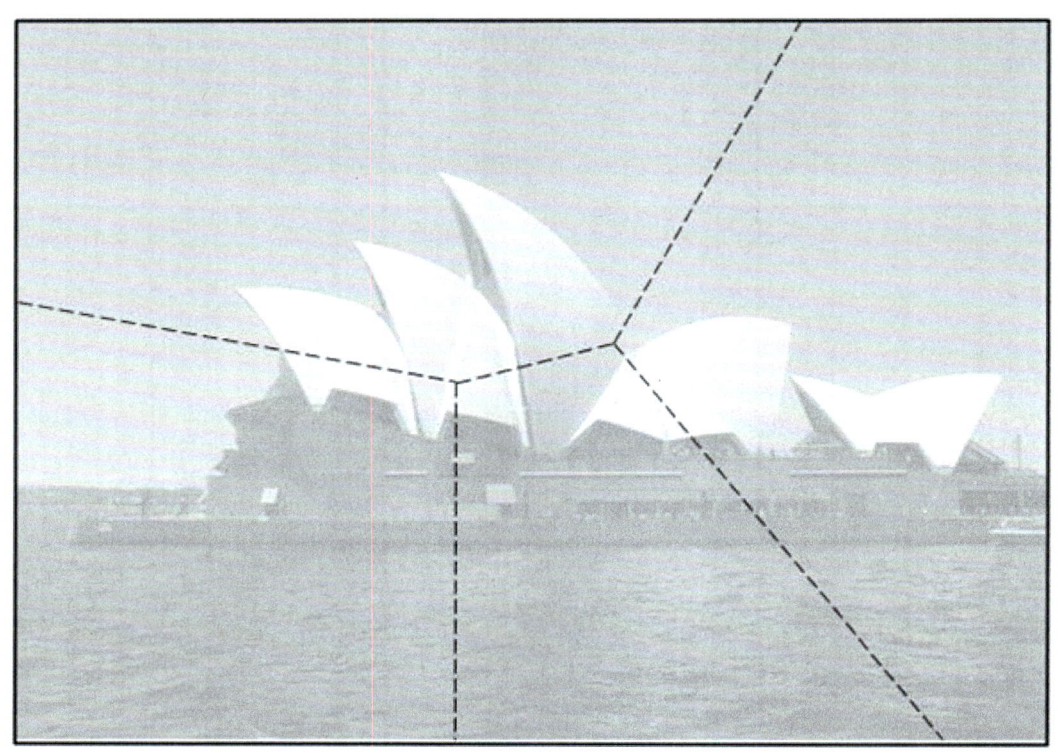

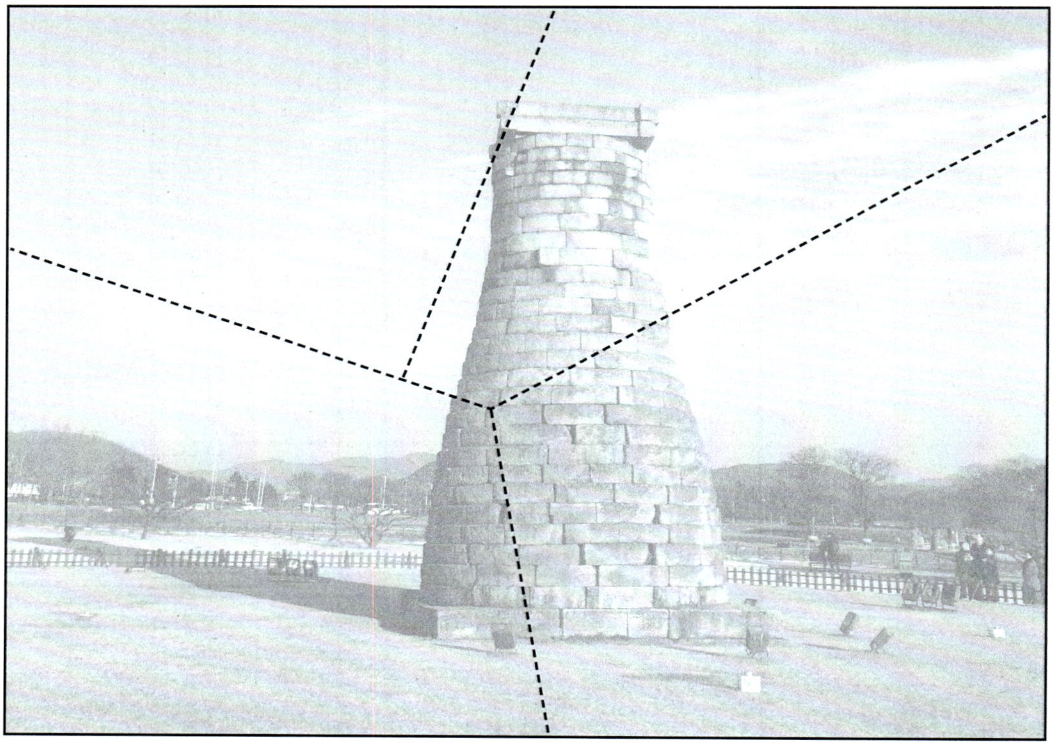

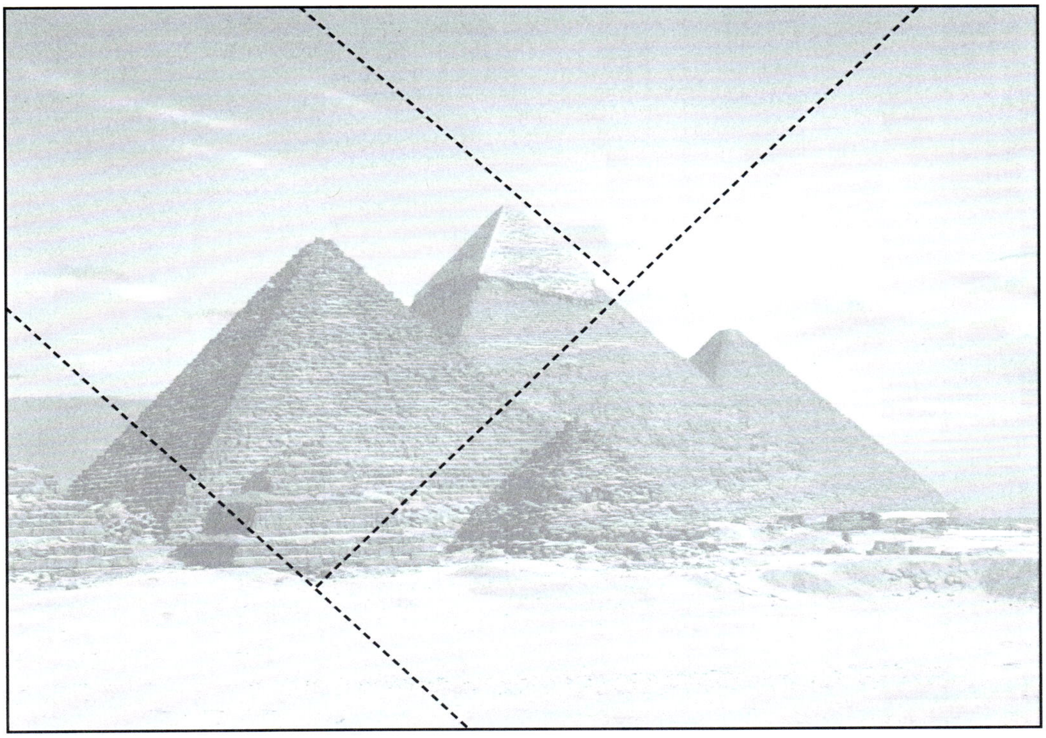

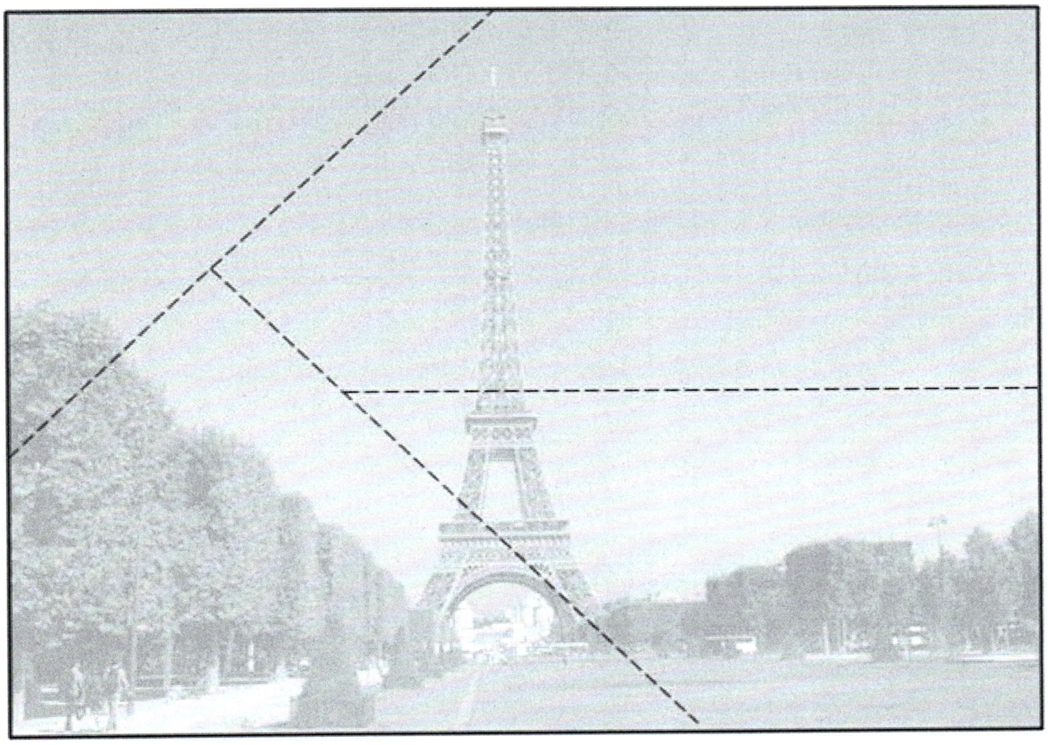

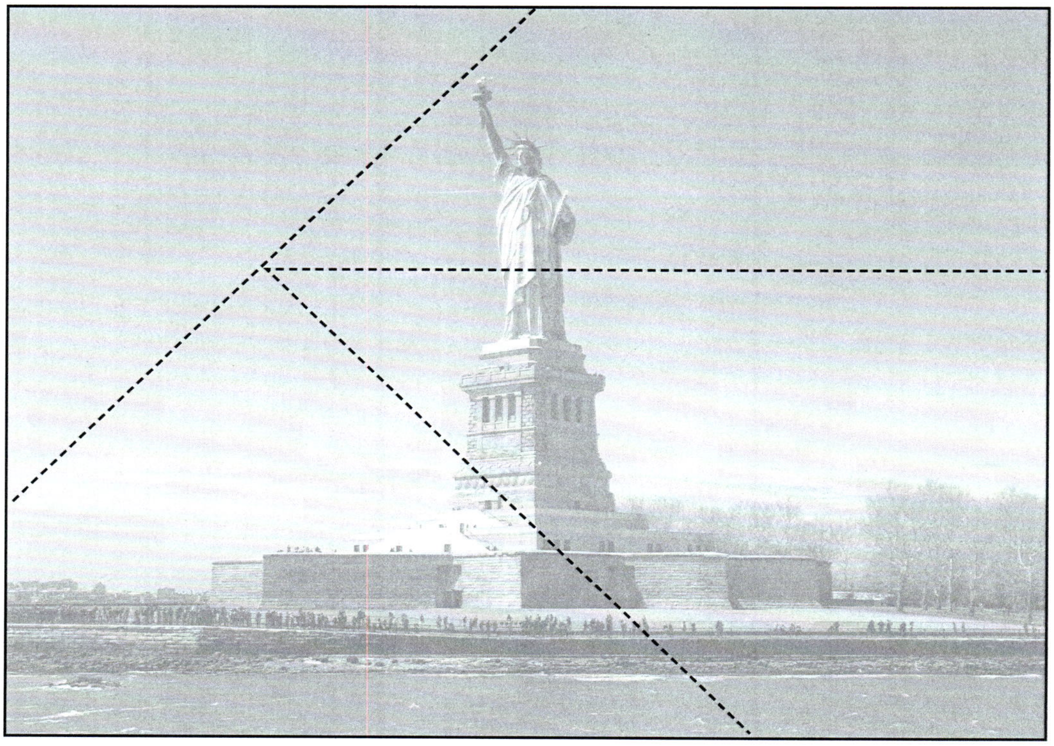

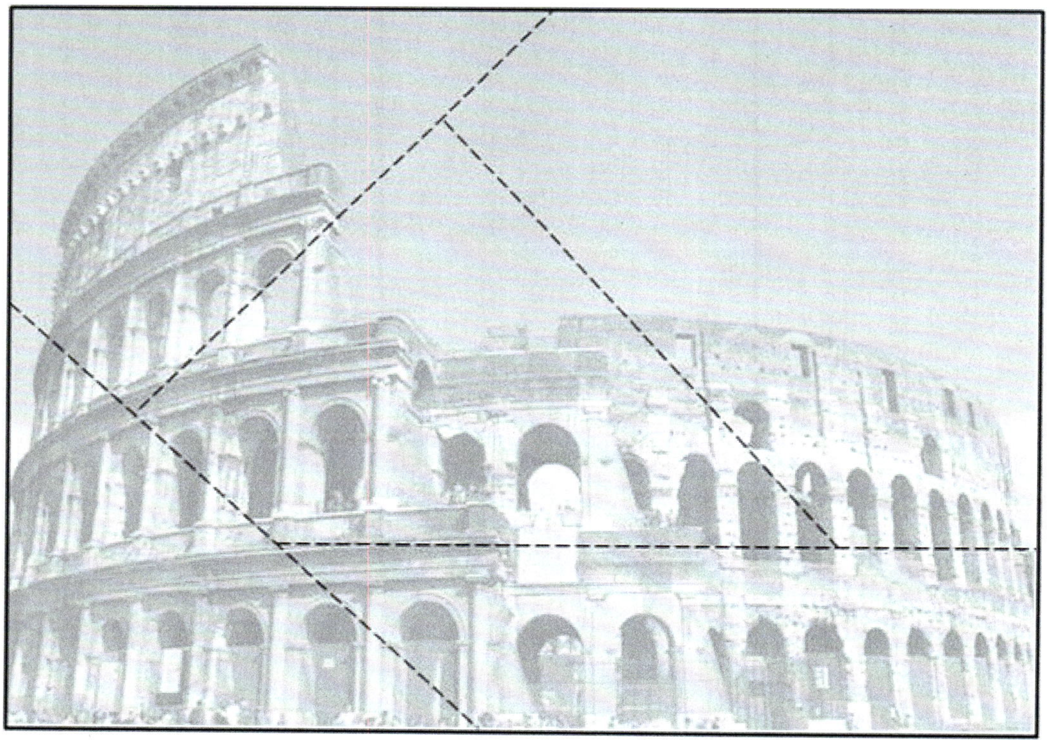

2) 배경 판 없이 퍼즐 맞추기

◆ 각각의 퍼즐 조각을 맞춘 후 사진별로 건축물의 이름을 말해보세요.

[부록 7] '퍼즐 조각' 활용 267쪽

답

콜로세움

자유의 여신상

에펠탑

피라미드

첨성대

오페라 하우스

만리장성

경복궁

3 빠진 부분 채우기

◆ 제시된 그림에서 빠진 부분을 찾아 오려서 붙여보고, 무엇이 빠졌는지 설명해 보세요.

[부록 8] '사물 일부' 활용 275쪽

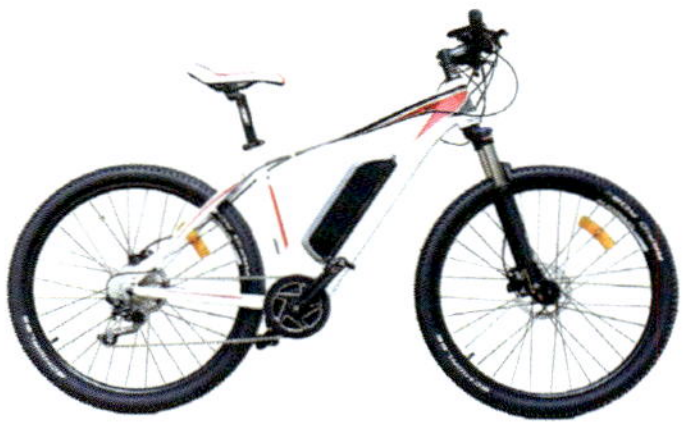	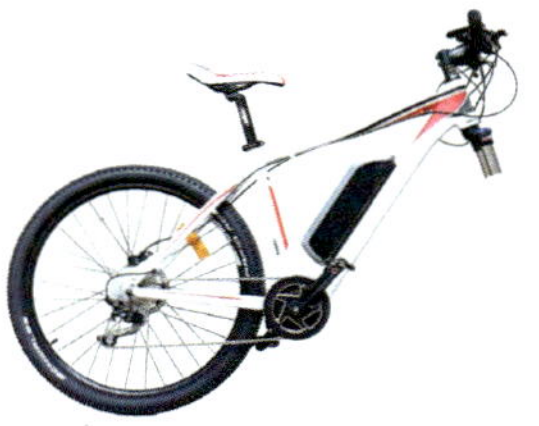
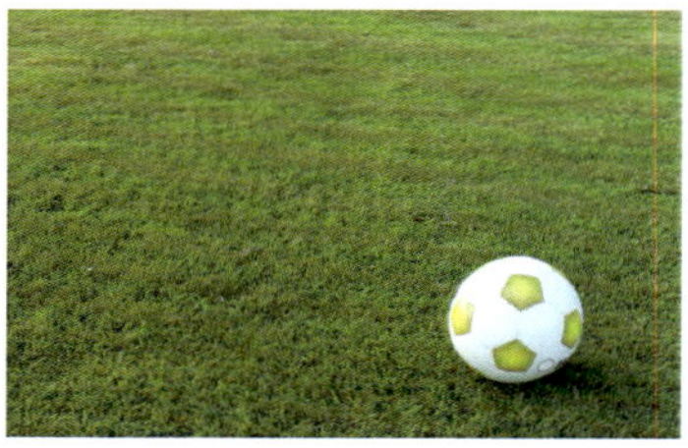	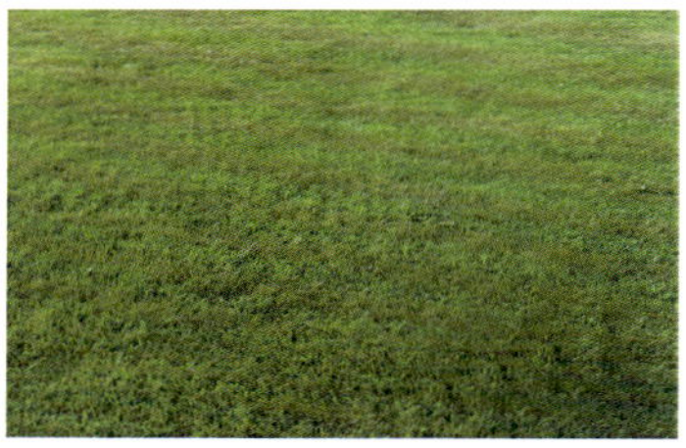
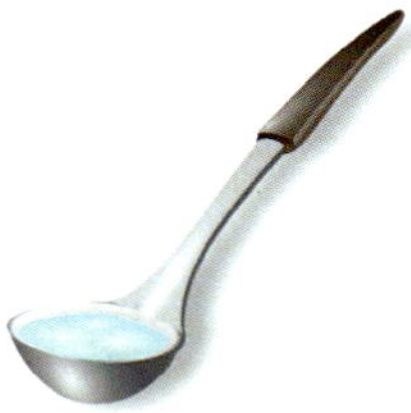	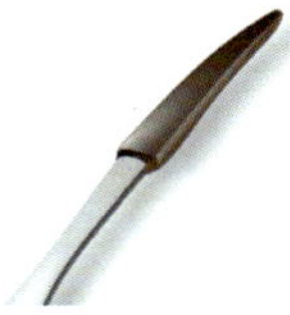
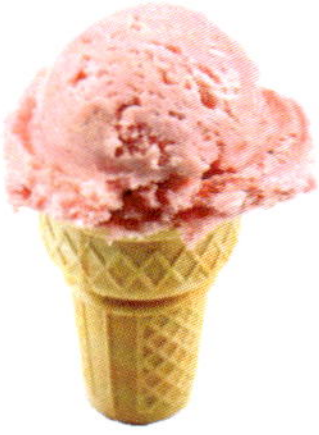	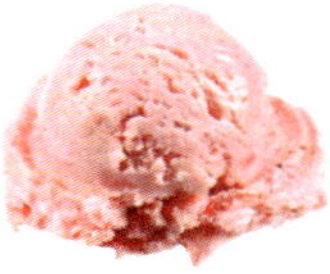

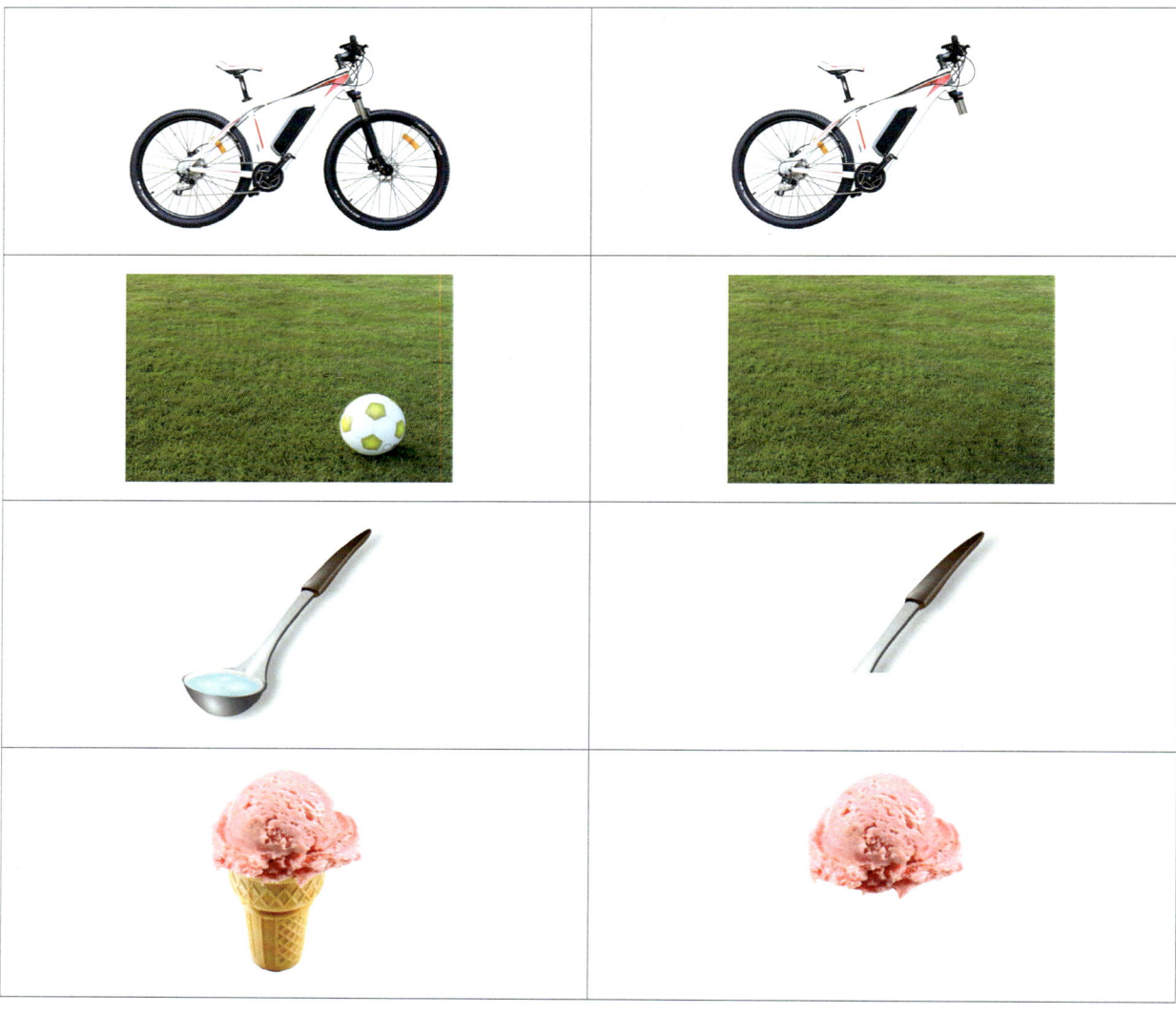

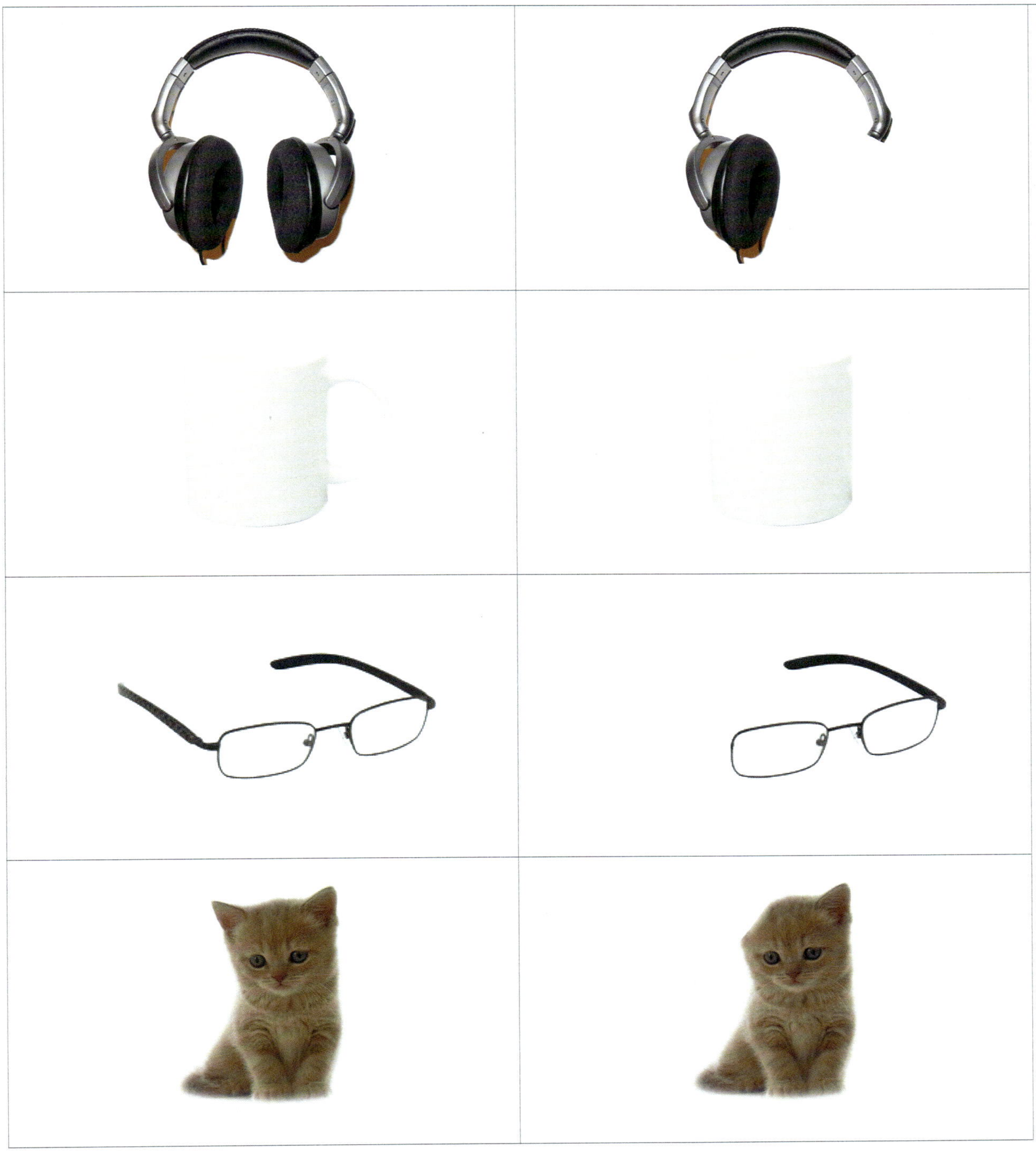

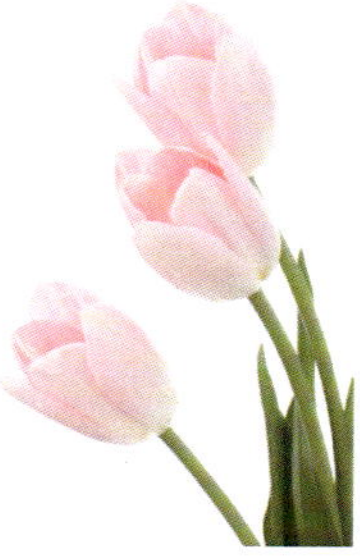
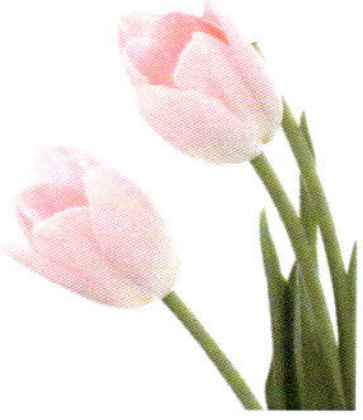
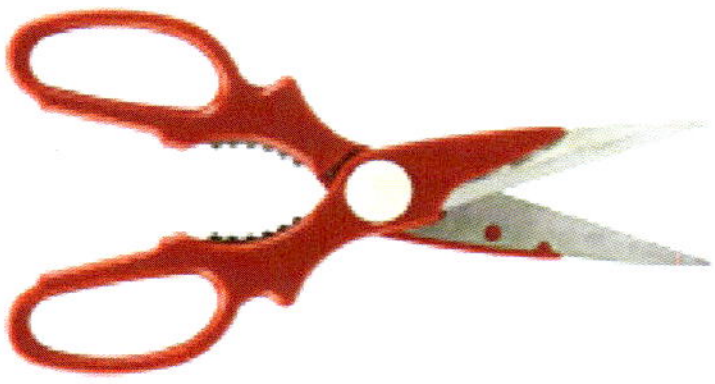
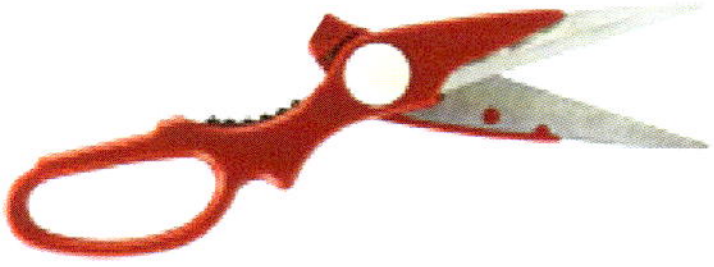
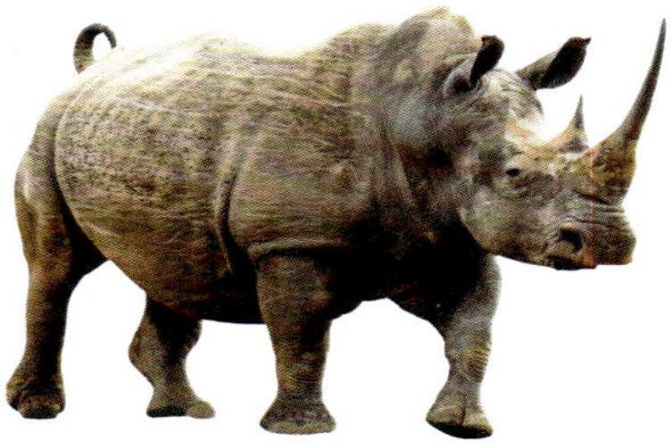
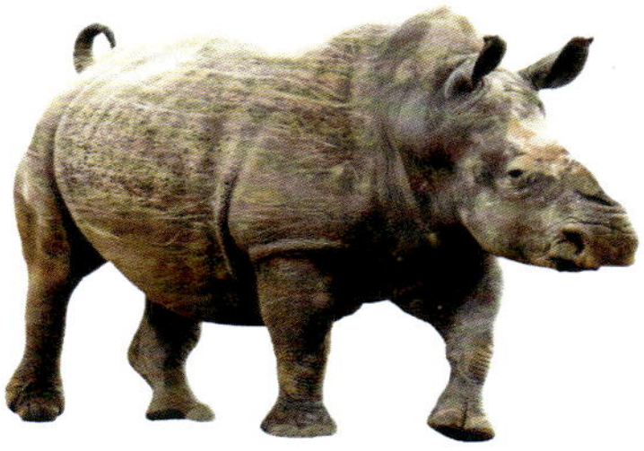
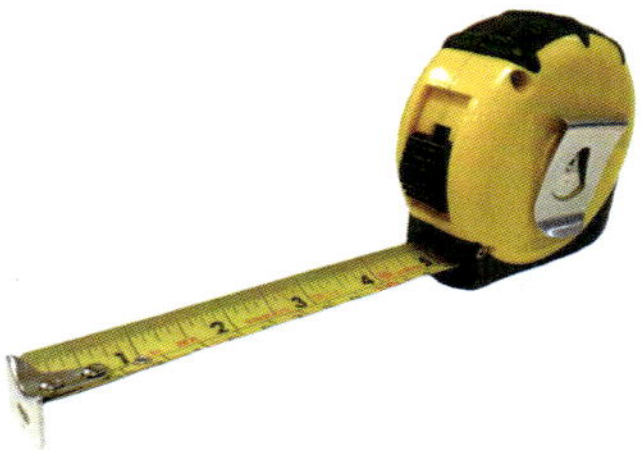
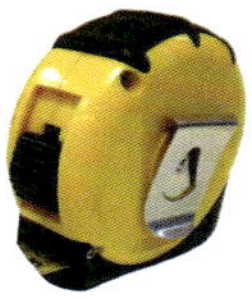

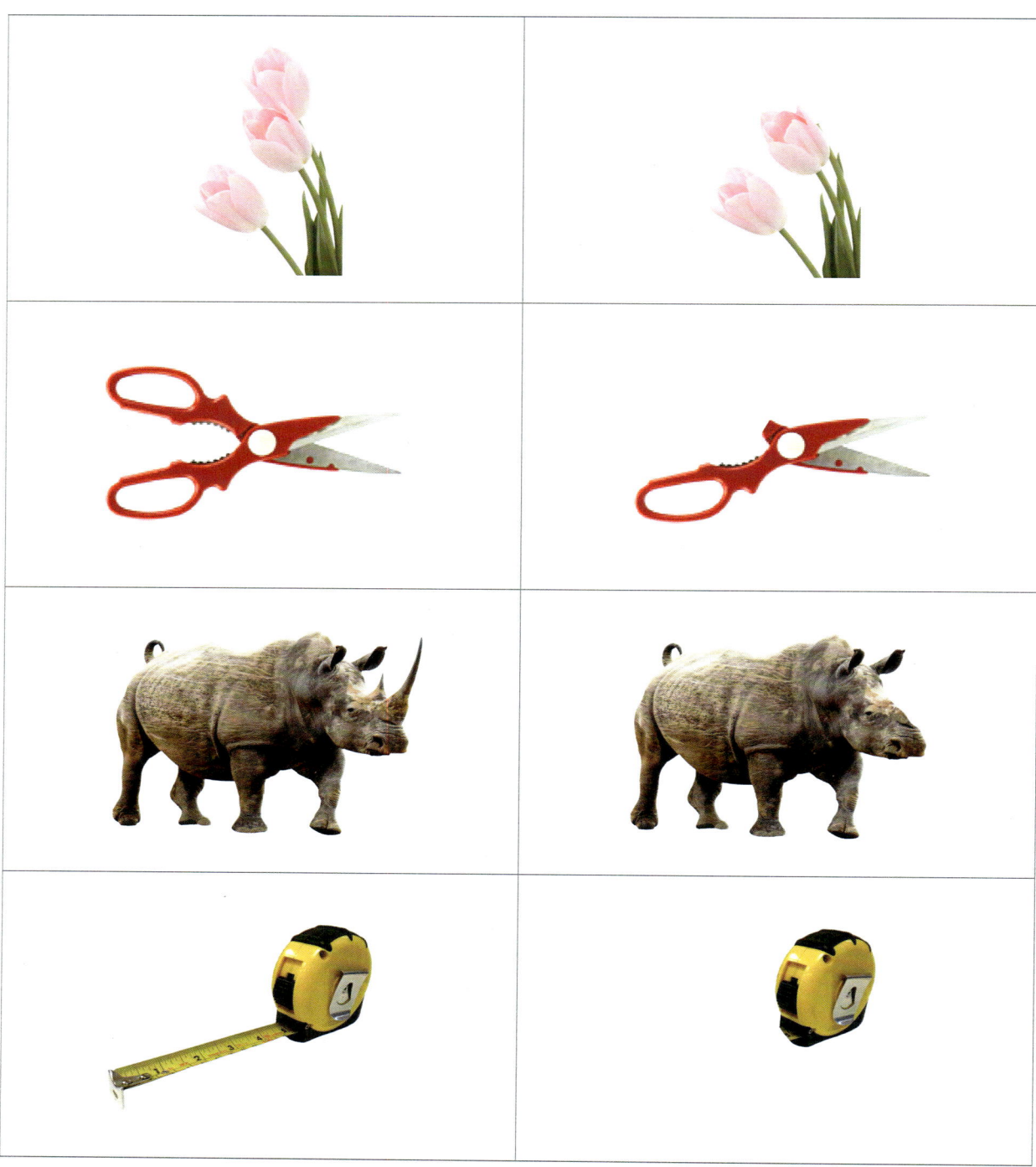

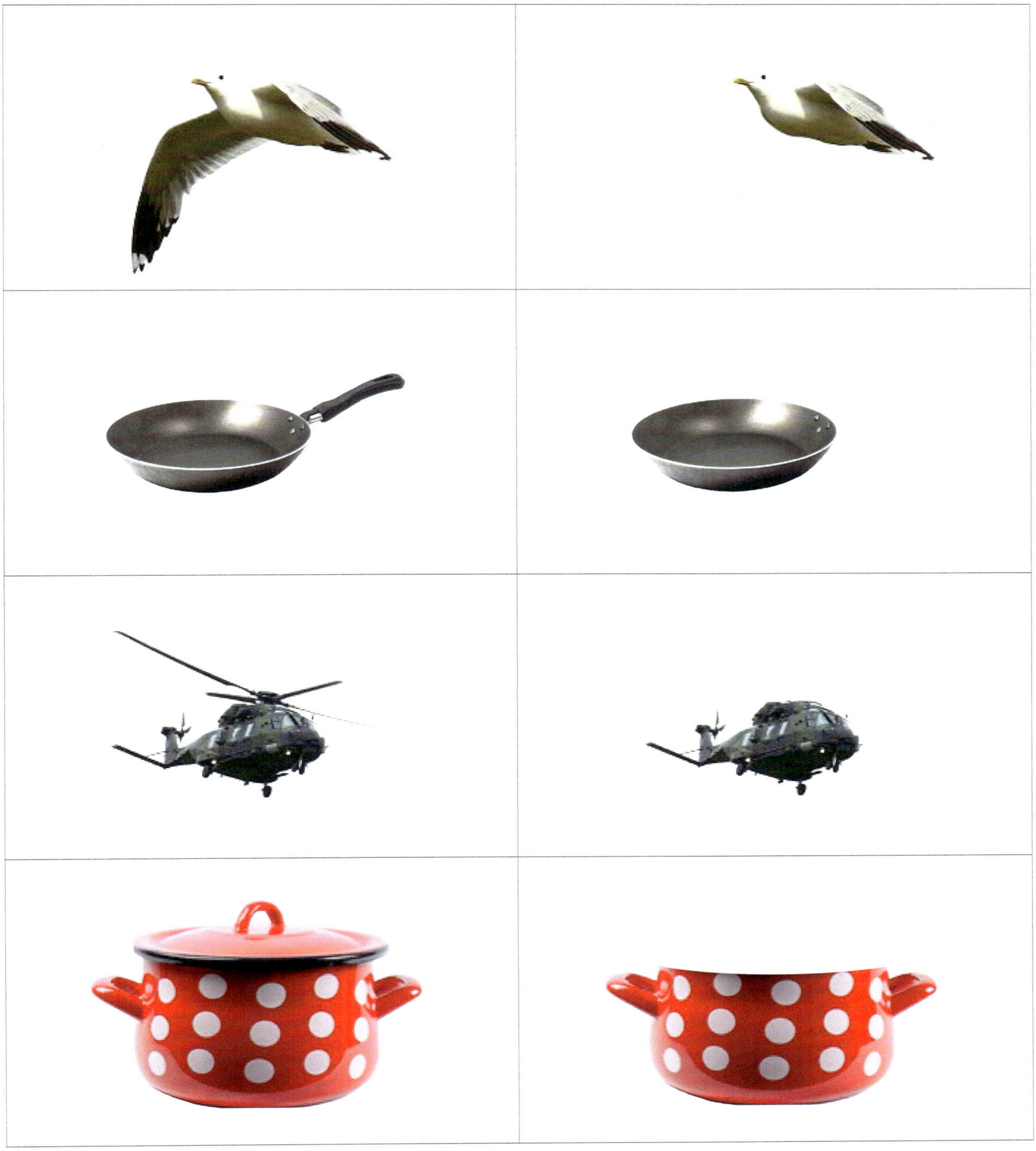

4 기호 이해

◆ 왼쪽에 있는 상징 기호와 오른쪽에 있는 기호의 뜻을 읽고, 각각 해당하는 것들끼리 선을 연결해 주세요. 그 다음 해당 상징 기호에 대한 설명을 해 보세요.

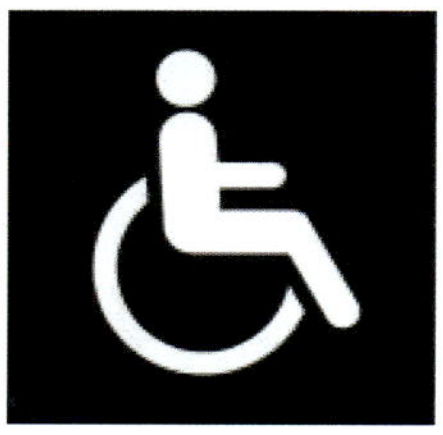

금연

정지

장애인 전용

비상구

자전거전용도로

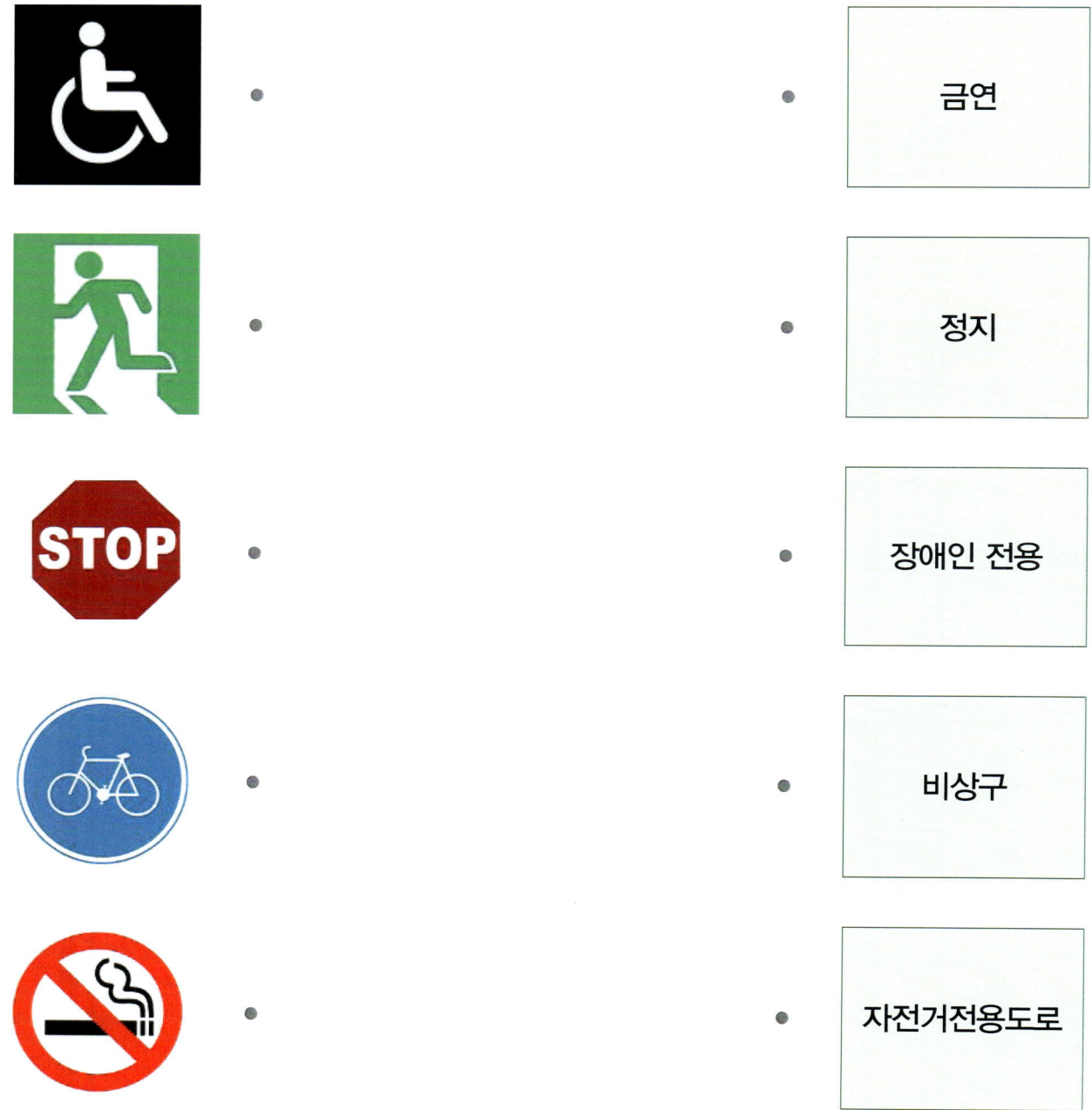

	기대지 마세요.
	미끄럼 주의
	낙석 주의
	도로공사 중
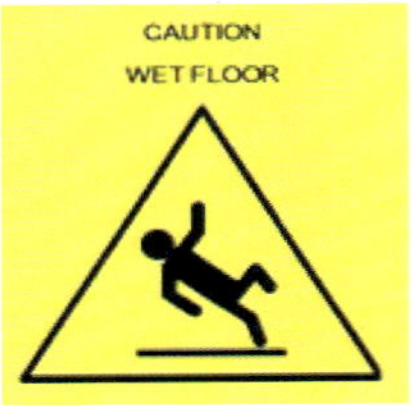	손대지 마세요.

5 선로 잇기

1) 선로 잇기

– 과제를 수행하는 데 걸리는 시간이 점점 줄어드는지 확인합니다.

① 숫자

◆ 다음에 제시된 숫자를 먼저 시작되는 것부터 순서대로 연결해 보세요.

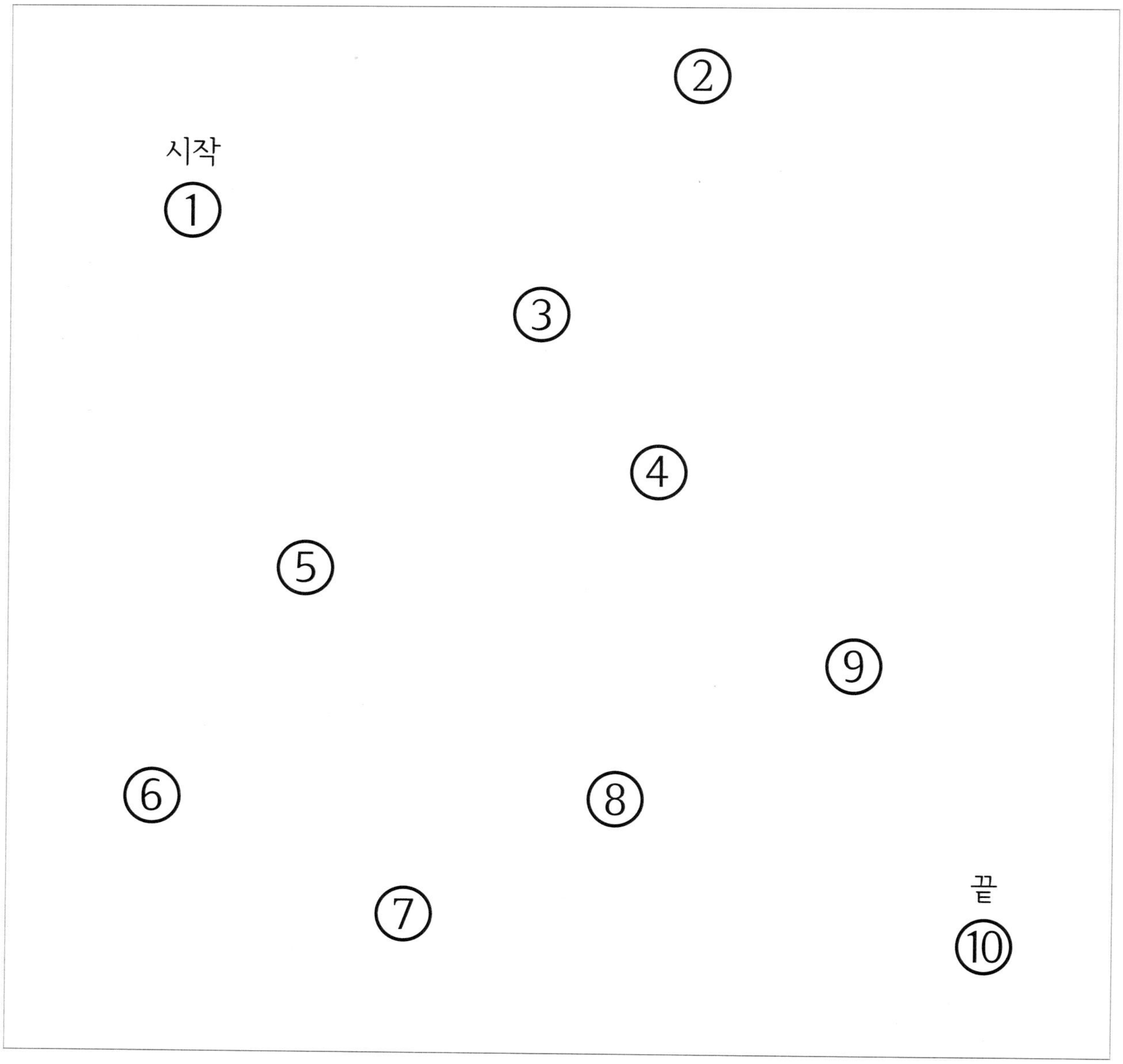

② **요일**

◆ 다음에 제시된 요일을 먼저 시작되는 것부터 순서대로 연결해 보세요.

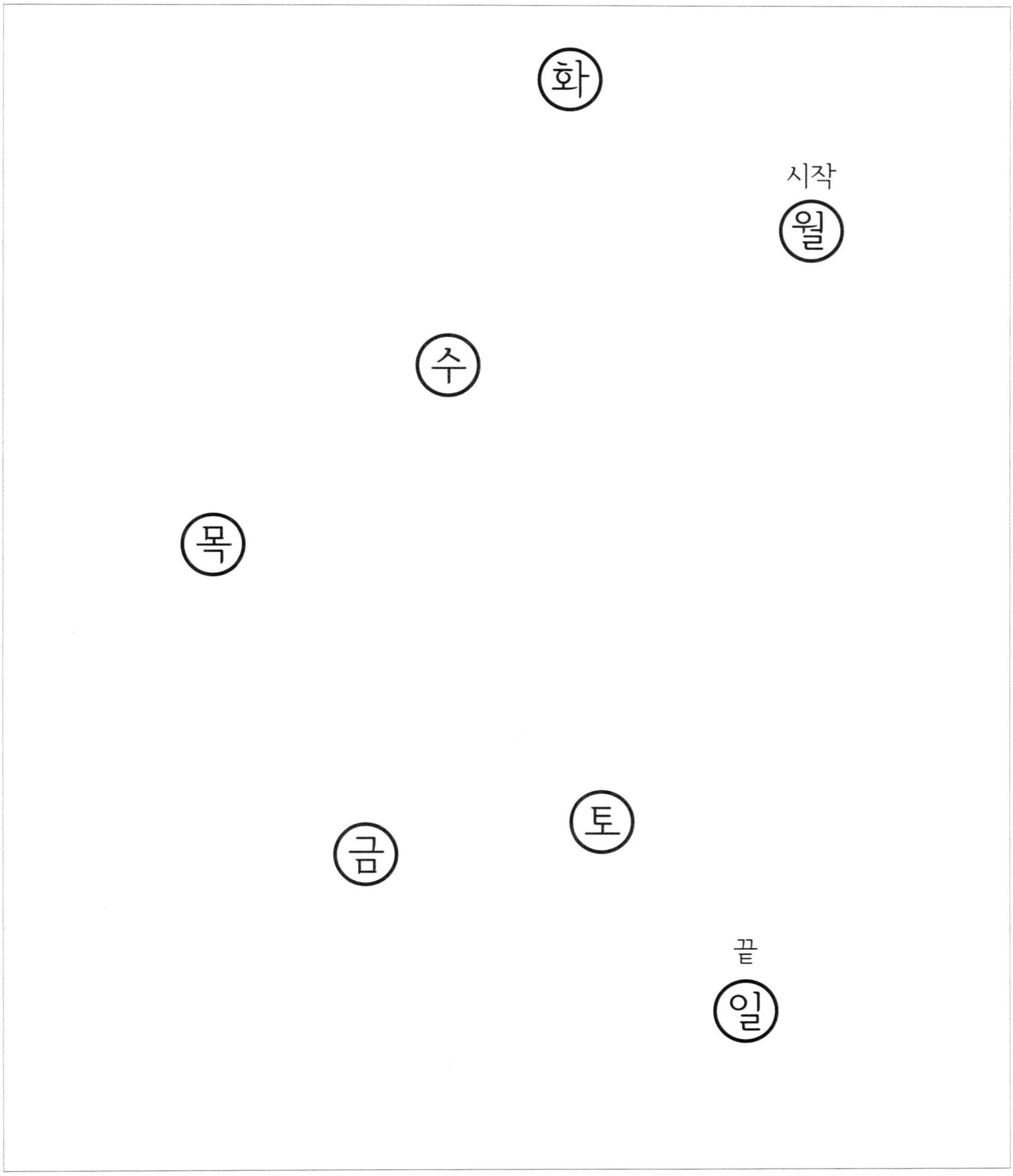

③ **무지개색**

◆ 다음에 제시된 무지개색을 먼저 시작되는 것부터 순서대로 연결해 보세요.

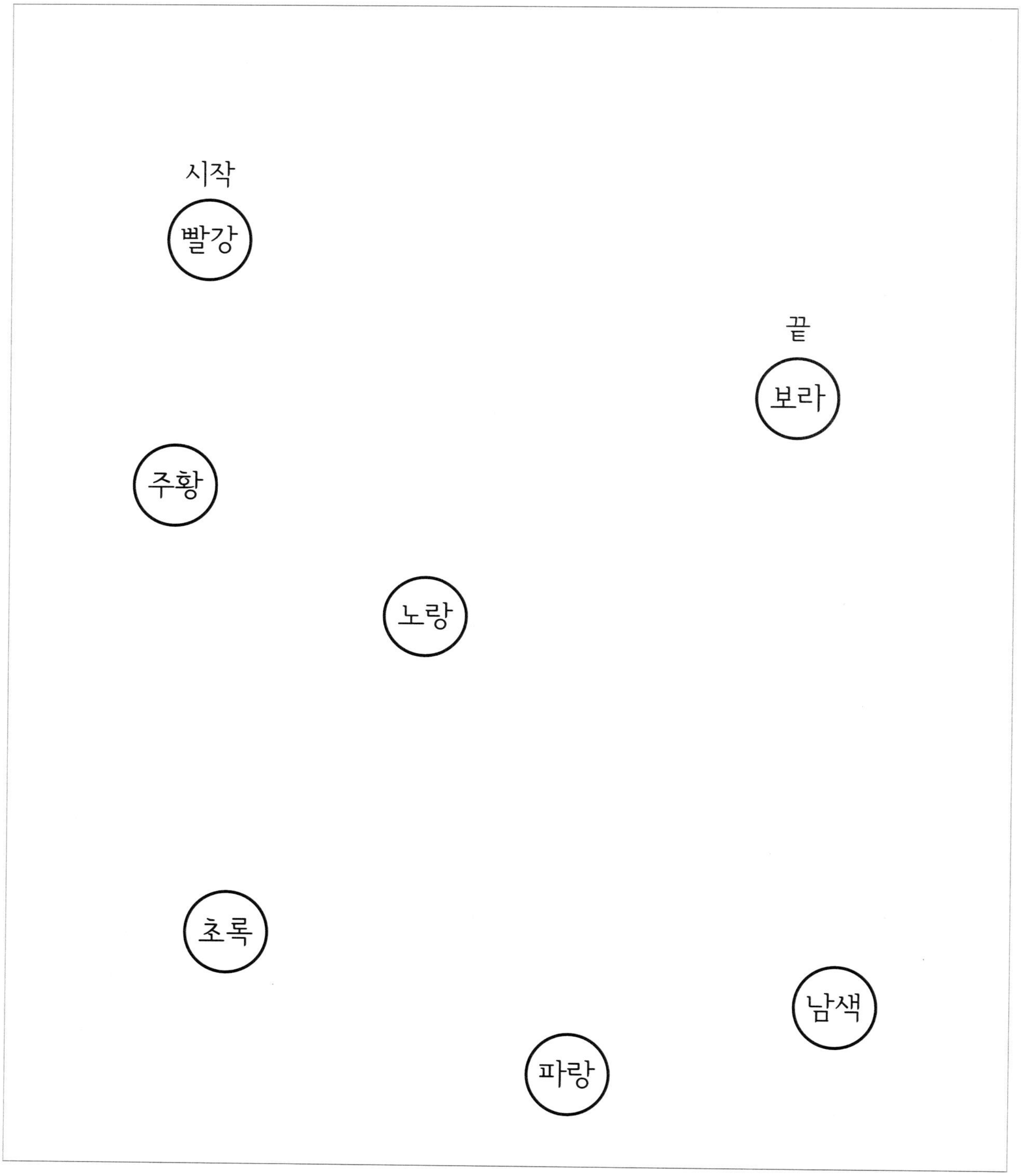

④ **한글(가나다라)**

◆ 다음에 제시된 한글을 순서대로 연결해 보세요.

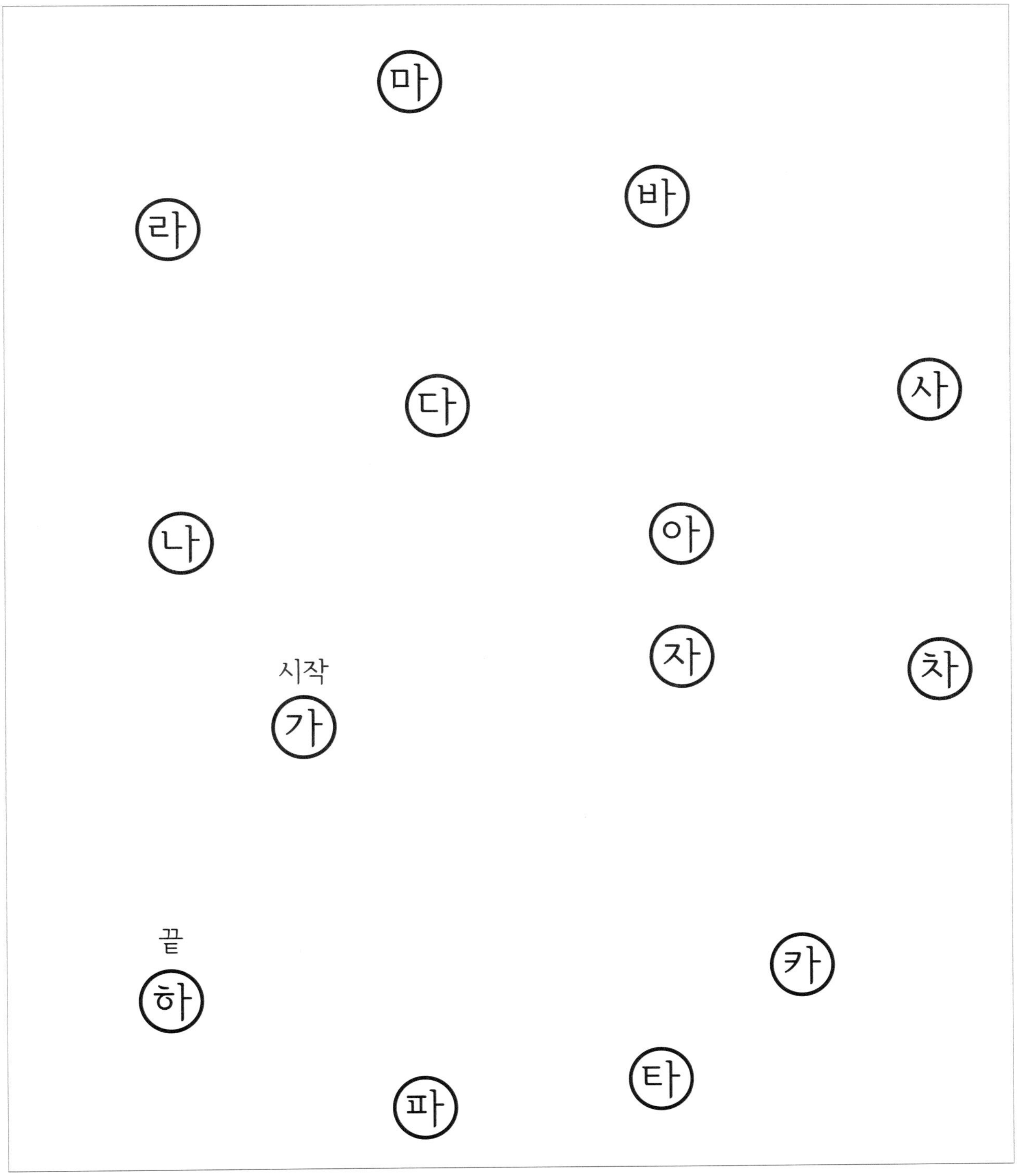

2) 교차하여 선로 잇기

① 숫자/무지개색

◆ 다음과 같이 제시된 자극을 먼저 시작되는 것부터 숫자와 무지개색을 번갈아 가면서 순서대로 연결해 보세요.

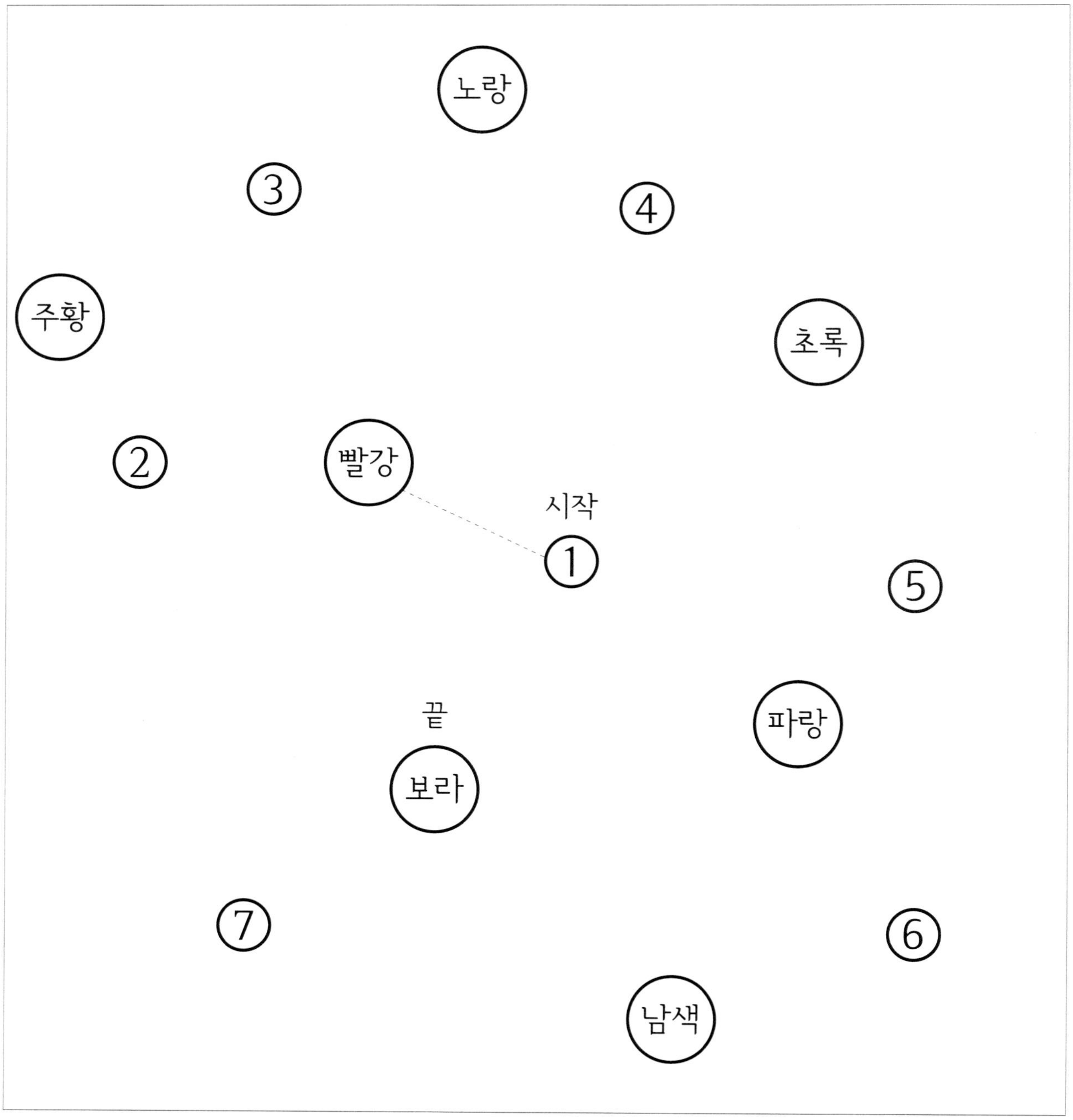

② 요일/숫자

◆ 다음과 같이 제시된 자극을 먼저 시작되는 것부터 요일과 숫자를 번갈아가면서 순서대로 연결해 보세요.

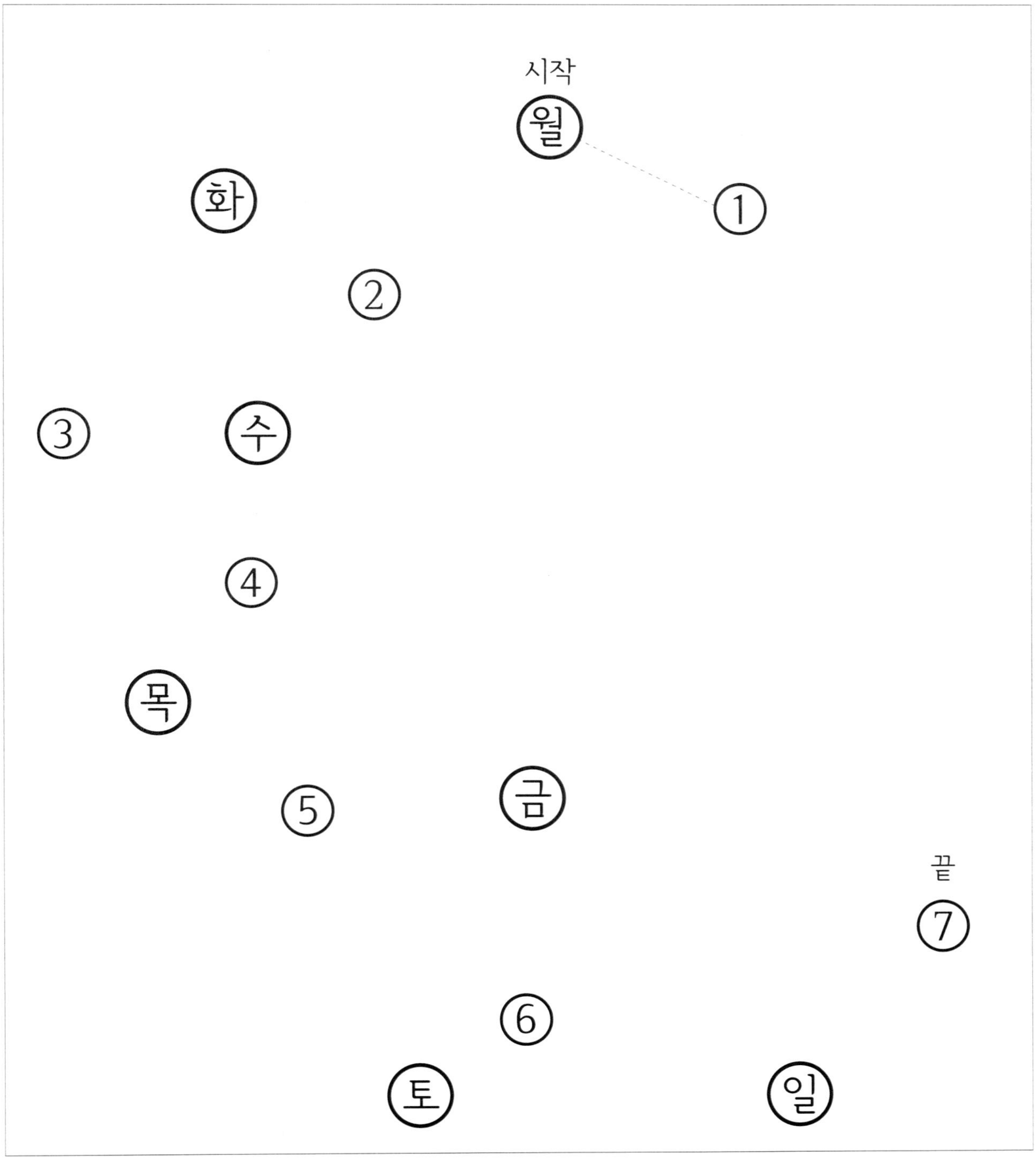

③ **숫자/한글(가나다라)**

◆ 다음과 같이 제시된 자극을 먼저 시작되는 것부터 숫자와 한글을 번갈아가면서 순서대로 연결해 보세요.

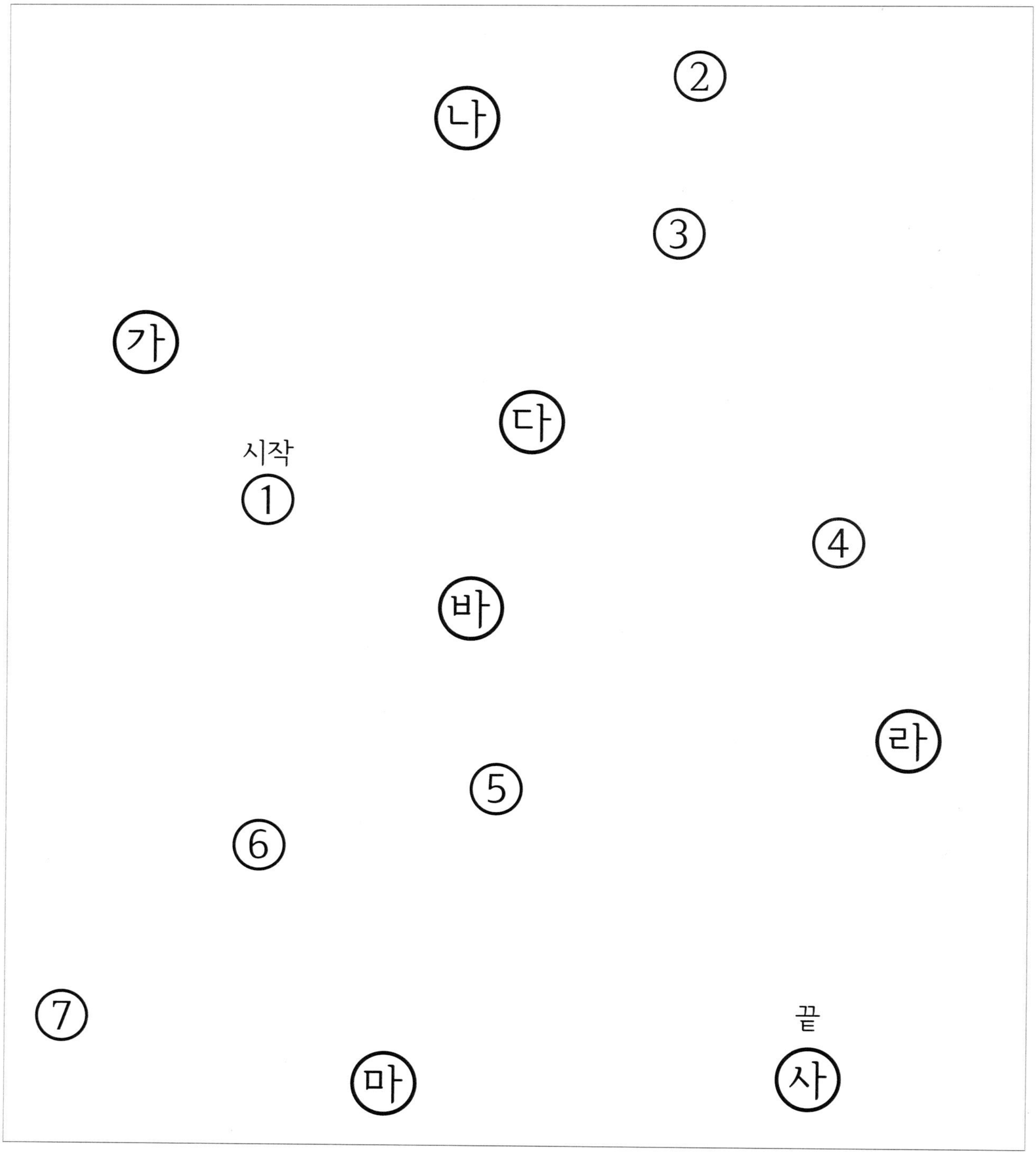

1. 사물과 기능
2. 범주화하기
3. 전체와 일부
4. 유의어/반의어 인식
5. 벤다이어그램
6. 실물 짝 맞추기
7. 관련 있는 단어끼리 짝짓기
8. 연관 낱말 연상하기

Ⅳ

연상능력

Ⅳ. 연상능력

연상능력이란 하나의 관념이 다른 관념을 불러일으키는 것을 말하며 개념, 사건, 단어에 대한 지식은 모두 연관되어 있기 때문에 특정 단어와 관련된 다른 단어나 생각을 떠올리거나 문제 해결을 위해 필요한 사물을 생각해내거나 사건의 전개를 순서화시키는 데에 필수적인 능력이다. 연상은 정보의 재인을 활성화하므로 인지능력의 향상을 도와주는데, 연상에 어려움이 생기면 연관 사물의 범주화, 문제해결력, 사건의 전개, 단어 간의 관련성 파악이나 어휘 인출, 유의어 · 반의어 산출 등에서 어려움을 보이게 된다.

본 장에서는 상위 범주어와 하위 범주어와의 관계, 유의어 · 반의어, 단어 간의 관련성 등 다양한 과제를 통해 '연상'을 훈련하고자 한다. 언어재활사는 주어진 자극어를 시작으로 그와 관련된 것들을 차례로 떠올릴 수 있도록 지도해야 한다.

활동의 한 예로, 목표어(target words)를 유도하기 위해 다음과 같은 방법을 사용해 볼 수 있다. 대상자가 적절한 답을 선택할 수 있도록 목표어에 대한 의미적 정보나 음절 단서를 간단명료하게 말해 주는 것이 좋다.

재활사: 지퍼는 무엇의 일부죠?
대상자: 지퍼…. 이런 데도 있고, 잠글 때….
재활사: 맞아요. 지퍼는 쭉 하고 여닫을 때 쓰는 거죠. 점퍼에도 있고, 이불이나 베개에도 달려 있고, (다소 과장되게) 치마나________에도 달려 있어요. 무엇이 정답일지 이 중에서 다시 골라 보시겠어요?"
대상자: 의자에는 없고, 종이에도 없으니, 바지에 있겠네요.

활동의 상당수는 구어로 산출하지만 필요에 따라 본인이 말한 것을 글로 적어보게 하는 것도 도움이 된다. 또한 단서로 활용할 만한 것을 지시사항과 함께 제공하여 점화(priming) 단서로 사용하거나, 청각과 시각 양식을 포함한 다중양식적 자극을 제공하여 대상자들의 좀 더 활발한 반응을 유도할 수 있다.

연상 과제는 전두엽 활성화를 통해 다중 선택(multiple choice)이 더욱 활발해지도록 돕는 것이므로 100% 정해진 한 가지 답이 있는 것은 아니다. 적절한 여러 가지 단어들이 목표어가 될 수 있다. 문맥에 맞는 반응이라면 어떤 것이든 허용 가능하며, 언어재활사는 대상자의 단어 인출 노력, 적절한 단어 선택 등에 대해 민감하게 반응할 필요가 있다.

1 사물과 기능

◆ 왼쪽에는 사물의 기능에 대한 설명이 있고, 오른쪽에는 사진이 있습니다. 왼쪽 설명에 해당하는 것을 오른쪽 사진에서 찾아 연결해 보세요.

커피를 마실 때	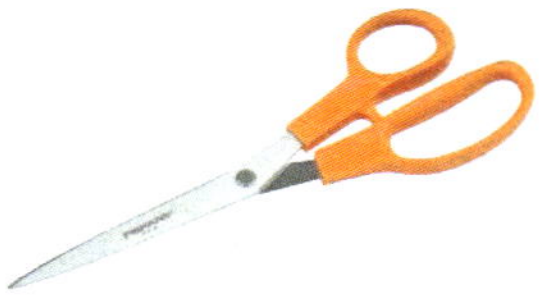
종이를 자를 때	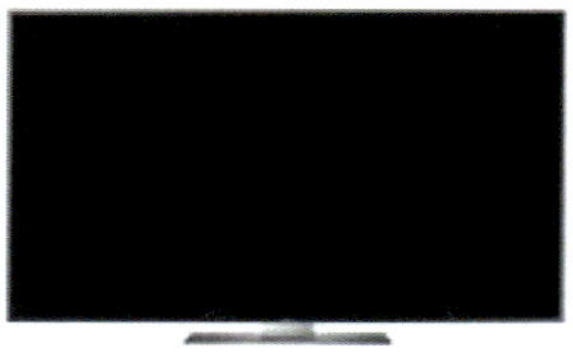
요리를 할 때	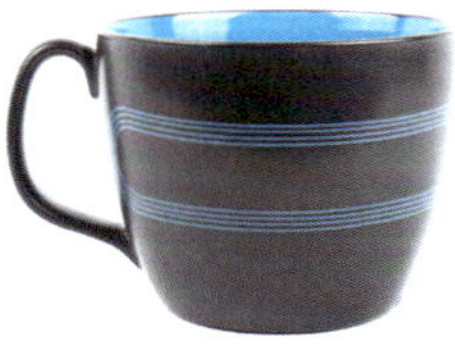
드라마를 볼 때	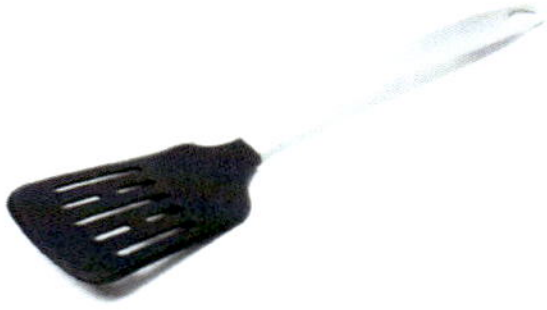
먼 거리를 이동할 때	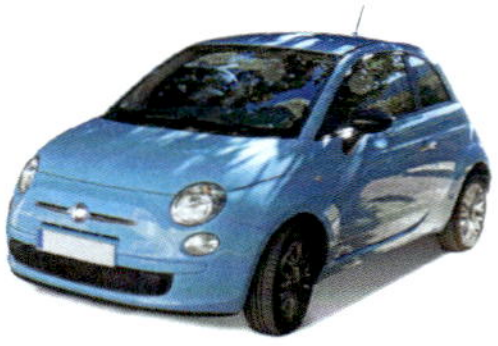

통화를 할 때

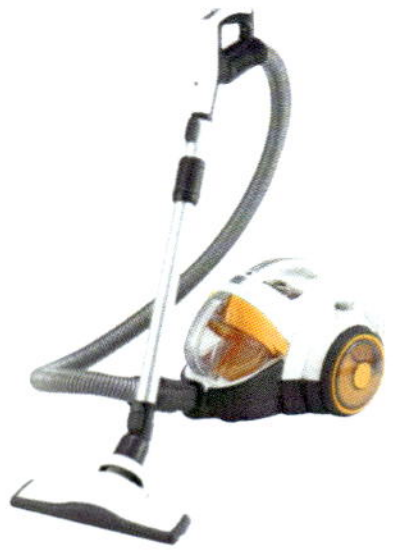

청소를 할 때

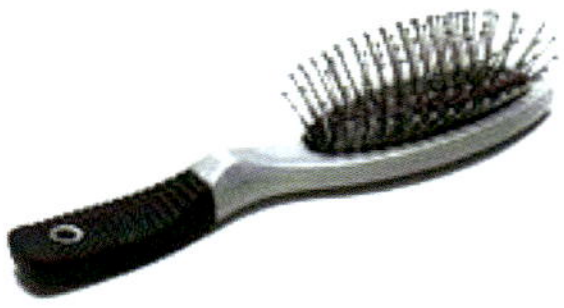

잠을 잘 때

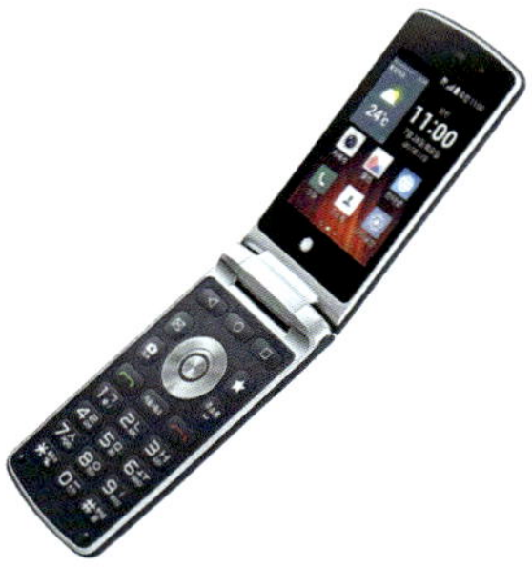

머리를 빗을 때

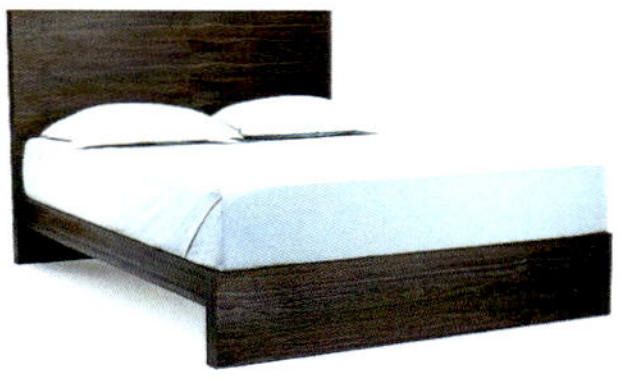

메모를 할 때

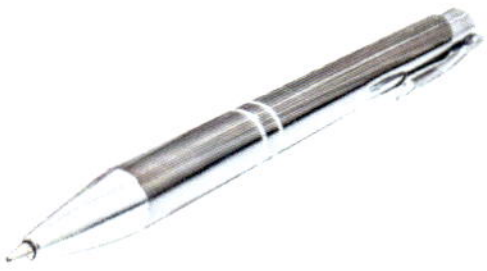

음식을 썰 때	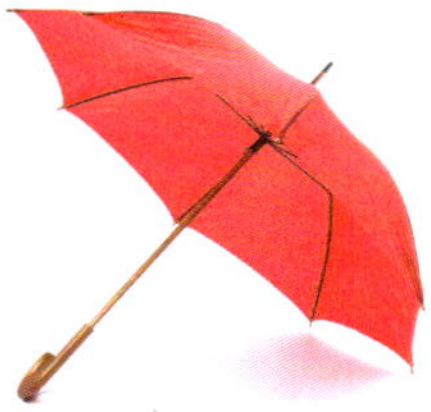
소지품을 보관할 때	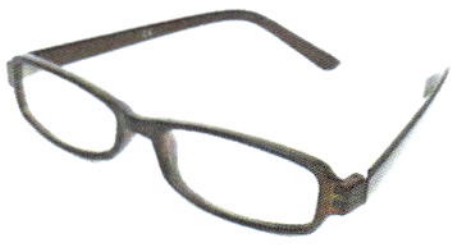
비가 올 때	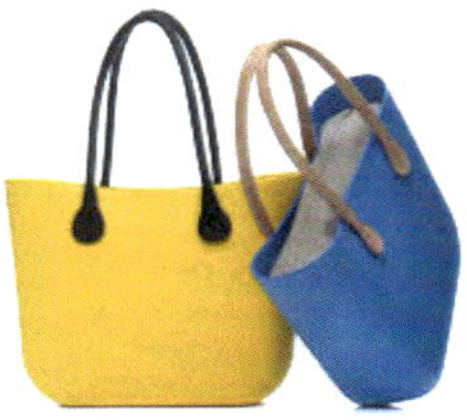
잘 안 보일 때	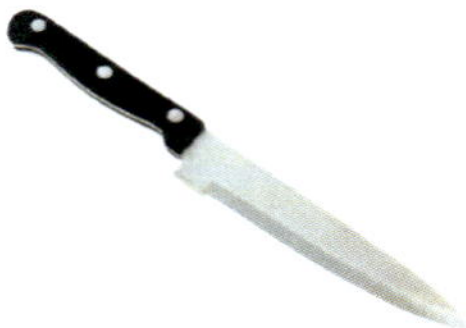
더울 때	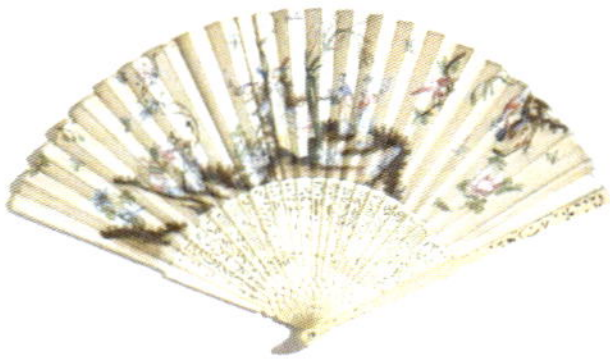

세수를 할 때

물기를 닦을 때

밥을 먹을 때

설거지를 할 때

양치를 할 때

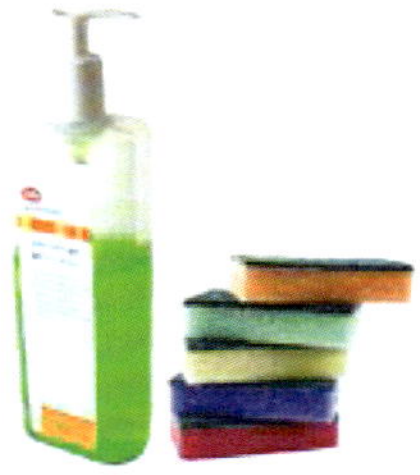

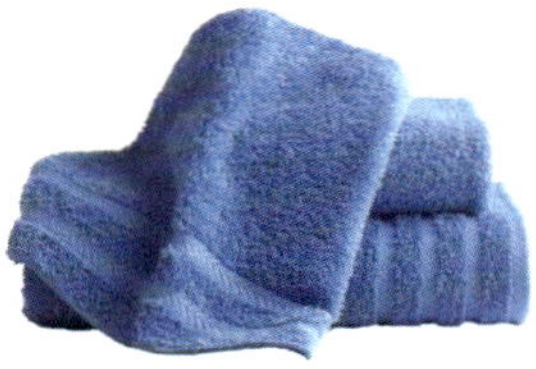

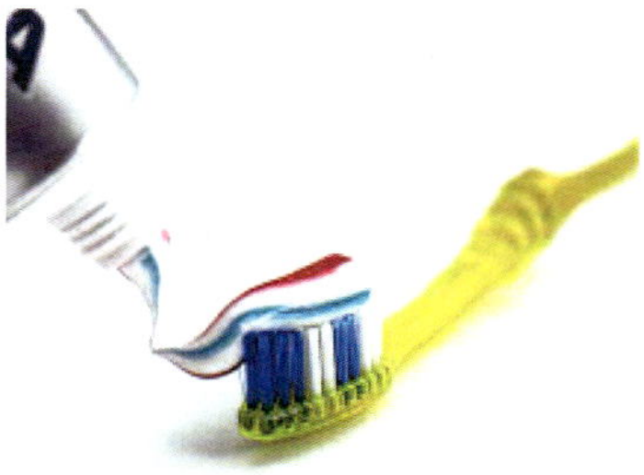

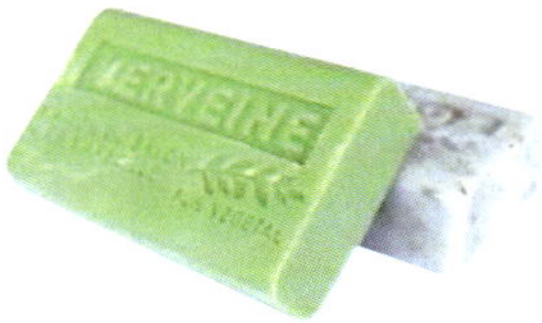

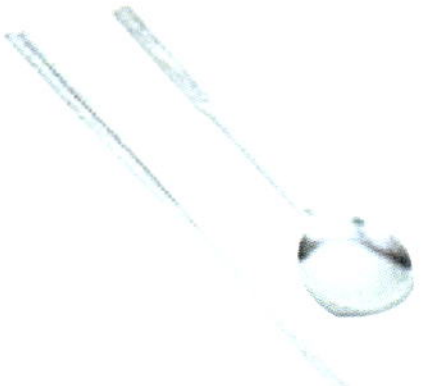

2 범주화하기

1) 범주에 속하지 않는 사물 식별하기

◆ 각 상자 안에서 다른 종류에 속하는 사물 한 가지를 골라 보세요.

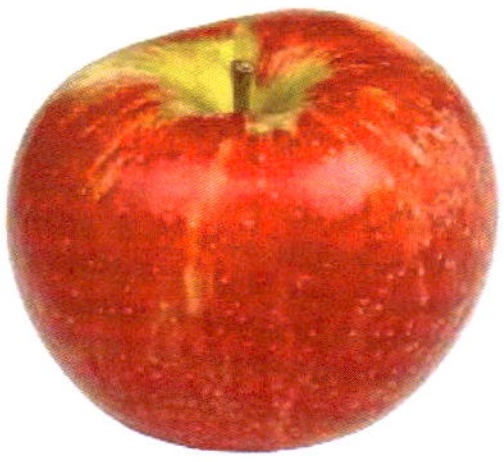
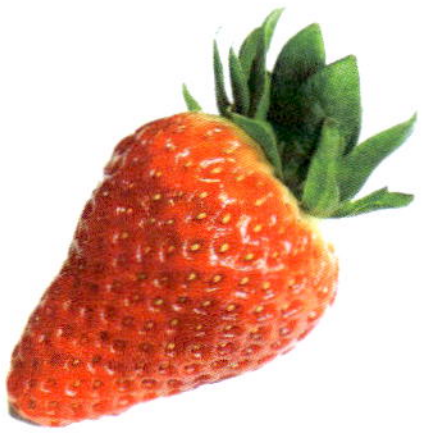
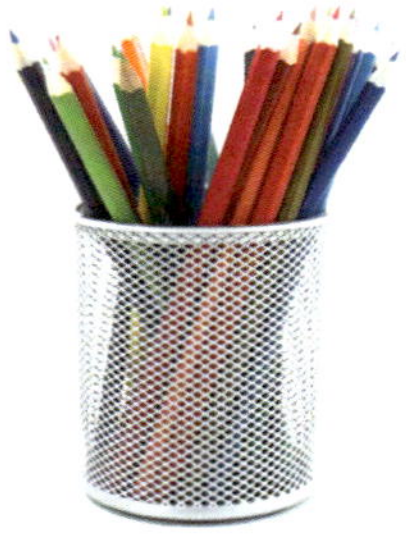

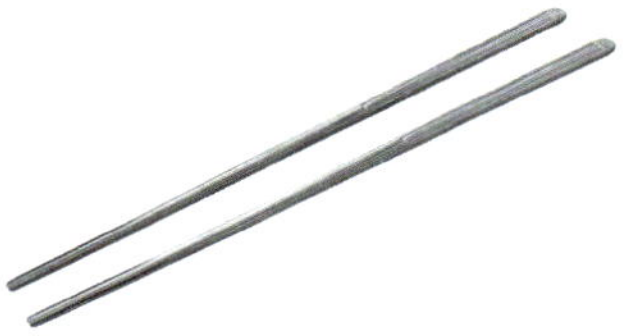
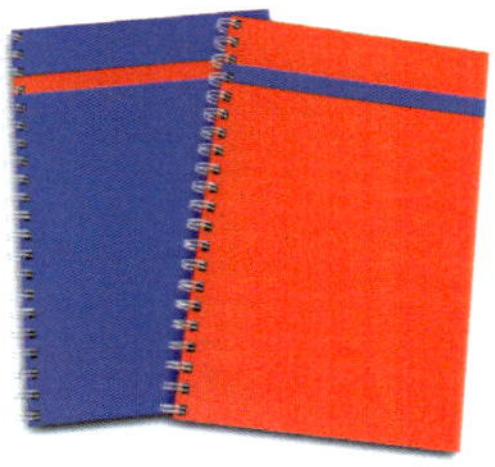
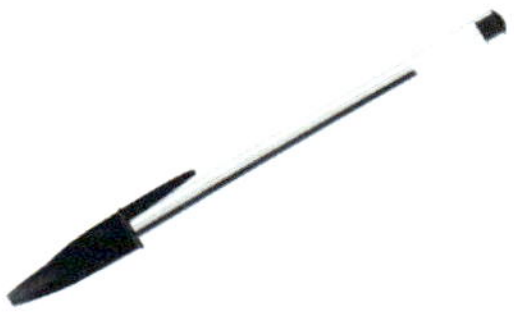

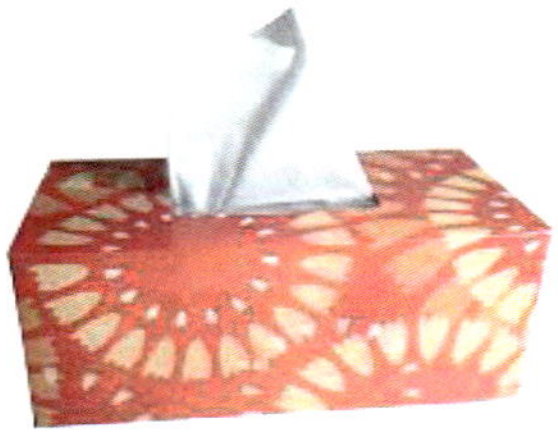
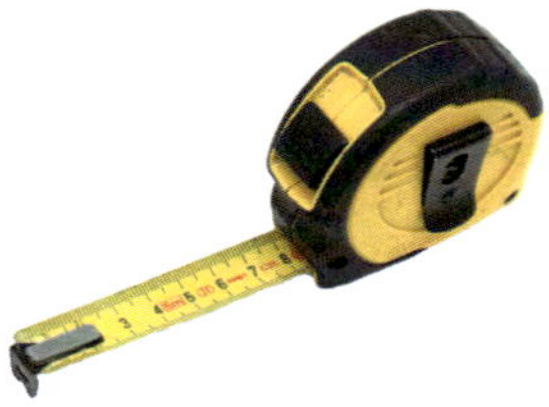
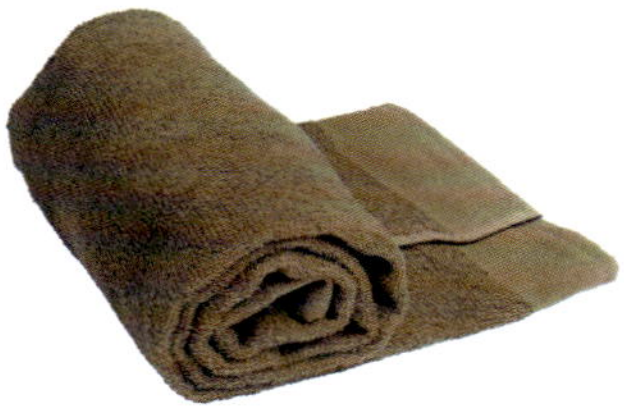

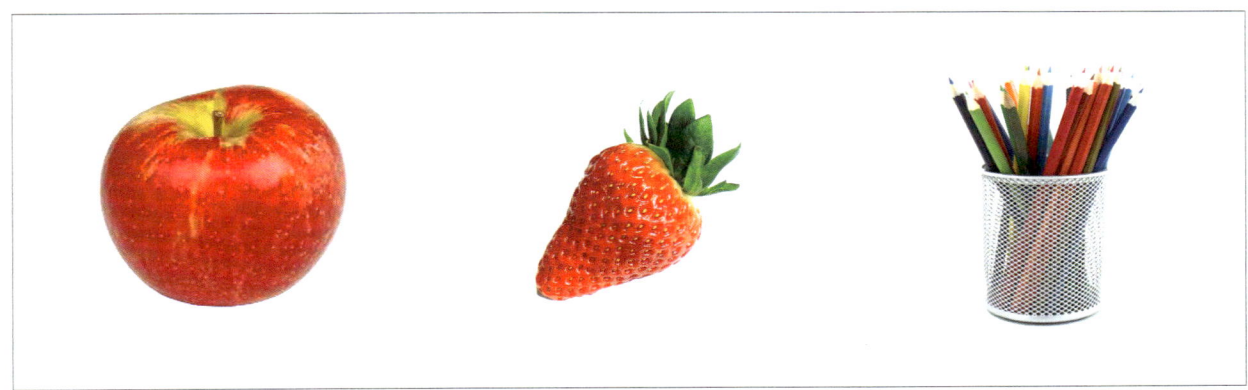

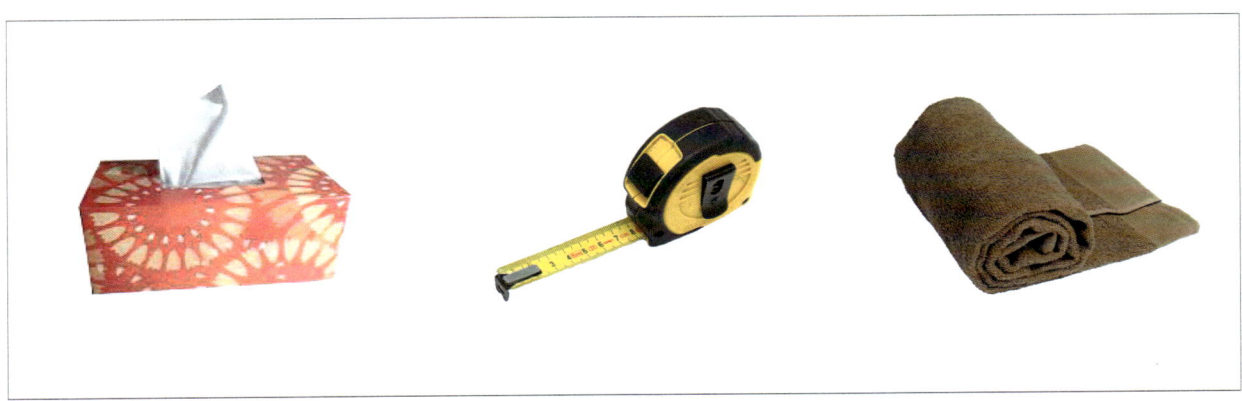

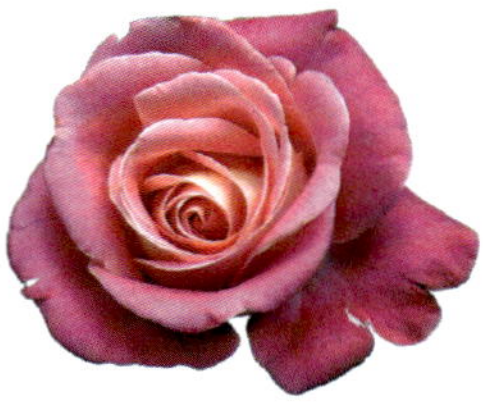
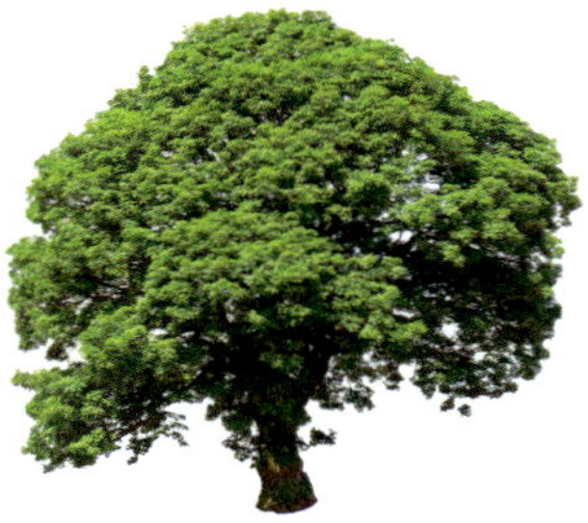
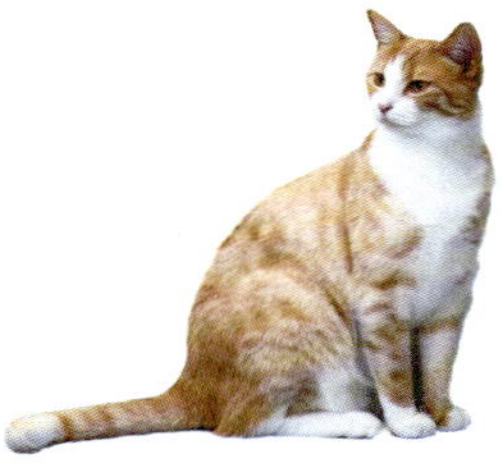
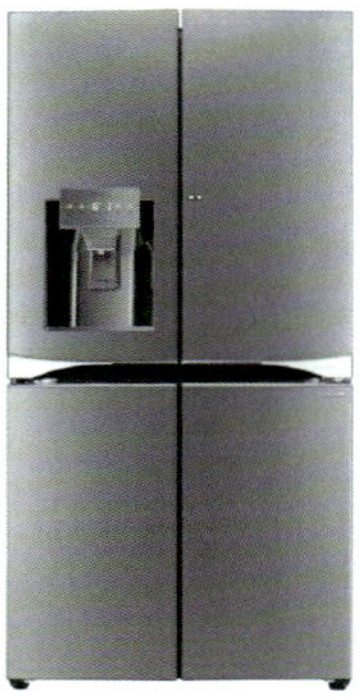
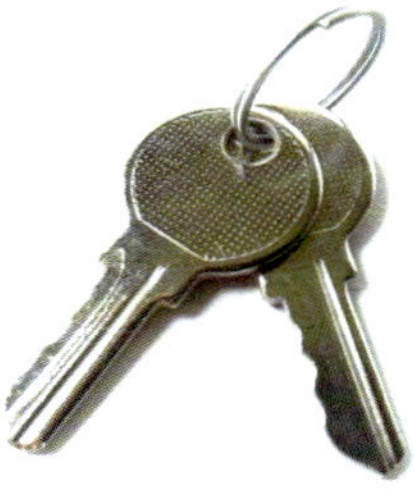
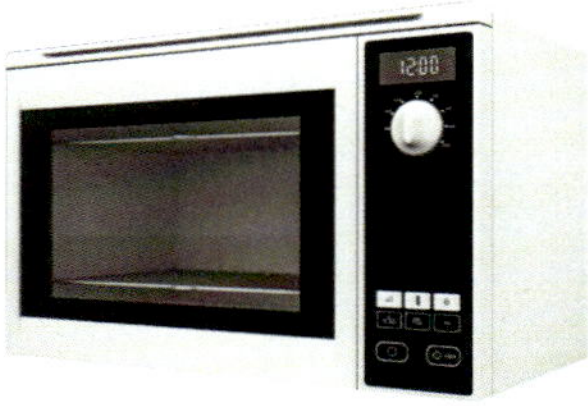
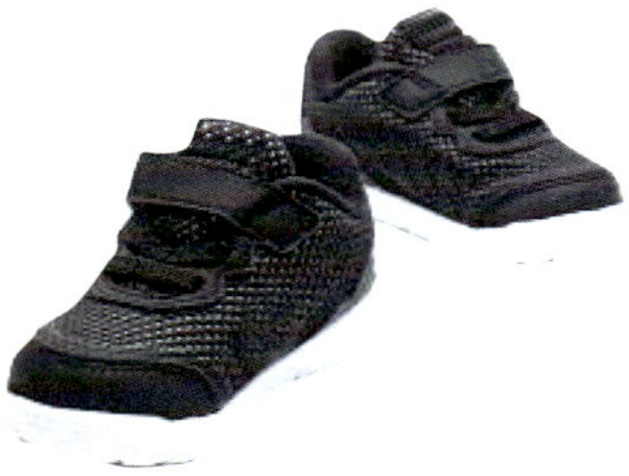
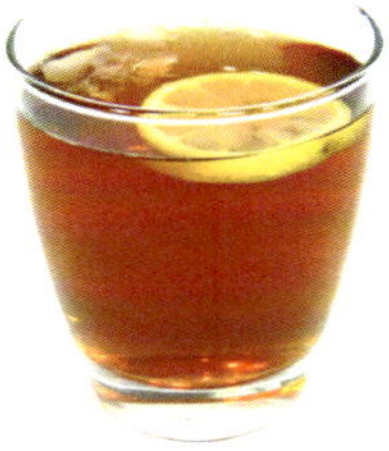
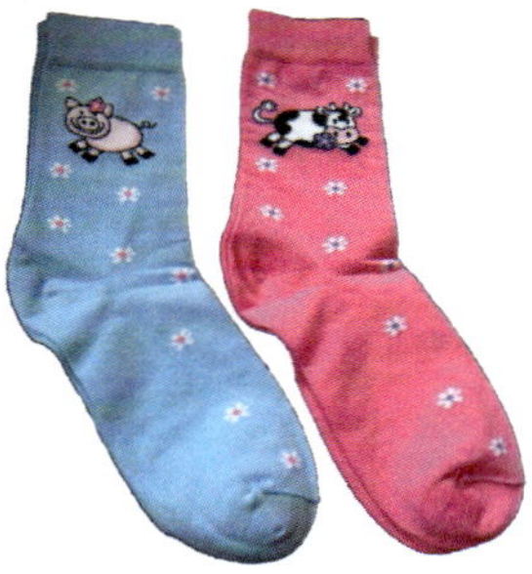

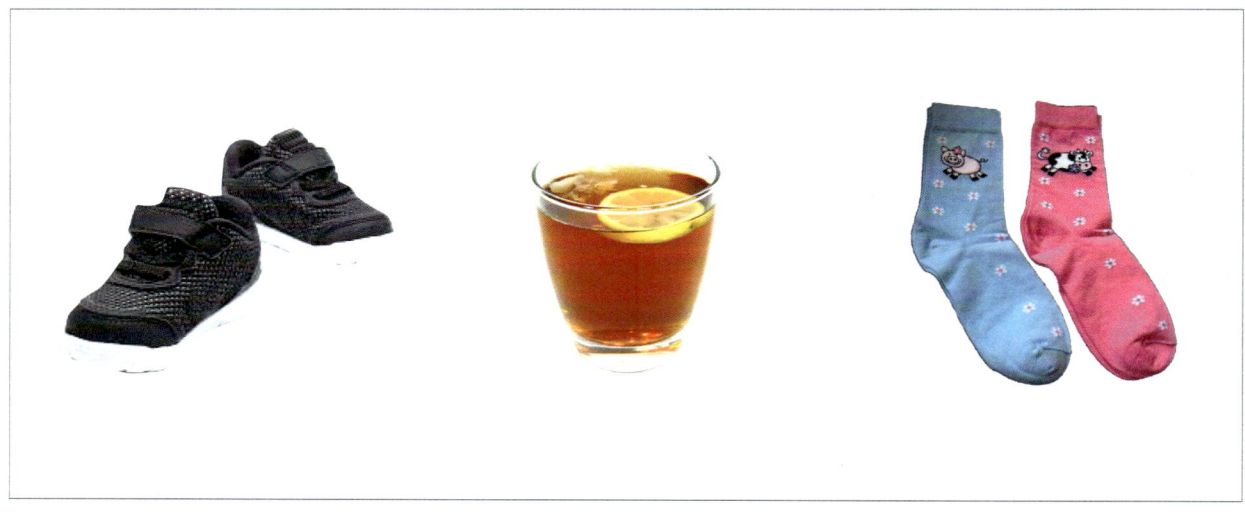

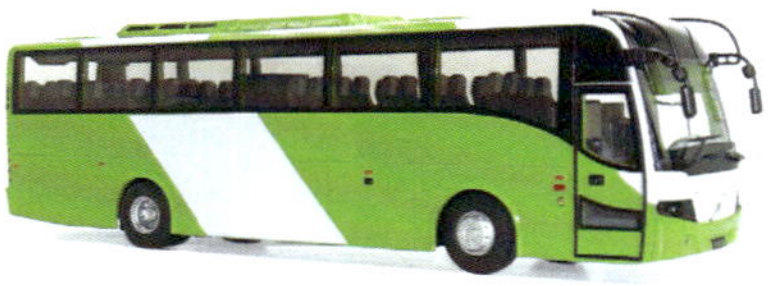
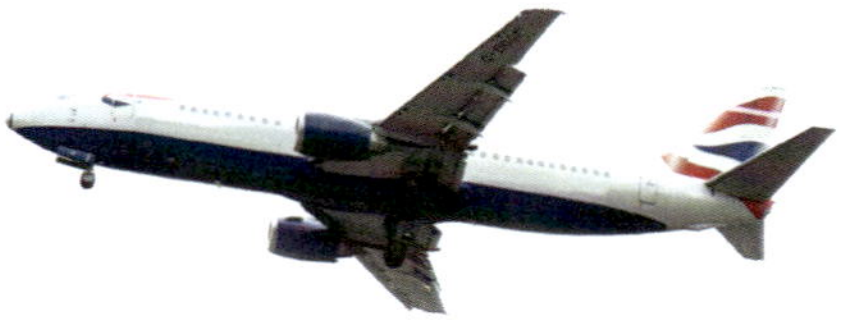
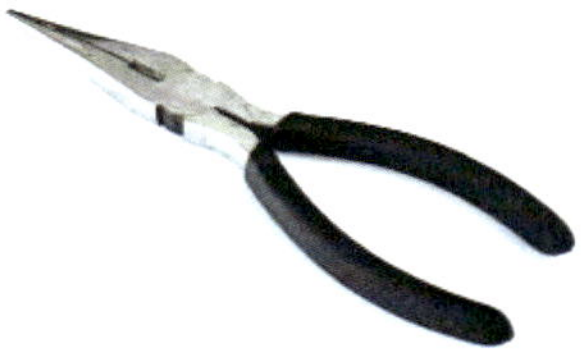 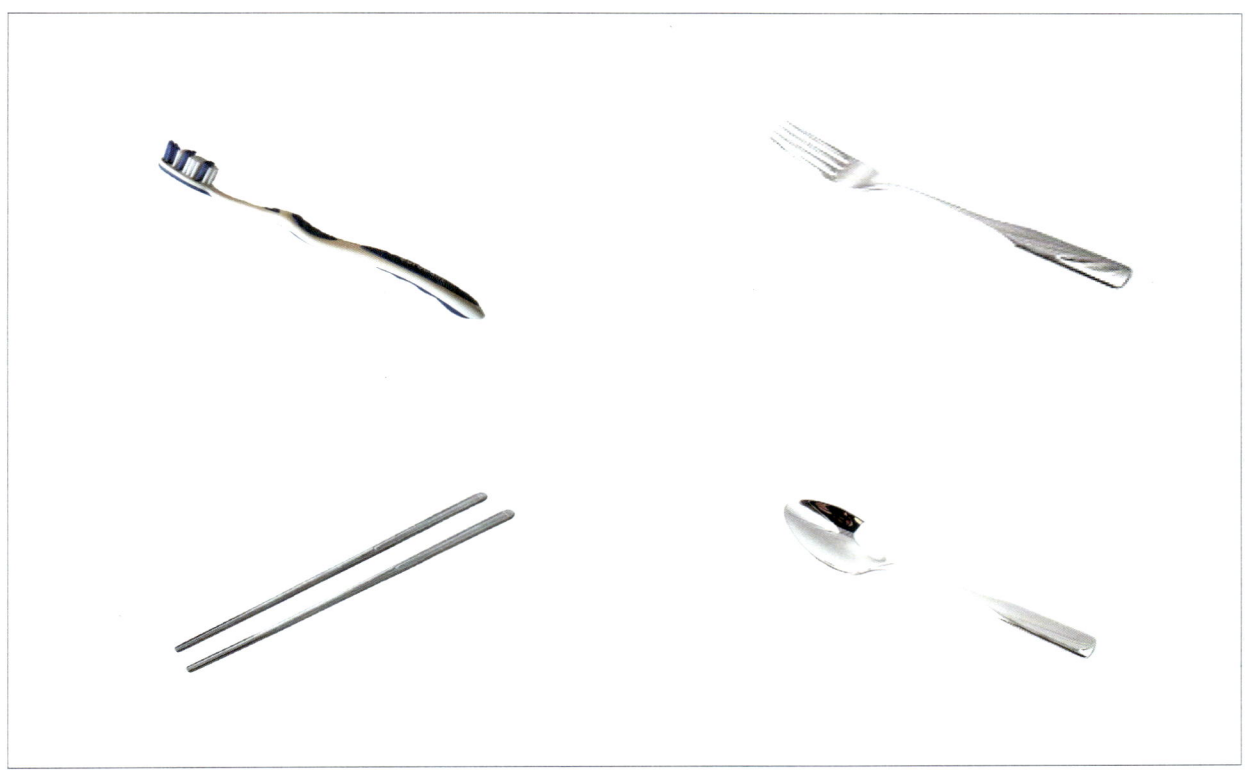
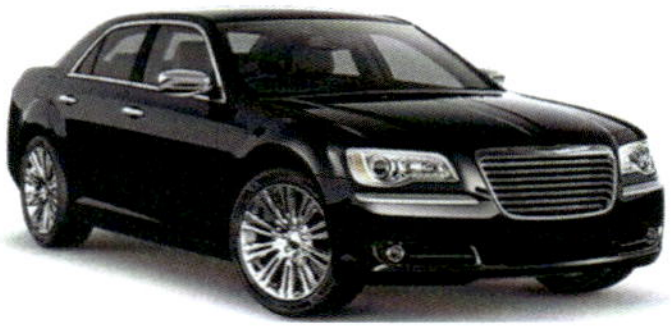

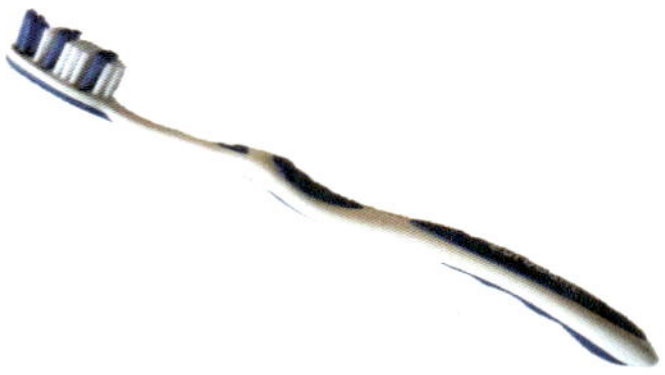
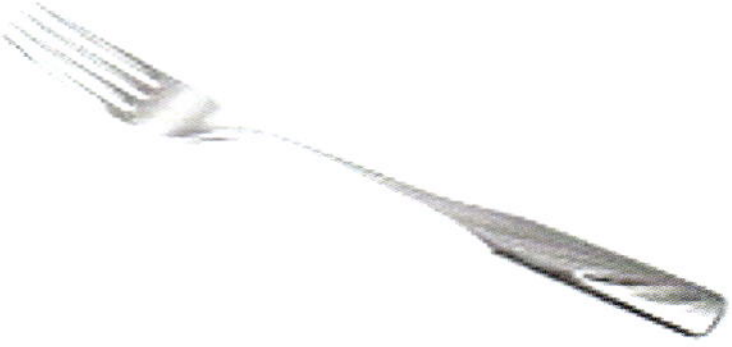
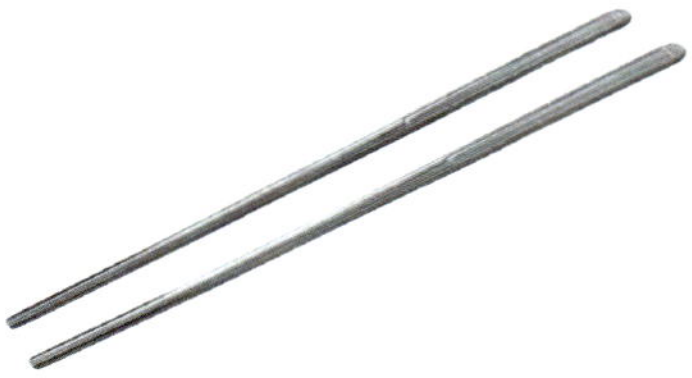

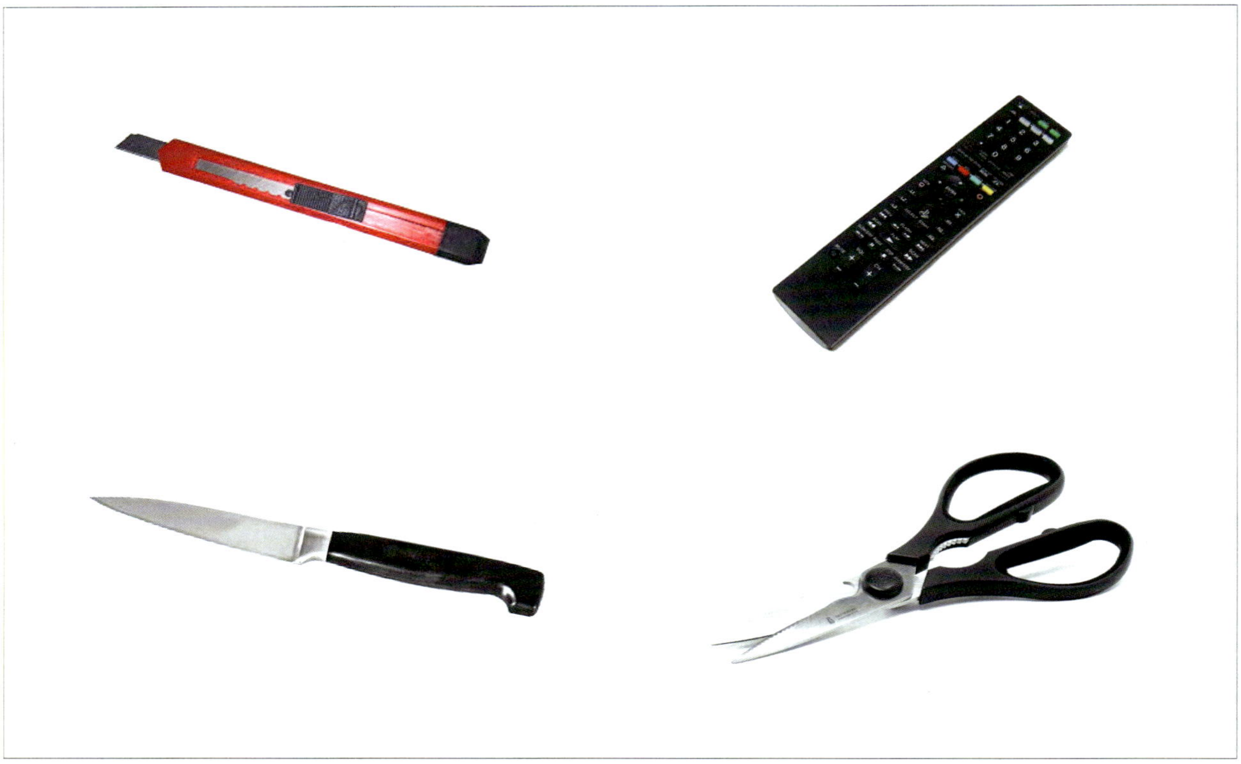

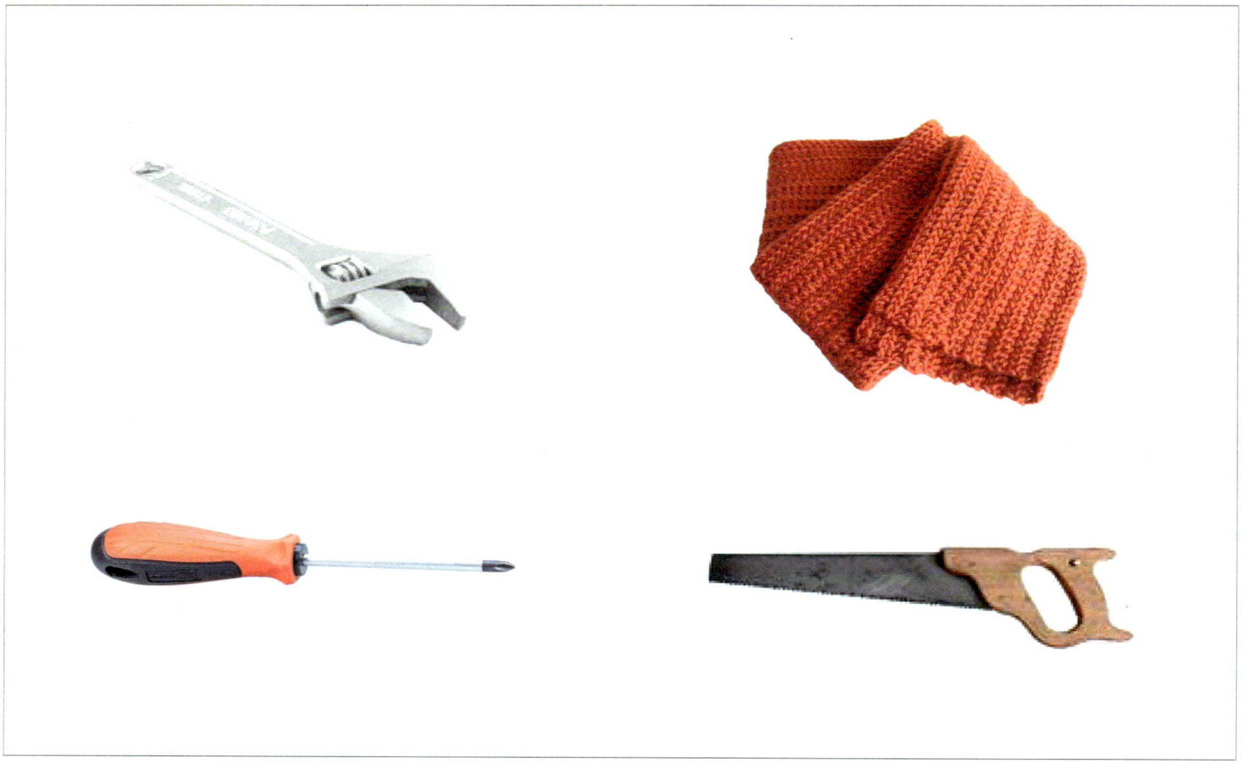

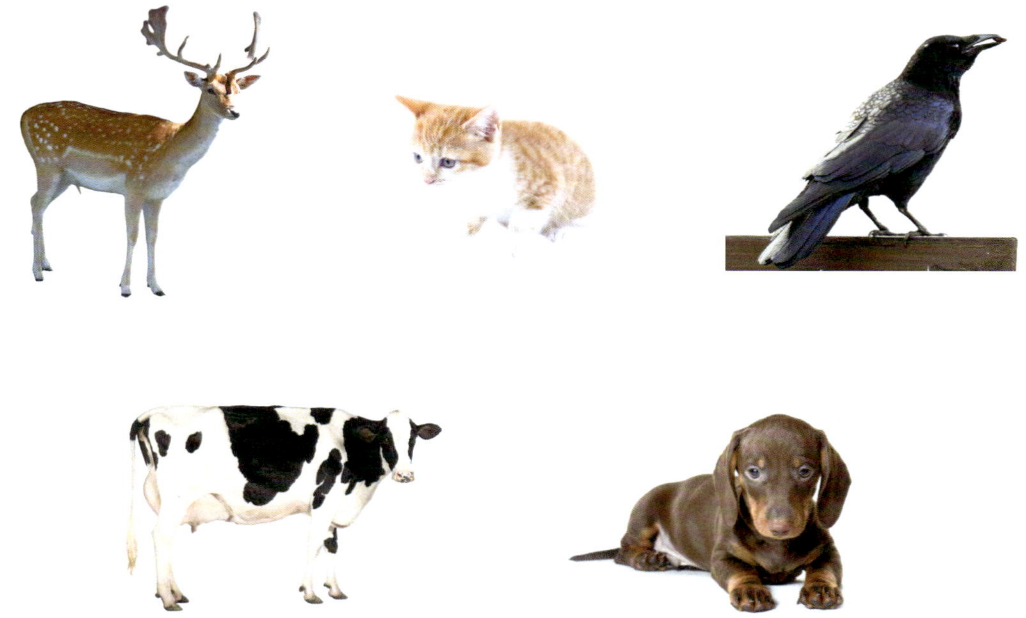

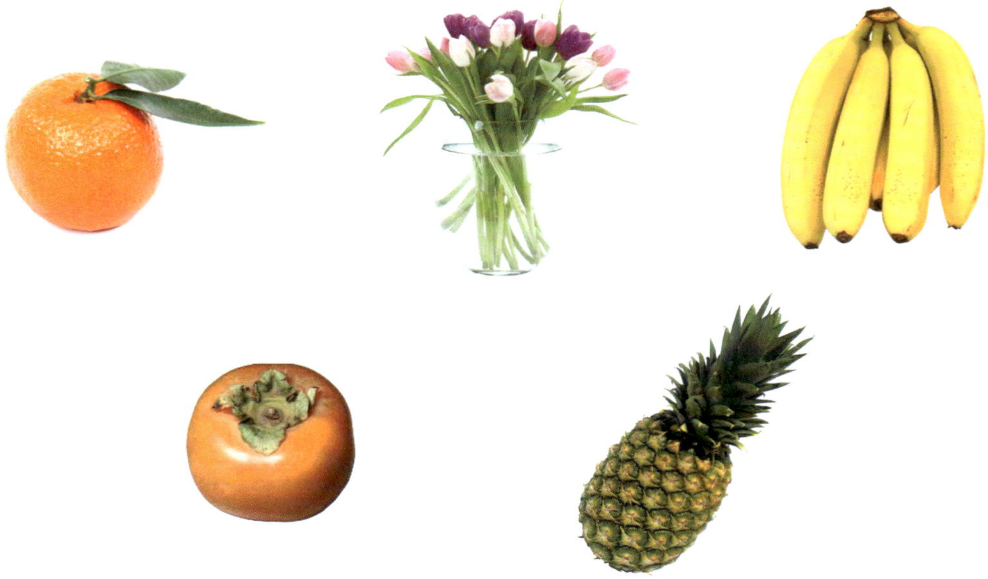

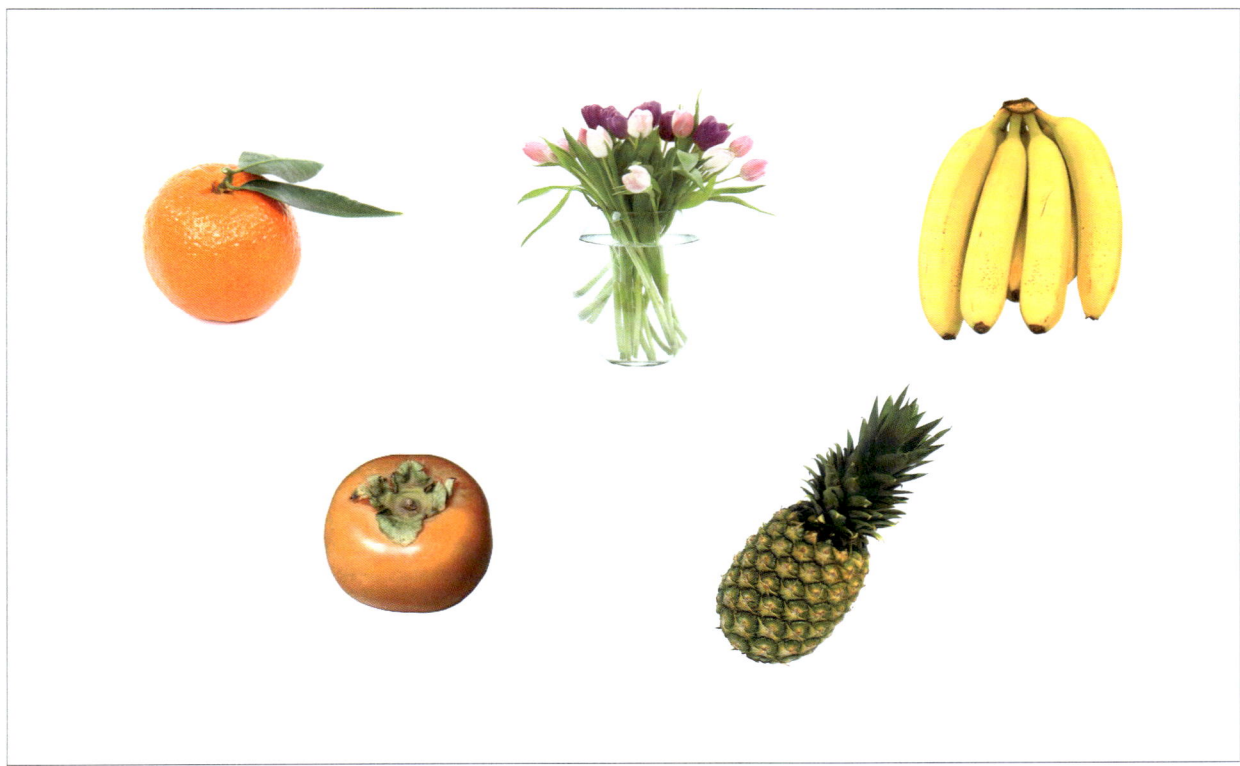

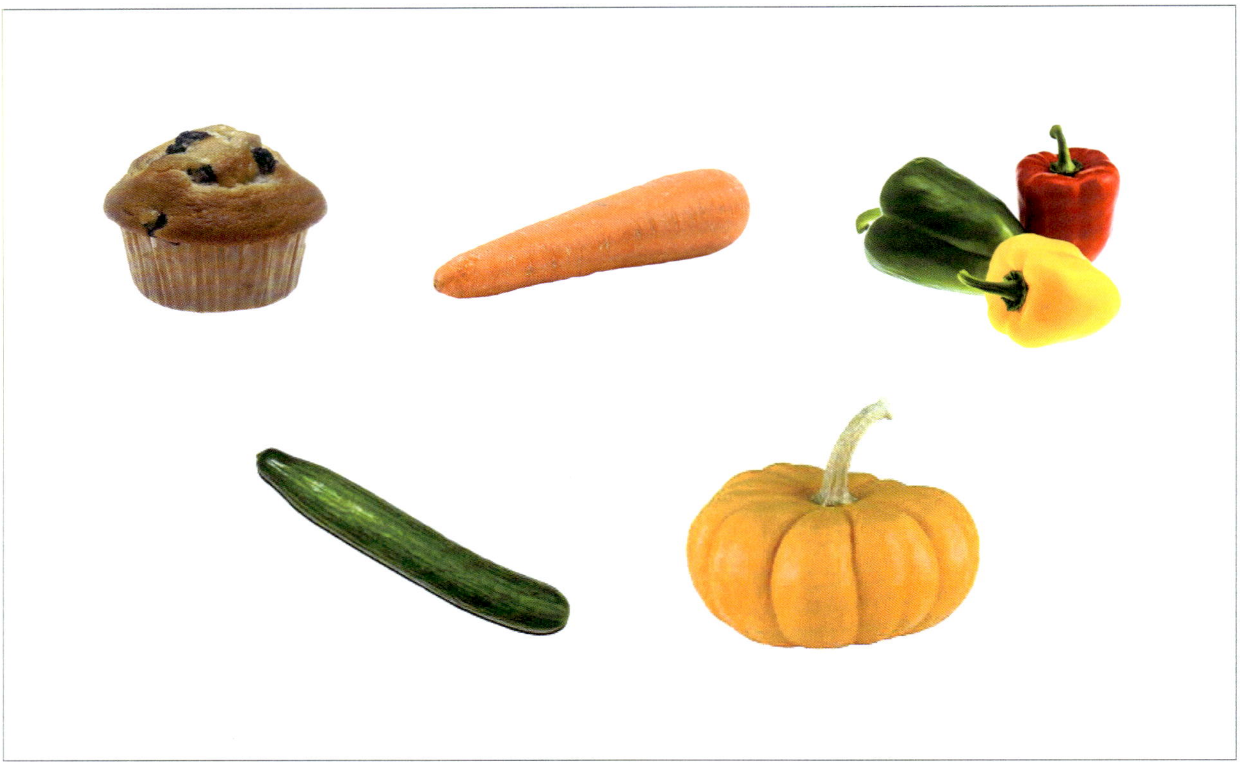

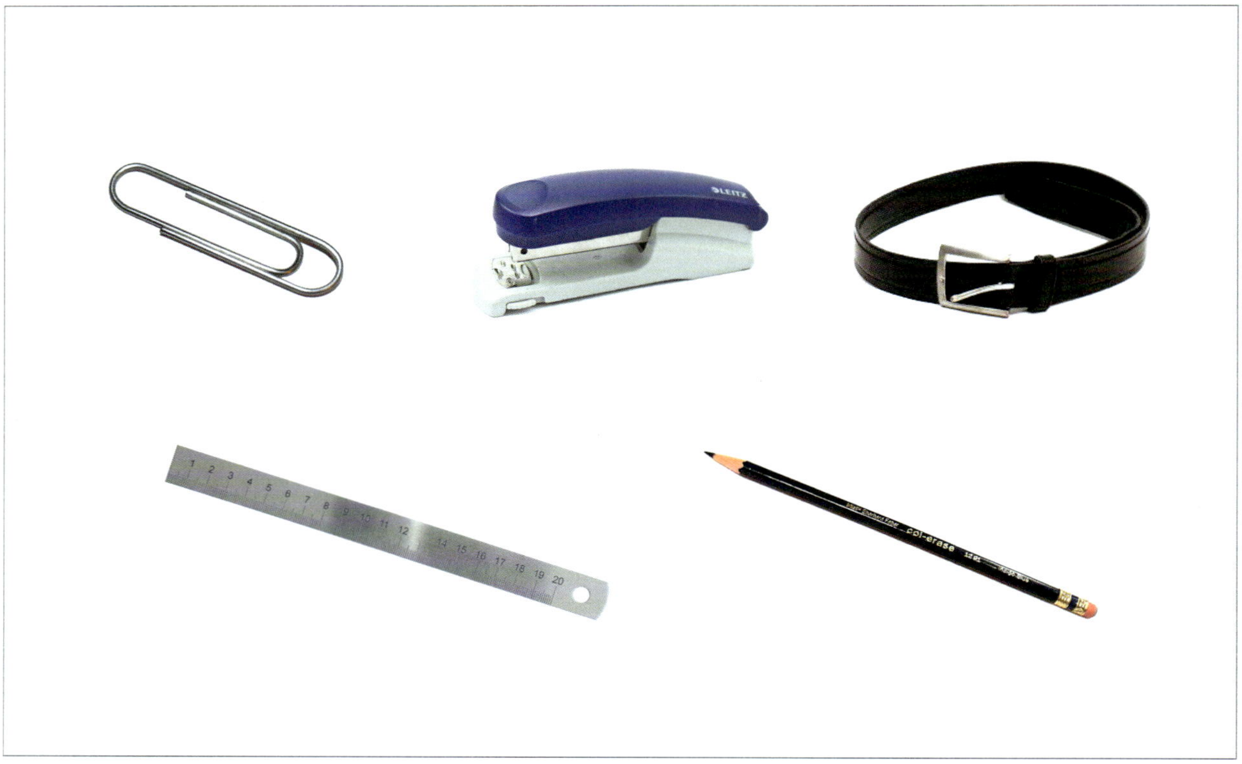
LEITZ
col-erase

2) 사물 범주화하기

◆ 같은 범주인 사물끼리 동그라미로 묶어 보세요.

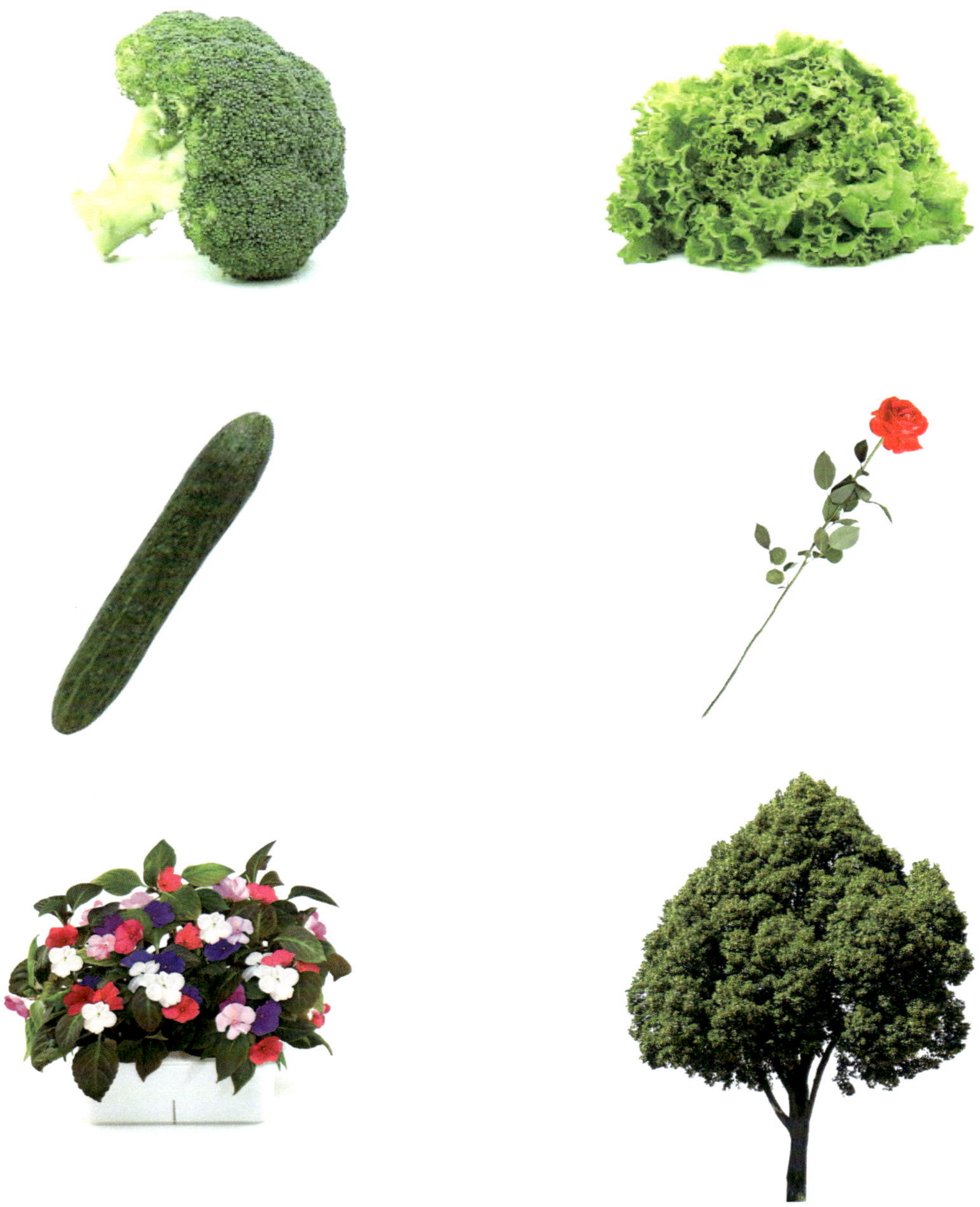

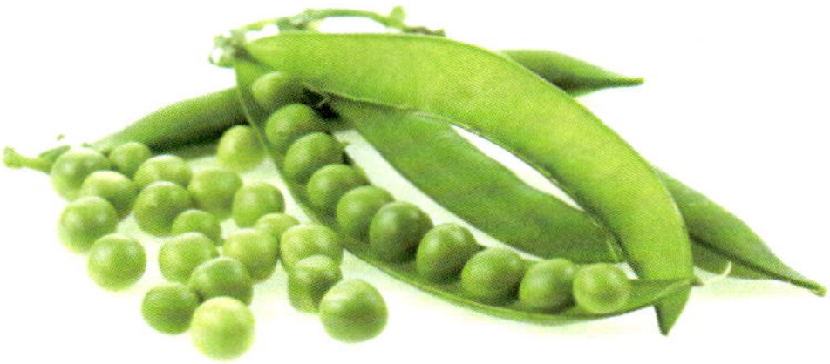
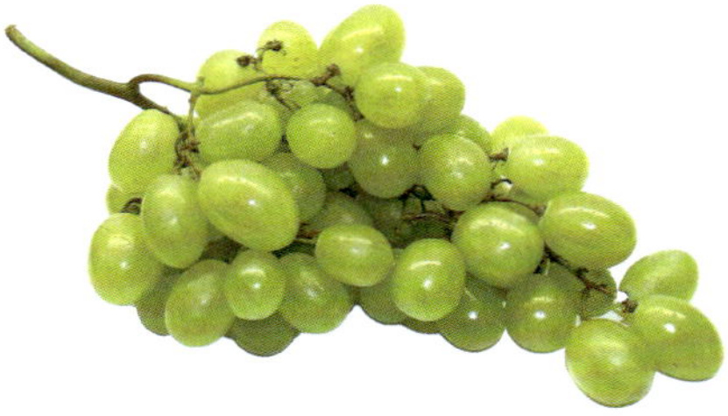
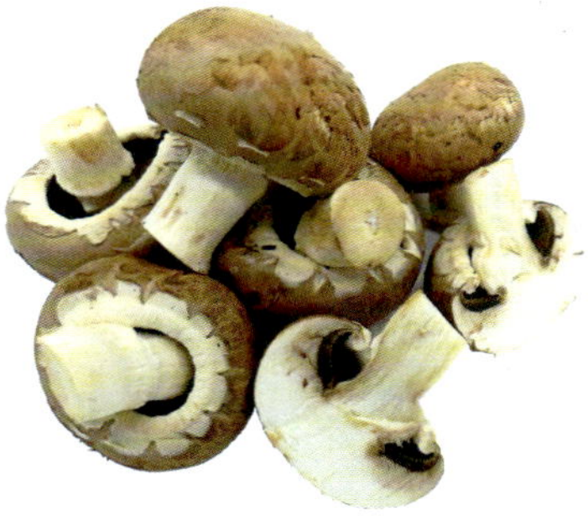
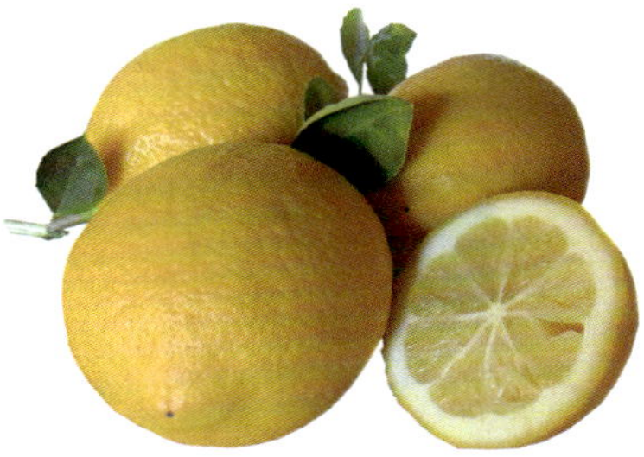

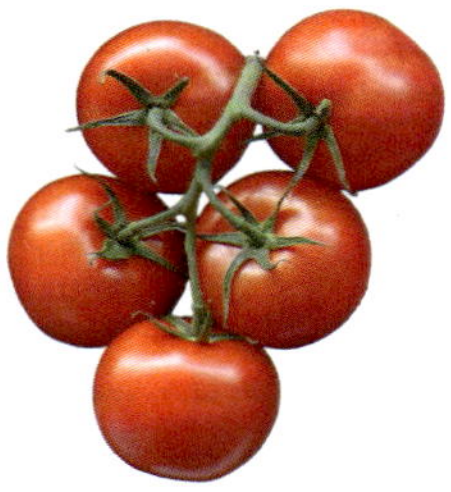

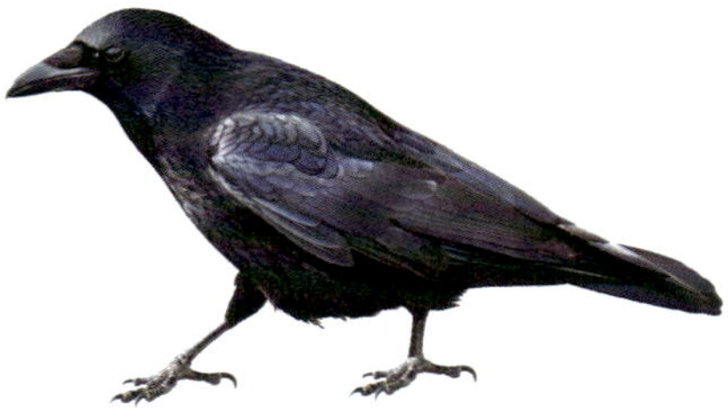

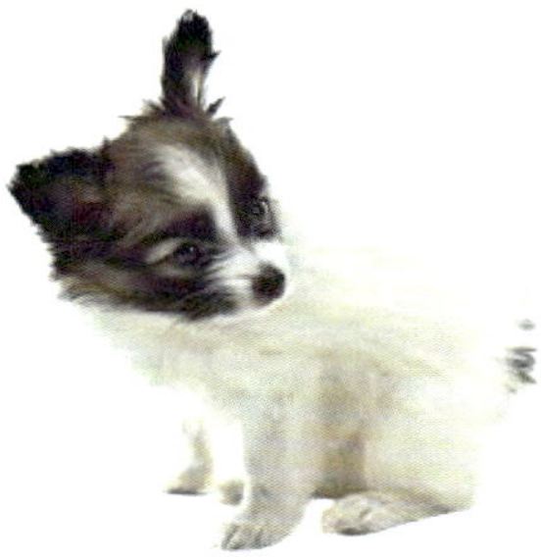

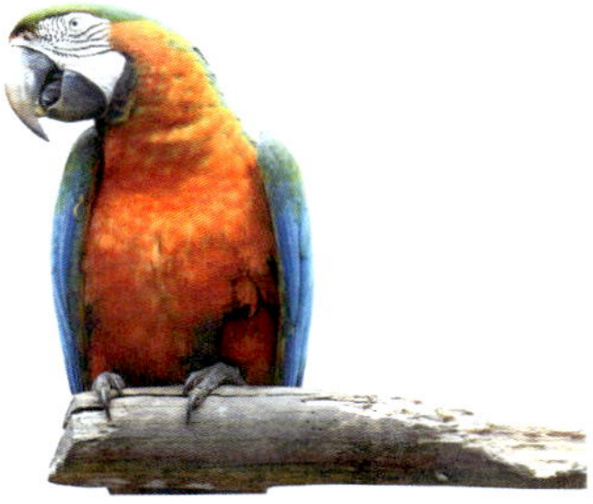

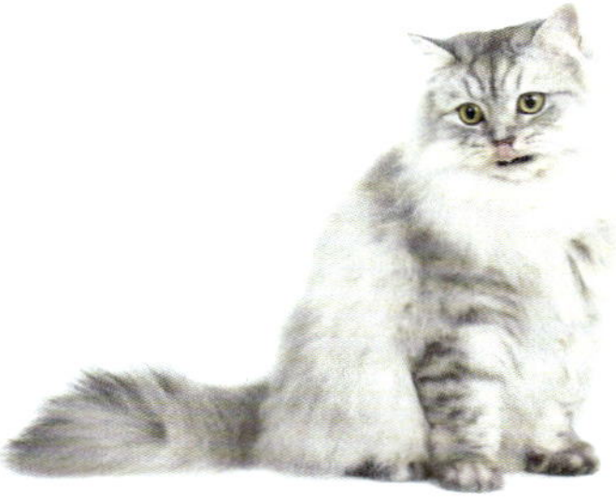

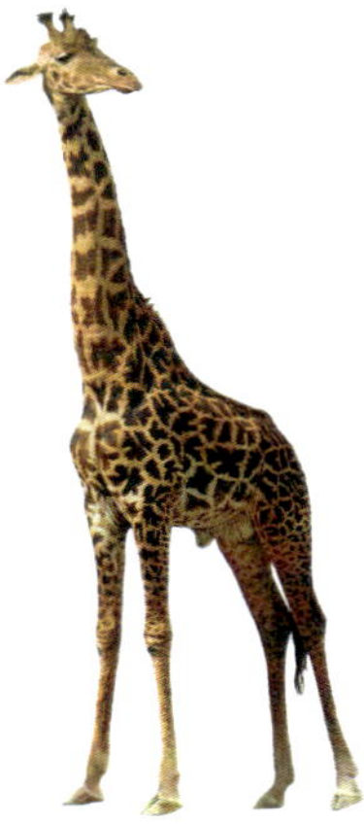

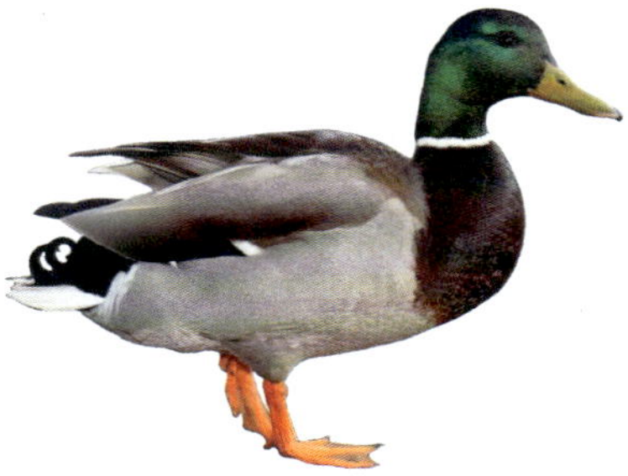

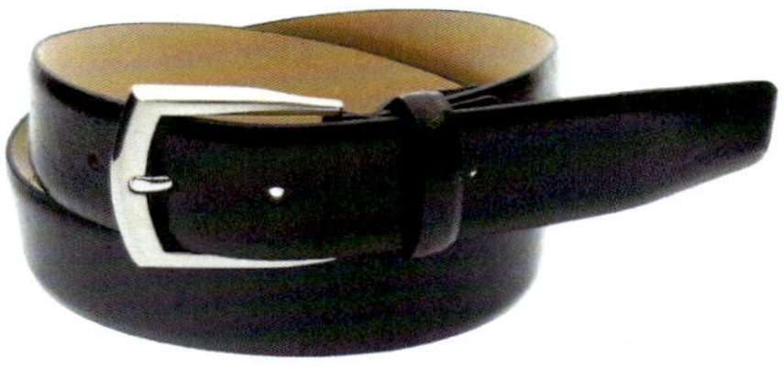
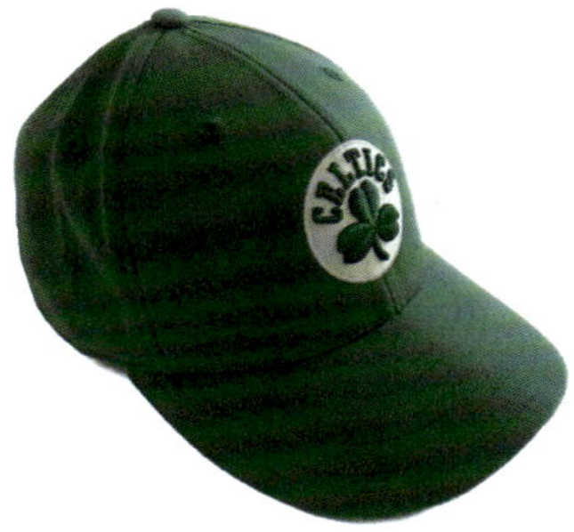
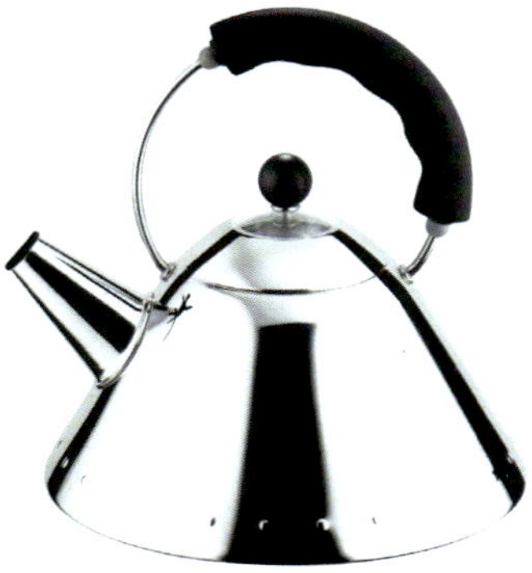
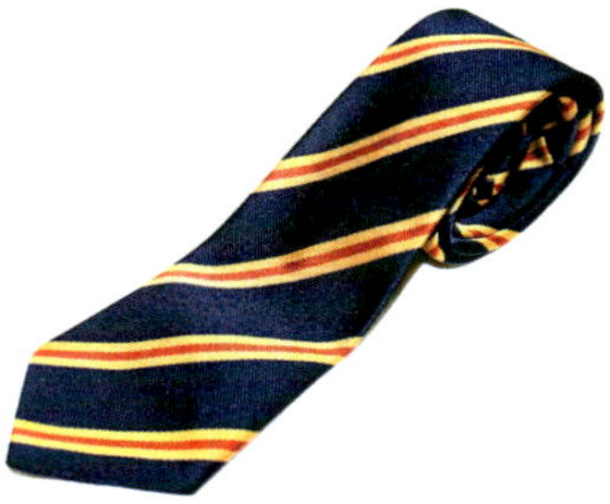
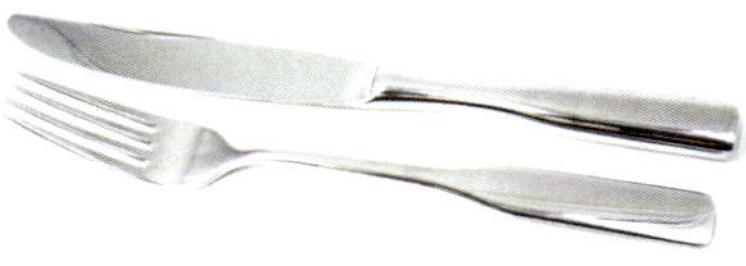
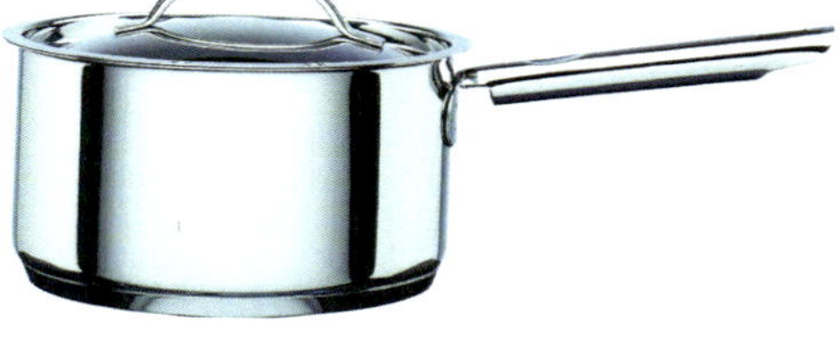

3 전체와 일부

1) 일부 단어 보고 전체 단어 찾기

◆ 왼쪽에 제시된 단어를 보고, 그 단어와 관련된 전체 단어를 오른쪽 목록에서 찾아 보세요.

예시

꽃잎	꽃	공	풀

손잡이	물	문	감
책갈피	책	창	방
눈	손	발	얼굴
배꼽	엉덩이	배	다리
노른자	달걀	개미	태양
시침	달력	시계	시청
솔방울	성탄절	책가방	소나무
뚜껑	물병	방	두께

손톱	발	숲	손
날개	산	새	곰
소매	블라우스	상자	농부
바퀴	차	철	김
고명	딸기	떡국	한복
미끄럼틀	놀이터	노래방	신발장
가지	나비	나무	소라
넥타이	한복	양복	버선
굽	구두	운동화	고기
뿔	염소	열매	사자

발톱	손	얼굴	발
잉크	만년필	치약	연필
씨앗	나뭇잎	열매	물
날개	책상	부채	선풍기
유리	연필	창문	수건
종이	책상	연필	책
입술	얼굴	눈	코
나뭇잎	나무	옷	가을
지퍼	의자	바지	종이
리모컨	키보드	마우스	텔레비전

2) 일부 단어만 보고 전체 단어 말하기

◆ 왼쪽에 제시된 단어를 보고, 그 단어와 관련된 전체 단어를 말하거나 써 보세요.

예시

손가락 ______손______

1. 나뭇잎 ____________
2. 입술 ____________
3. 꼬리 ____________
4. 서랍 ____________
5. 손톱 ____________
6. 문고리 ____________
7. 키보드 ____________
8. 날개 ____________
9. 머리카락 ____________
10. 솔방울 ____________
11. 꽃잎 ____________
12. 발가락 ____________
13. 배꼽 ____________
14. 거실 ____________
15. 바퀴 ____________

4 유의어/반의어 인식

1) 유의어 찾기

◆ 왼쪽에서 제시된 단어를 보고, 그 단어와 비슷한 단어를 목록에서 찾아 보세요.

추운	따뜻한	서늘한	뜨거운
작은	큰	거대한	조그마한
아가씨	아이	엄마	숙녀
나이 든	젊은	어린	늙은
아픈	건강한	병든	지루한
아이	어른	어린이	청년
행복한	슬픈	외로운	즐거운
깔끔한	더러운	단정한	지저분한
소파	의자	서랍	책상
사랑	애정	미운	데면데면한

호랑이	곰	범	밤
수레	달구지	자전거	짐꾼
목욕탕	사우나	요가	헬스
달걀	요리	계란	타조
환자	건강	병실	병자
서점	가방	책상	책방
부엌	거실	주방	가구
빌리다	꾸다	맡기다	밀다
선생님	제자	스승	학교
편지	서신	신문	우체국

해	태양	낮	밤
반복	한 번	가끔	되풀이
엄마	모친	동생	고향
나이	나이테	연세	타조
음식점	건물	식당	병자
집	주방	가옥	책방
구입	마트	구매	가구
밥	법	끼니	부엌
자동차	차량	기차	학교
목마름	갈증	물	목마

2) 반의어 찾기

◆ 왼쪽에 제시된 단어를 보고, 그 단어와 반대되는 의미의 단어와 연결해 보세요.

앞 •	• 얕다
위 •	• 낮다
깊다 •	• 다르다
같다 •	• 뒤
높다 •	• 아래
닫다 •	• 오른쪽
왼쪽 •	• 받다
주다 •	• 열다

지다	없다
벗다	이기다
있다	입다
넓다	짧다
굵다	적다
길다	좁다
밝다	가늘다
많다	약하다
세다	어둡다

빠르다	부드럽다
크다	느리다
맑다	가볍다
거칠다	작다
두껍다	차갑다
뜨겁다	딱딱하다
무겁다	얇다
푹신하다	흐리다

5 벤다이어그램

◆ 제시된 단어를 보고, 보기에서 각 단어들의 공통점과 차이점을 골라 쓰세요. 1에는 빨간색 동그라미에 제시된 주제와 관련된 단어를, 2에는 두 개의 주제에 공통적으로 관련되는 단어를, 3에는 파란색 동그라미에 제시된 주제와 관련된 단어를 고르세요.

예시

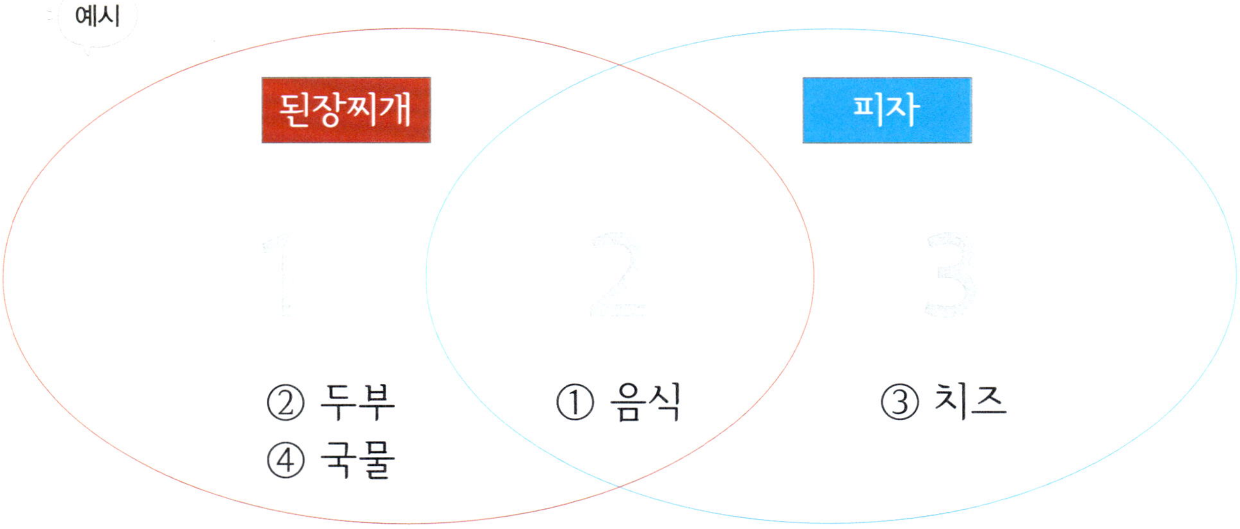

보기

① 음식	② 두부	③ 치즈	④ 국물

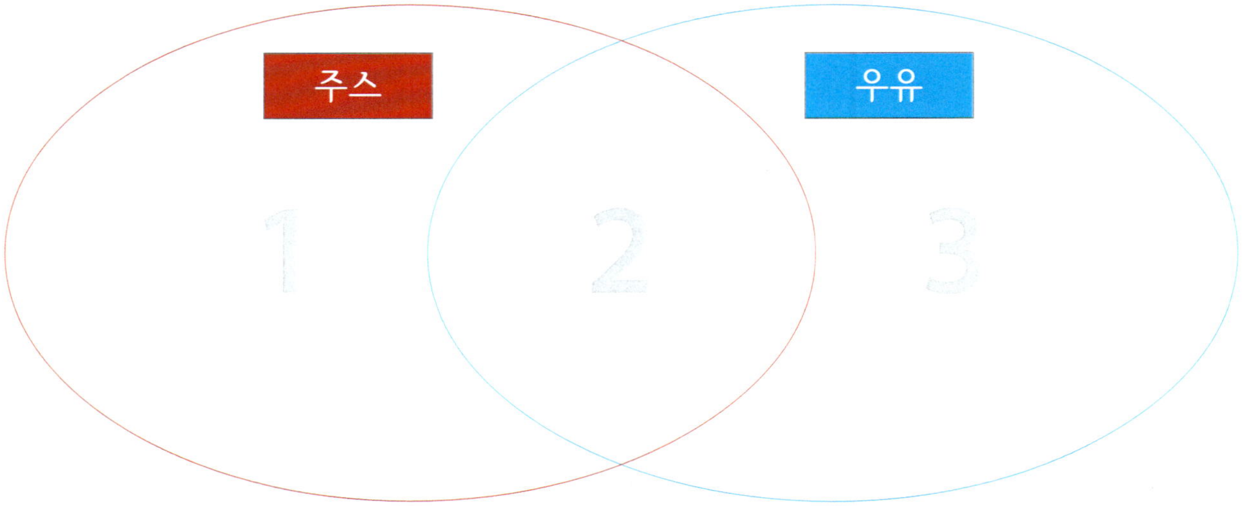

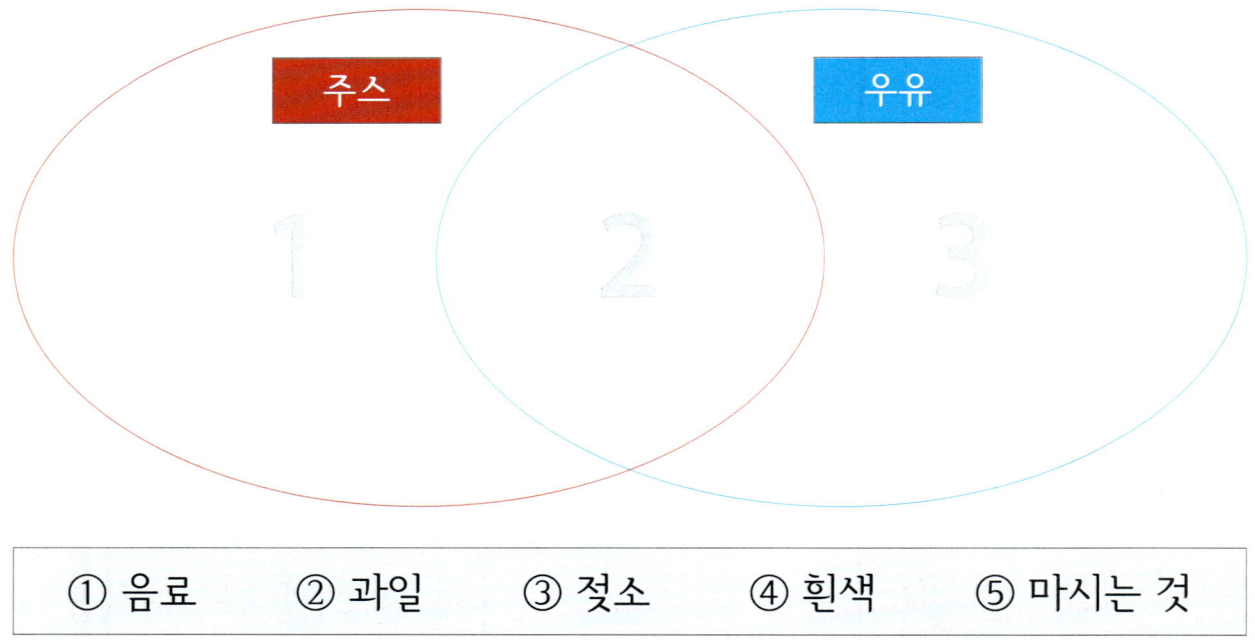

① 음료 ② 과일 ③ 젖소 ④ 흰색 ⑤ 마시는 것

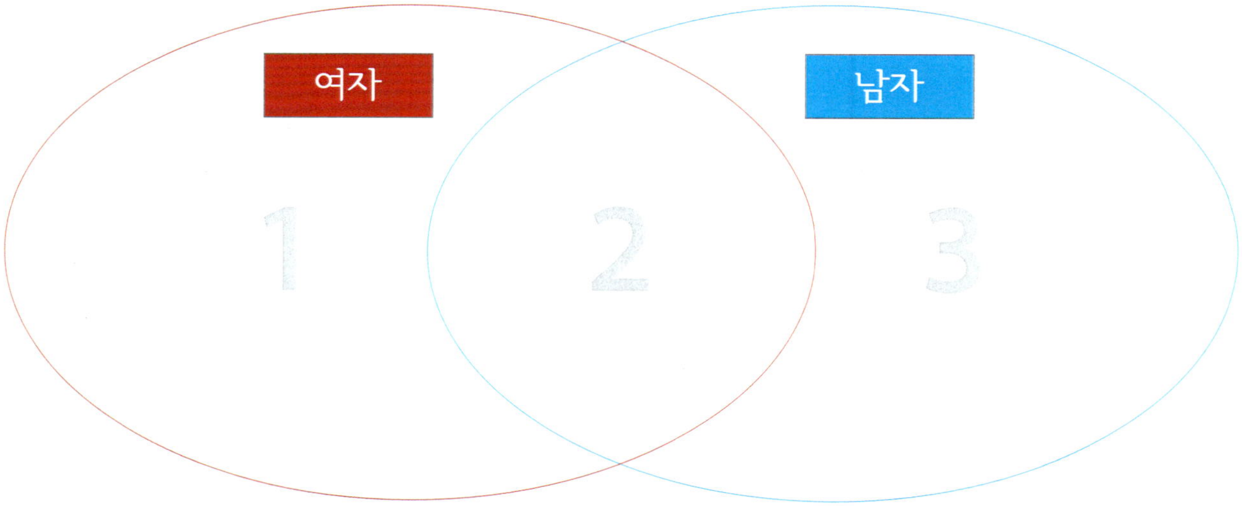

① 엄마 ② 아빠 ③ 딸 ④ 아들 ⑤ 사람 ⑥ 긴 머리 ⑦ 짧은 머리

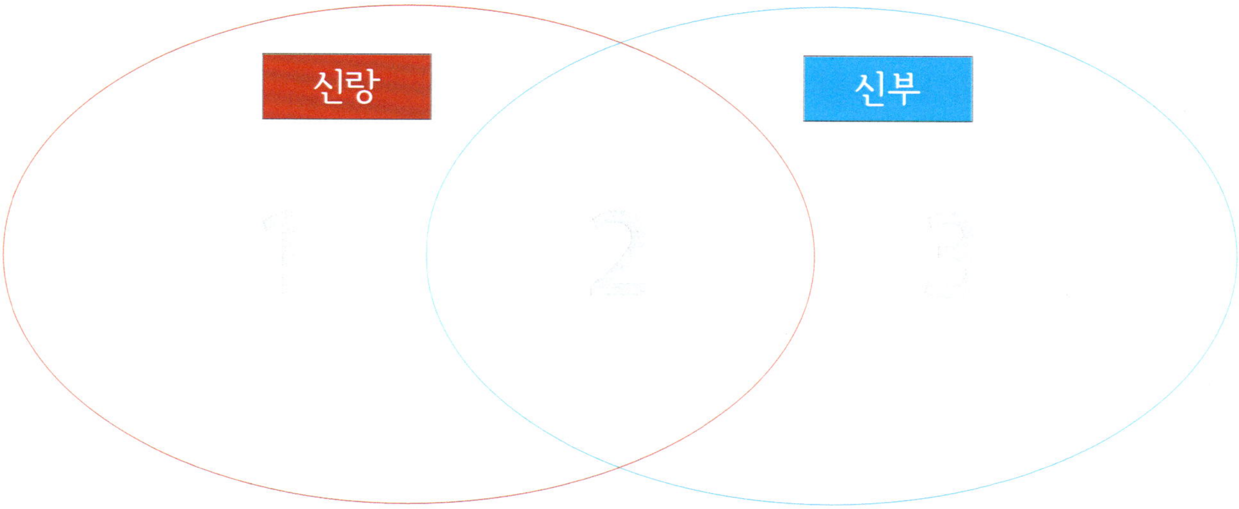

① 남자 ② 여자 ③ 결혼식 ④ 드레스 ⑤ 넥타이

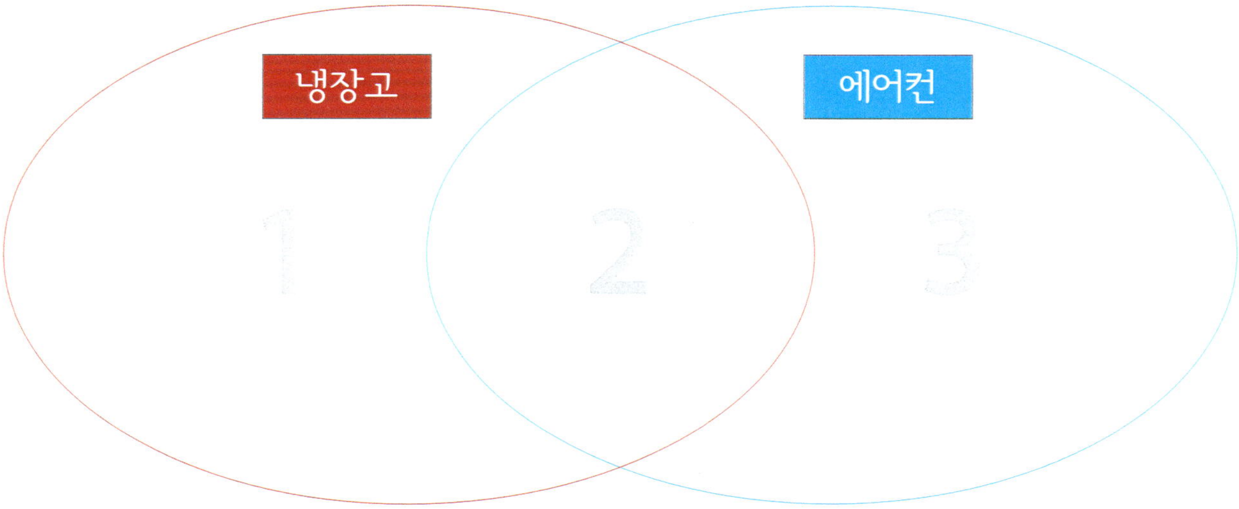

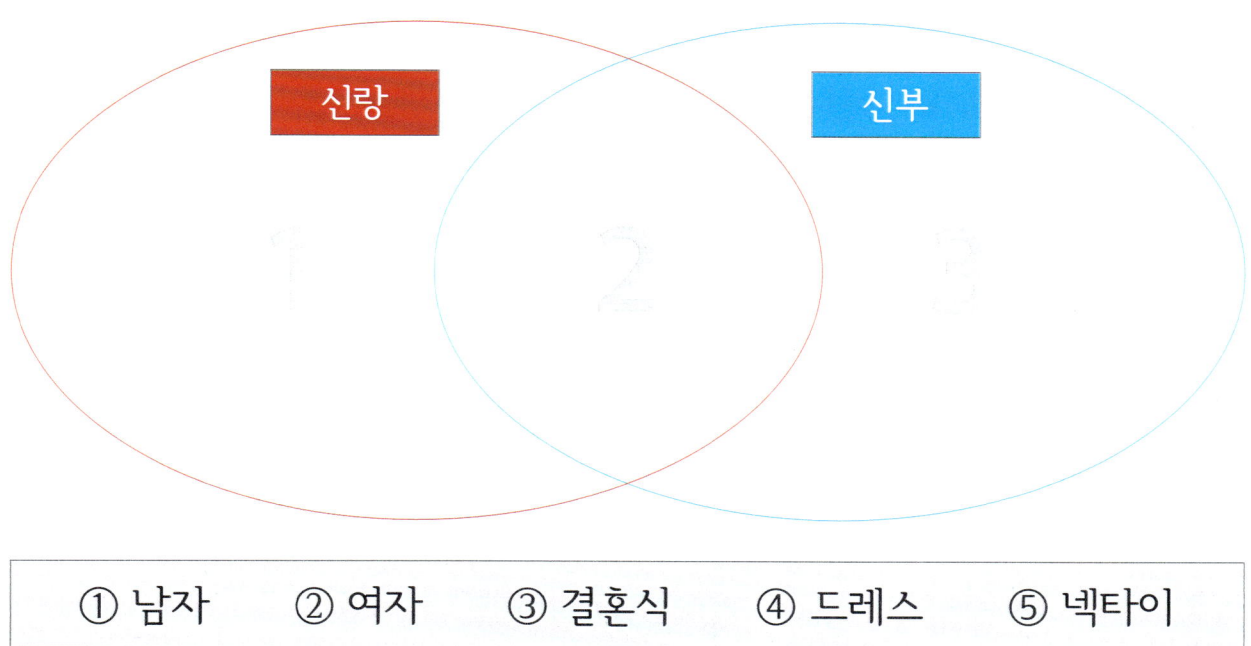

① 차가운 바람 ② 여름 ③ 음식 ④ 사계절 사용

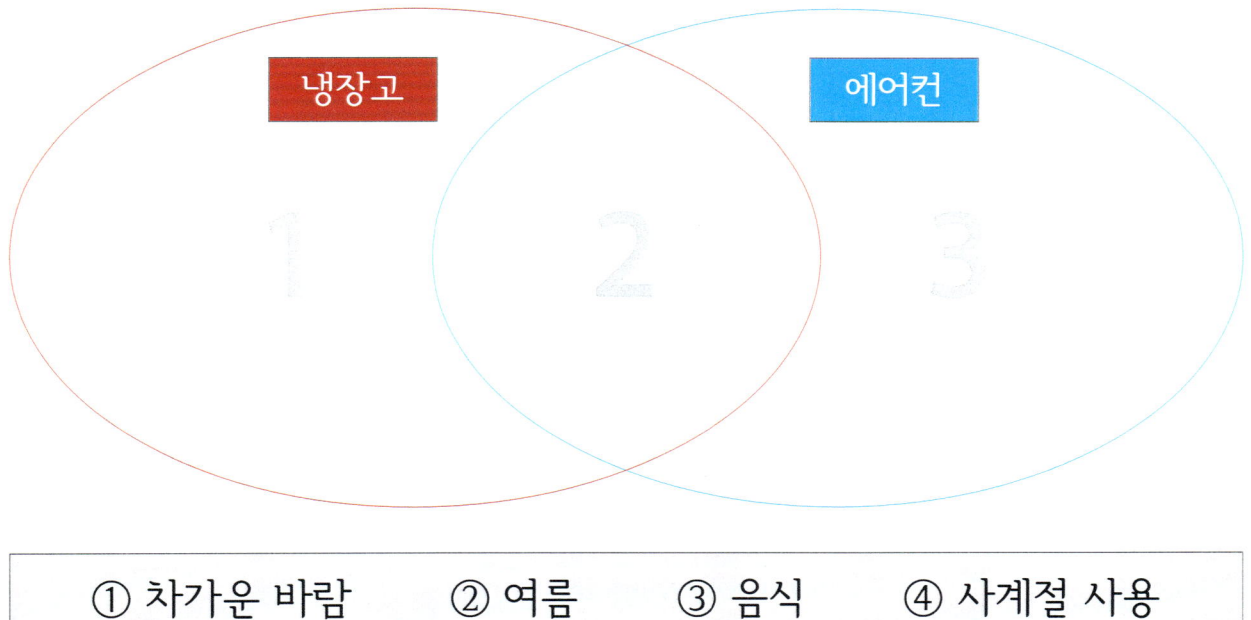

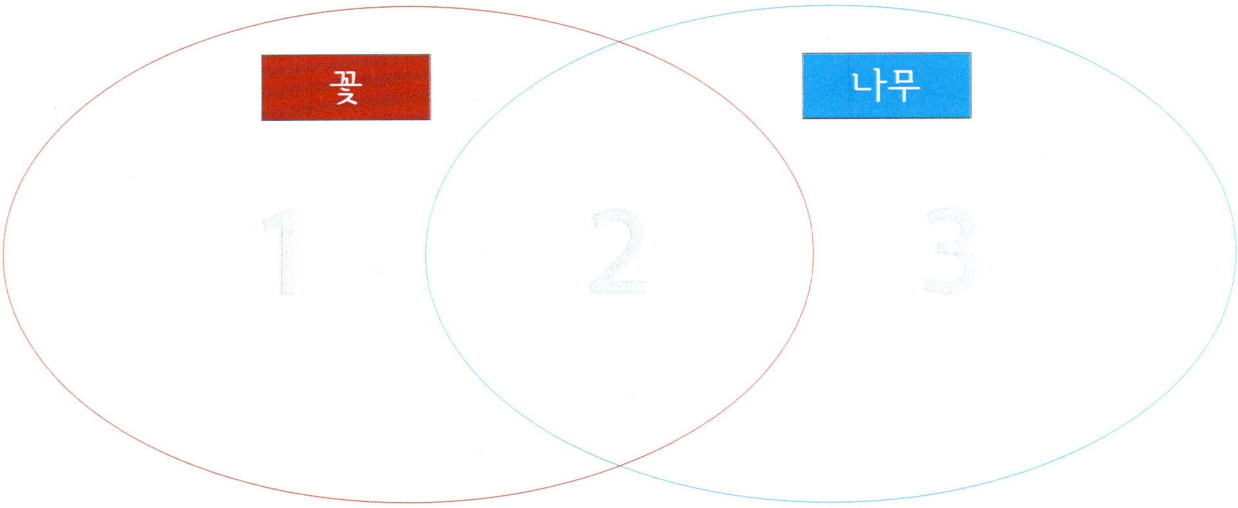

① 식물　② 해바라기　③ 소나무
④ 사람보다 크다　⑤ 사람보다 작다

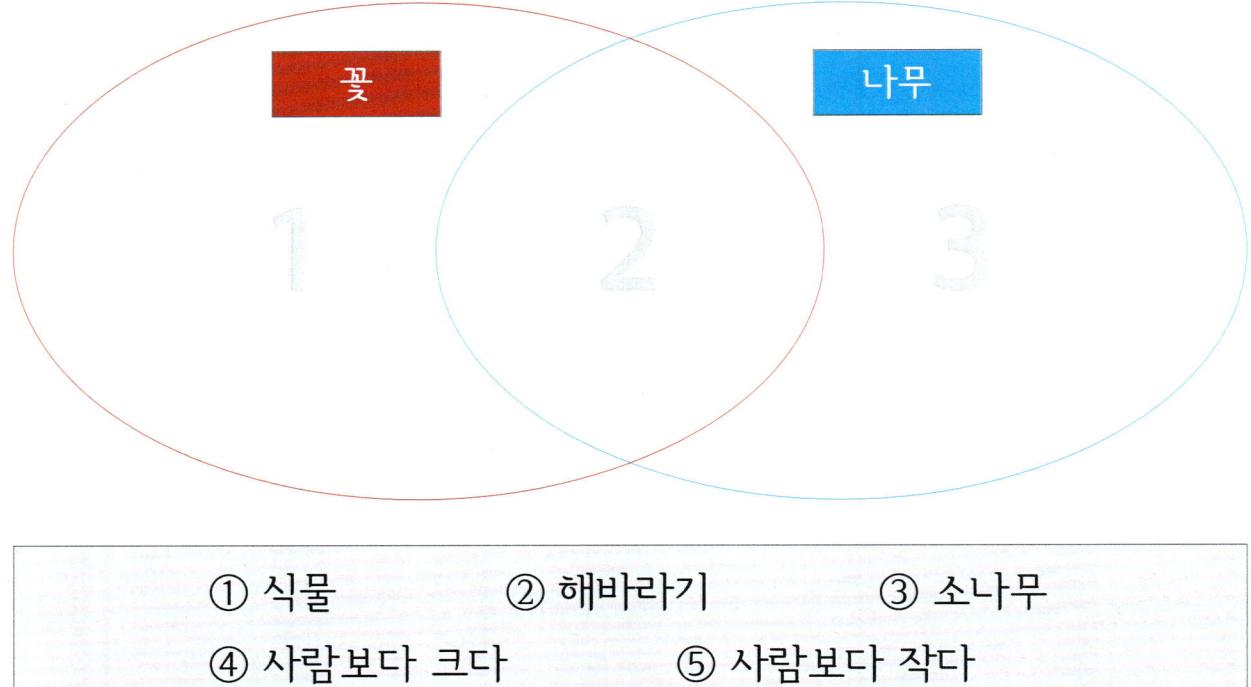

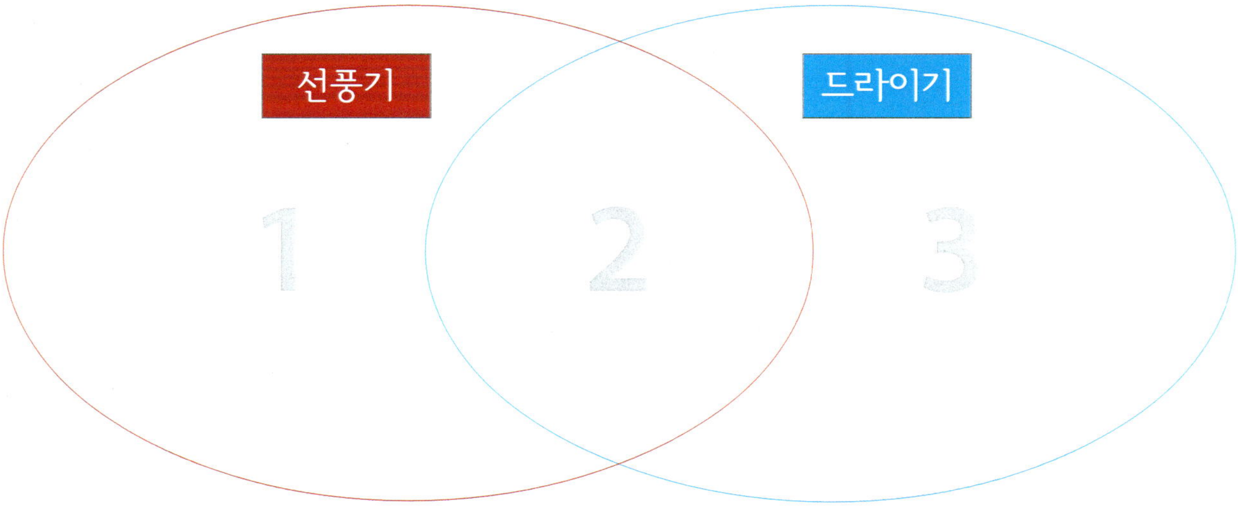

① 가전제품　② 따뜻한 바람
③ 더울 때 사용한다　④ 머리를 말릴 때 사용한다

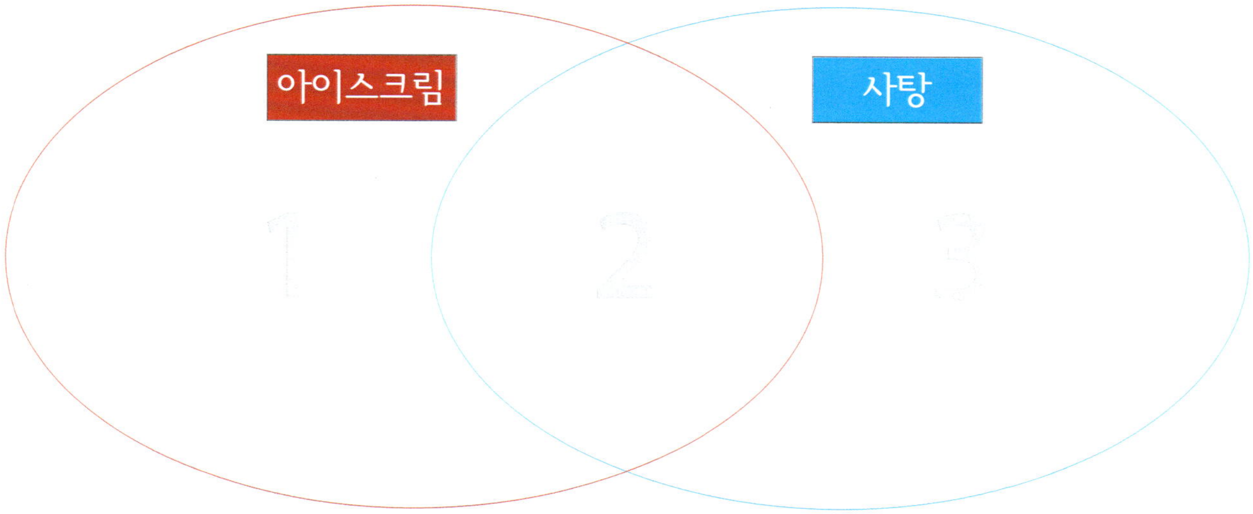

① 달다　② 차갑다　③ 딱딱하다　④ 빨리 녹는다

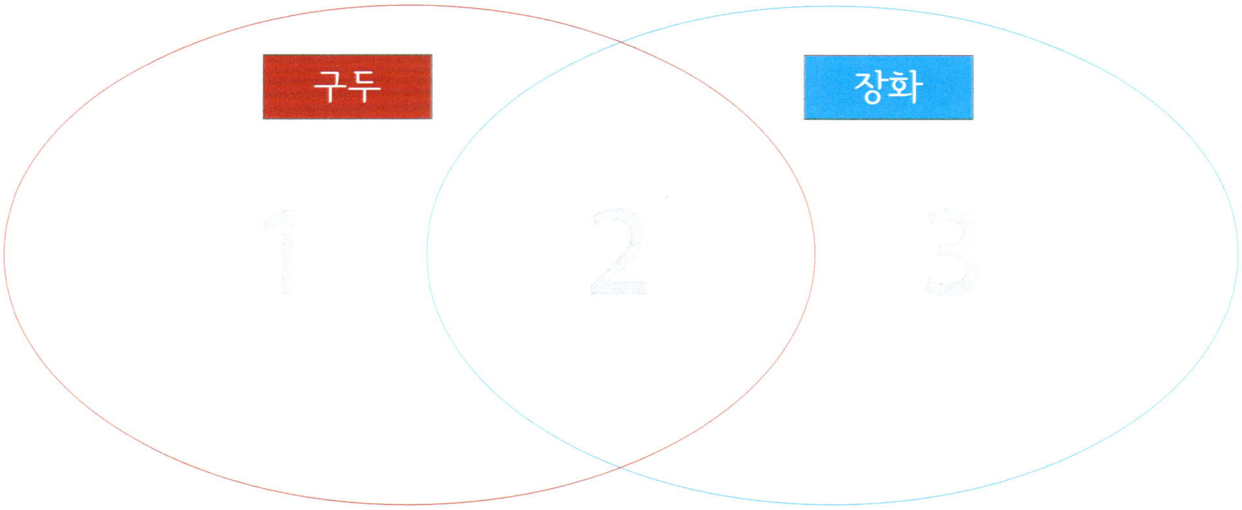

① 비올 때 신는다　② 달리기할 때 신는다　③ 신발
④ 물에 젖는다　⑤ 물에 젖지 않는다

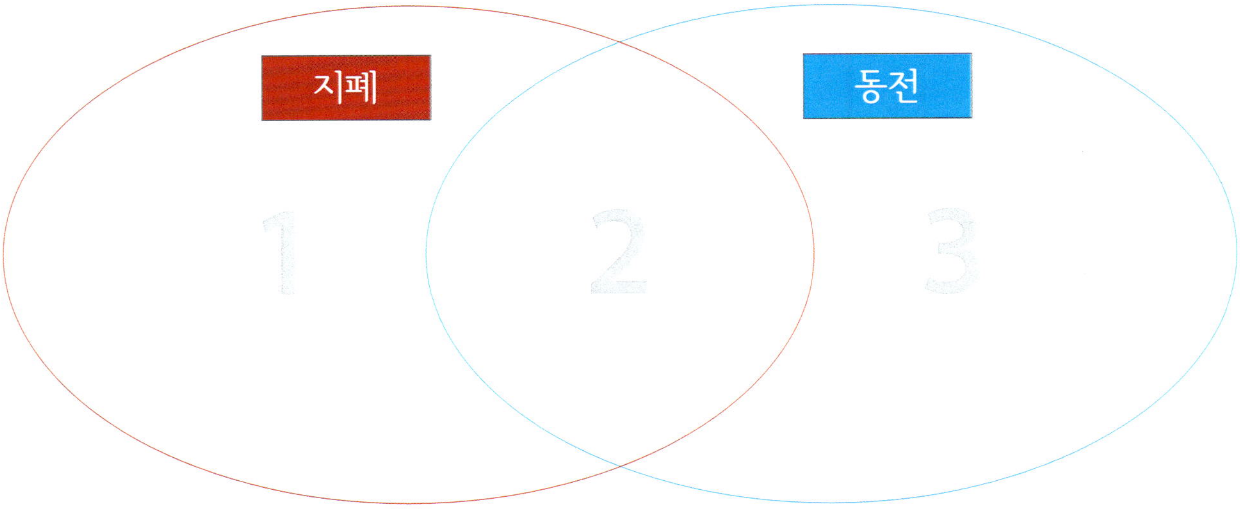

① 네모 모양　② 동그란 모양　③ 종이
④ 찢어진다　⑤ 물건을 살 때 사용한다

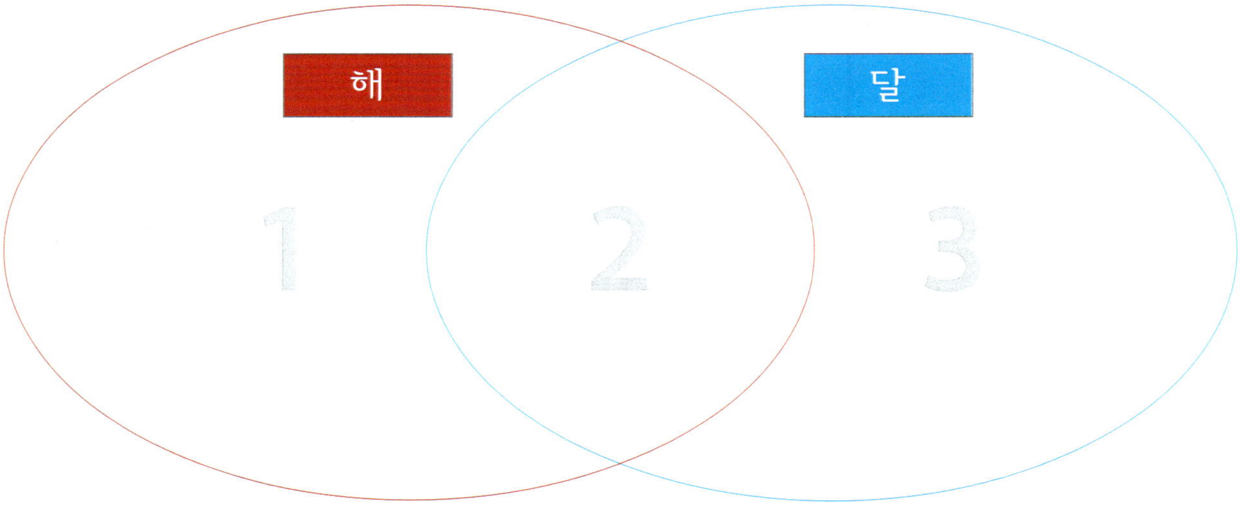

① 하늘에 떠 있다　② 낮　③ 밤　④ 밝다　⑤ 어둡다

6 실물 짝 맞추기

◆ 제시된 그림을 잘라서 왼쪽과 오른쪽 그림을 맞춰 보세요.

[부록 9] '실물 그림' 활용 277쪽

1) 과일 짝 맞추기
2) 일상 사물 짝 맞추기
3) 사람 얼굴 짝 맞추기

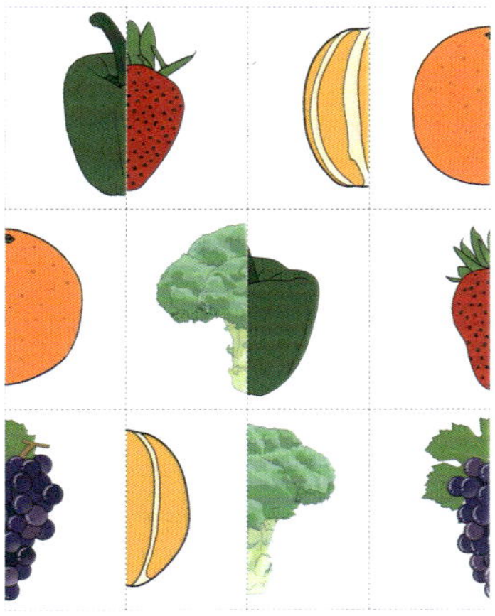

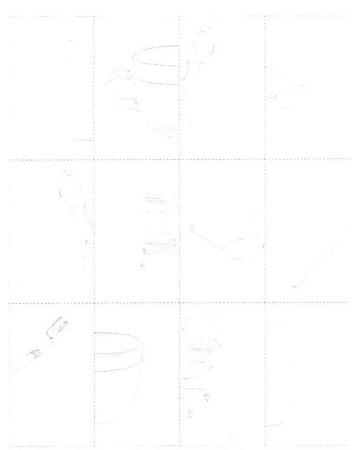

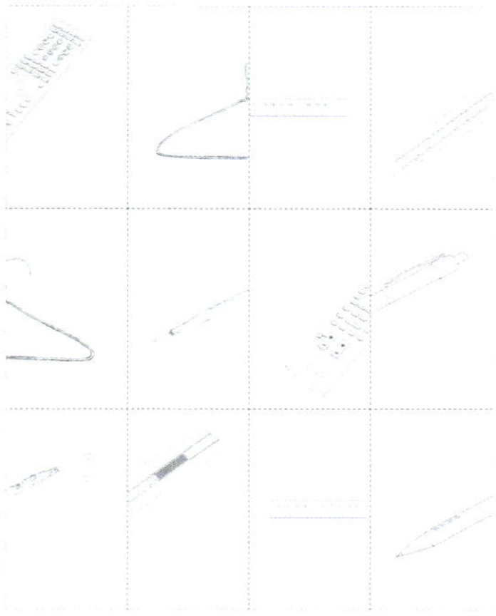

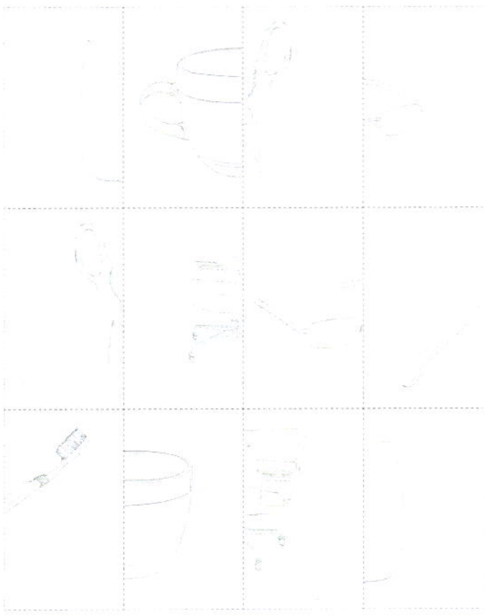

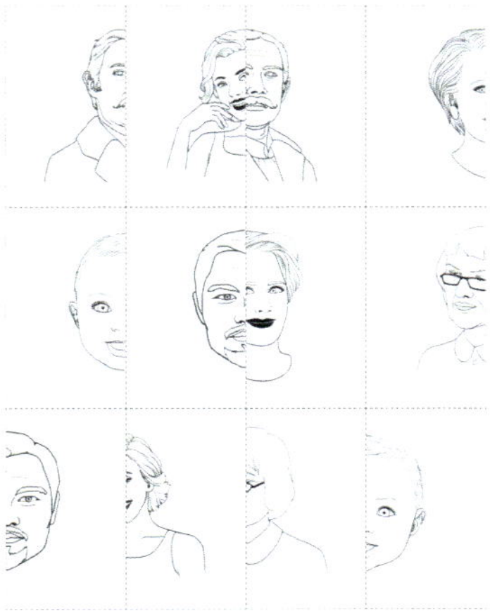

7 관련 있는 단어끼리 짝짓기

1) 관련 있는 단어 찾기(3개의 단어 제시)

◆ 단어들을 보고, 서로 관련 있는 단어끼리 색칠해 보세요.

예시

호텔	콘도	꽃

사다리	장미	개나리

줄넘기	자동차	오토바이

색연필	지우개	크레파스

호두	귤	땅콩

사탕	우유	요구르트

고구마	옥수수	사과

강	바다	산

의자	신발	책상

난로	선풍기	에어컨

목걸이	반지	양말

연필	동전	지폐

바나나	포도	오이

비행기	헬리콥터	숟가락

슬리퍼	구두	빗

비빔밥	칼국수	냉면

이불	식탁	베개

고사리	시금치	고등어

성냥	망치	도끼

메뚜기	사마귀	뱀

가방	젓가락	숟가락

칼	대문	초인종
접시	포크	책상
운동화	장갑	슬리퍼
그네	시소	솜사탕
냄비	프라이팬	의자
귤	감	김
주걱	주먹	수저

2) 관련 있는 단어 찾기(4개의 단어 제시)

◆ 단어들을 보고, 서로 관련 있는 단어끼리 색칠해 보세요.

예시

고양이	강아지	컵	새

빵	사과	햄	음악

감	코	눈	귀

가을	무지개	여름	봄

신발	캥거루	하마	치타

모기	거미	파리	모자

욕조	기차	세면대	변기
치마	안경	티셔츠	원피스
햄	고기	코트	김
사과	바구니	바나나	참외
칫솔	비누	치약	이불
러닝	팬티	이불	슬립
머리빗	빗자루	쓰레받기	걸레

돼지	염소	양	양파

자두	바나나	물	포도

택시	시소	기차	버스

장갑	목도리	털모자	수영복

의사	주사	공원	간호사

감자	당근	오이	귤

핸드볼	농구	배구	축구

종이	연필	지우개	컴퓨터
기타	바이올린	피아노	기차
나무	전봇대	풀	꽃
붓	스케치북	색연필	부엌
비둘기	날치	갈매기	참새
사자	호랑이	치타	거북
수영	김밥	떡볶이	순대

8 연관 낱말 연상하기

◆ 제시된 의미어를 보고, 뒤에 들어갈 수 있는 적절한 단어를 만들어 보세요.

– 그룹치료의 경우, 제시된 의미어를 보고, 뒤에 들어갈 단어가 생각나는 대로 손을 들고 말해보도록 합니다.

예시

노란

우비

개나리

오줌

레몬

빨간

차가운

동그란

뜨거운

높은

긴

짧은

작은

딱딱한

두꺼운

얇은

빠른

맛있는

어두운

Cognitive rehabilitation workbook

1. 퍼즐 속 단어 찾기
2. 문장 배열하여 쓰기
3. 문장 완성하기
4. 범주 내 단어 모두 고르기
5. 집 안에 있는 사물 이름 대기
6. 장소 이름 맞히기
7. 직업 맞히기
8. 문장 읽고 관련 있는 단어에 표시하기
9. 정경화 보면서 이해 · 표현하기
10. 퍼즐 끝말잇기
11. 범주 내 단어 연상

V

언어능력

V. 언어능력

언어능력이란 생각이나 느낌을 나타내거나 전달하기 위해 사용하는 음성 또는 문자 등의 수단으로 크게 수용언어(듣기, 읽기)와 표현언어(말하기, 쓰기)로 나눌 수 있다. 인지와 언어는 밀접한 관련이 있으므로, 인지능력의 저하는 대화 시 정보를 이해하고 처리하는 속도를 저하시키고, 대화 주제의 일관성 및 응집력 감소 등으로 이어질 수 있다. 특히 뇌에 저장된 의미지식으로의 연결 능력이 더디거나 정보 인출이 원활하지 못한 경우, 사물이나 행동을 지칭하는 정확한 단어를 산출하지 못해 비슷한 의미의 단어나 상위 범주의 단어로 대치하기도 하고 에둘러 말하거나 대용어 사용이 증가하는 양상을 보인다.

본 장에서는 단어부터 문장 수준까지 다양한 과제를 통해 언어의 이해 및 표현능력 향상을 도모할 수 있도록 구성하였다. 언어재활사는 주어진 과제에 국한하여 단순한 과제 지시만 하기보다는 대상자가 어떤 단계에서부터 어려움을 보이는지 파악하고, 직접 개입하려는 노력이 필요하다. 또한 대상자가 다양한 방식으로 생각이나 느낌을 표현할 수 있도록 지도해야 한다.

- 치료 대상자에게 요구하는 반응들
  - 한 가지 범주 내에 포함된 단어들을 떠올려 글자를 찾거나 말하기
  - 글로 묘사된 사람의 직업명을 말하기
  - 글에서 묘사하고 있는 사물의 이름을 말하기
  - 특정 장소에서 볼 수 있는 물건의 이름을 나열하기
  - 문장의 의미적 특성을 이해하고 적절한 단어 고르기

1 퍼즐 속 단어 찾기

◆ 퍼즐 속에 적힌 글자들 사이에서 각 범주에 해당하는 단어를 모두 찾아 보세요.

과일

사	자	동	절
러	과	아	지
게	숭	지	공
복	마	딸	기

음식

개	갈	연	반
찌	삼	국	지
장	수	겹	함
된	송	자	살

교통수단

세	주	정	기
버	스	노	차
무	카	미	도
아	지	하	철

동물 I

고	강	아	사	당	구
사	양	노	슴	표	호
늑	라	이	돼	랑	원
토	끼	가	지	숭	하
거	도	북	이	하	미
부	이	마	뱀	사	지

나라 이름

미	프	랑	주	러	소
후	대	메	시	일	바
강	한	아	시	나	호
고	민	영	나	모	주
추	국	자	중	국	노
나	바	소	린	베	나

화장실 물건

칫	종	터	수	시
솔	퓨	소	파	건
컴	선	변	기	전
랍	세	조	장	성
서	욕	토	시	옷

가전제품

냄	텔	레	비	전	탁	식
냉	비	젓	가	락	청	전
장	접	시	수	컵	소	자
고	다	침	세	탁	기	레
탁	리	대	미	소	파	인
자	미	후	라	이	팬	지

동물 Ⅱ

차	대	동	지	상	코
공	코	인	돼	줄	고
사	다	뿔	오	생	양
자	보	어	소	말	이
장	끼	주	룩	제	전
토	치	얼	산	표	물

답

과일

딸기, 사과, 복숭아

음식

국수, 삼겹살, 된장찌개

교통수단

버스, 기차, 지하철

동물 Ⅰ

고양이, 사슴, 원숭이, 토끼, 돼지

나라 이름

중국, 호주, 러시아, 대한민국

화장실 물건

칫솔, 변기, 욕조, 수건

가전제품

냉장고, 다리미, 청소기, 전자레인지, 텔레비전, 세탁기

동물 Ⅱ

토끼, 고양이, 사자, 얼룩말, 돼지, 코뿔소

2 문장 배열하여 쓰기

◆ 보기에 여러 개의 문장이 있습니다. 잘 읽고 일어난 순서에 맞게 문장을 배치해 보세요.

예시

수건으로 몸을 닦았다.	옷을 입었다.	샤워를 했다.

① 샤워를 했다.

② 수건으로 몸을 닦았다.

③ 옷을 입었다.

맛있게 먹었다.	냄비에 물을 담았다.	라면을 끓였다.

①

②

③

자리에 앉았다.	버스를 기다린다.	버스 요금을 냈다.

①

②

③

무릎에 피가 났다.	넘어졌다.
길을 걸어갔다.	돌부리에 걸렸다.

①

②

③

④

옷을 꿰맸다.　바지가 찢어졌다.　넘어졌다.　구멍이 사라졌다.

①

②

③

④

마트에 갔다.　줄을 섰다.　계산을 했다.　물건을 골랐다.

①

②

③

④

3 문장 완성하기

1) 단어 골라 문장 완성하기

◆문장을 읽고, 보기에서 알맞은 단어를 골라서 넣어 보세요.

예시

양파는 ② 동그란 모양이다.

① 네모난 ② 동그란 ③ 세모난

1. 칫솔로 ________(을)를 닦는다.

① 손 ② 목 ③ 이

2. 마트에서 ________으로 물건을 산다.

① 돈 ② 책 ③ 입

3. 색종이는 ________로 자른다.

① 연필 ② 지우개 ③ 가위

4. 사과는 ________로 깎는다.

① 도마 ② 칼 ③ 키위

5. ________과 실로 옷을 꿰맨다.

① 바늘 ② 이불 ③ 칼

6. 손에________을 낀다.

① 양말 ② 안경 ③ 장갑

7. 99 다음은________이다.

① 98 ② 100 ③ 101

8. ________로 셔츠를 다린다.

① 물 ② 다리미 ③ 나무

9. 책을________에 넣는다.

① 가방 ② 가발 ③ 나방

10. 설거지를 할 때 손에________을 낀다.

① 수건 ② 고무장갑 ③ 물

11. 금요일 다음은________이다.

① 일요일 ② 토요일 ③ 목요일

12. 머리에는________를 쓴다.

① 시계 ② 반지 ③ 모자

13. ________는 팔목에 찬다.

① 시계 ② 머리띠 ③ 귀걸이

14. 1년은________일이다.

① 30 ② 365 ③ 12

15. 사계절 중 10월은________이다.

① 겨울 ② 봄 ③ 가을

16. 1분은________초이다.

① 60 ② 65 ③ 70

17. 눈이 나쁘면________을 쓴다.

① 현미경 ② 안경 ③ 우산

18. 하늘에서________을 탄다.

① 구름 ② 불 ③ 낙하산

19. ________는 코가 긴 동물이다.

① 코끼리 ② 쥐 ③ 하마

20. 수염은________로 깎는다.

① 비누 ② 면도기 ③ 칫솔

21. 빗으로________을 빗는다.

① 머리카락 ② 팔 ③ 북

22. 신호등이________불로 바뀌면 건넌다.

① 초록 ② 빨간 ③ 노란

◆ 다음 보기 중에서 알맞은 단어를 골라 넣어 보세요.

보기					
코	차가운	드라이기	병원	안전띠	
토끼	119	사진	새	바다	미용실

1. 불이 나면________에 신고한다.

2. 돌고래는________에 산다.

3. ________에서 파마를 한다.

4. 머리를________로 말린다.

5. ________는 거북이보다 빠르다.

6. 뜨거운 물의 반대는________물이다.

7. 몸이 아프면________에 간다.

8. ________는 하늘을 난다.

9. 냄새를 맡는 신체부위는________이다.

10. 액자에________을 끼운다.

11. 차를 탈 때는________를 착용해야 한다.

보기

숨	비누	비	한글	과일	선글라스
동그란	손가락	덥고	씨	배추	

1. 포도, 딸기, 귤은_________이다.

2. _________에 반지를 끼운다.

3. 세종대왕이_________을 만들었다.

4. _________가 온 뒤에 무지개가 떴다.

5. _________로 김장을 한다.

6. 공은_________ 모양이다.

7. 달리기를 하면_________이 찬다.

8. 눈이 부시면_________를 낀다.

9. 여름은_________, 겨울은 춥다.

10. _________로 손을 씻는다.

11. 수박에는 검은_________가 있다.

2) 스스로 문장 완성하기

◆ 문장을 읽고, 적절한 단어를 넣어 말하거나 써 보세요.

1. 나의 성은_________씨입니다.

2. 나의 눈은_________개입니다.

3. 나의 머리카락은_________색입니다.

4. 나는_________살입니다.

5. 나의 생일은_________월입니다.

6. 우리 가족은_________식구입니다.

7. 내 고향은_________입니다.

8. 내가 좋아하는 색깔은_________색입니다.

9. 나는 눈이 나빠서_________을 낍니다.

10. 나는 음식 중_________(을)를 가장 싫어합니다.

11. 오늘 아침 반찬은_________였습니다.

12. 내가 좋아하는 계절은_________입니다.

13. 나와 제일 친한 친구의 이름은_________입니다.

14. 나는_________시에 잠이 듭니다.

15. 배고프면 밥을_________ 먹습니다.

4 범주 내 단어 모두 고르기

1) 범주 내 단어 찾기

◆ 제시된 범주와 같은 의미 범주에 해당하는 단어를 모두 고르세요.

과일	딸기 수박	바나나 콩나물	옥수수 사과
가구	컴퓨터 옷장	의자 커튼	책상 청소기
가전제품	세탁기 연필	선풍기 냉장고	화분 손톱깎이
의류	바지 이불	치마 코트	셔츠 슬리퍼
깨지는 것	숟가락 접시	우산 책	유리컵 거울
날개가 있는 것	갈매기 개구리	자동차 잠자리	독수리 비행기
스포츠	시소 독서	미끄럼틀 축구	농구 야구

바다에 사는 것	사슴 상어	오징어 코끼리	거북이 참치
주방용품	비누 칫솔	국자 주전자	냄비 면도기
채소	가지 모기	사과 무	오이 당근
직업	경찰관 나그네	군인 수영 선수	피서객 어부
겨울과 관련 있는 것	난로 목도리	부채 핫팩	에어컨 수영복
여름과 관련 있는 것	설날 해수욕장	선풍기 수박	에어컨 고구마
곤충	메뚜기 잉어	오리 사마귀	귀뚜라미 쥐

2) 범주 내 단어 골라 쓰기

◆ 각 범주에 해당하는 단어들을 보기에서 골라 써 보세요.

어류	교통수단	새
곤충	**개**	**꽃**

보기

고등어	나비	갈치	승용차	진돗개
오토바이	개나리	무궁화	삽살개	기차
장미	부엉이	독수리	잠자리	매미
튤립	벌	제비	가오리	트럭

5 집 안에 있는 사물 이름 대기

◆ 다음 설명에 해당하는 사물의 이름을 말해 보세요..
– 답은 여러 개일 수 있습니다.

부엌/화장실

1. 음식을 차갑게 보관해 주는 것은 무엇인가요?

2. 물을 끓일 때 사용하는 것은 무엇인가요?

3. 냄비나 접시 등은 어디에 보관하나요?

4. 음식 재료를 썰 때, 받침대로 사용하는 것은 무엇인가요?

5. 식은 음식을 다시 데울 때 사용하는 것은 무엇인가요?

6. 국이나 찌개를 그릇에 덜 때 사용하는 것은 무엇인가요?

7. 이를 닦을 때 사용하는 것은 무엇인가요?

8. 샤워를 할 때 물은 어디에서 나오는 건가요?

9. 머리를 감을 때 사용하는 것은 무엇인가요?

10. 몸에 물기를 닦을 때 사용하는 것은 무엇인가요?

거실/침실(안방)

1. 거실에 놓여 있는 푹신한 의자는 무엇인가요?

2. 거실 바닥에 까는 천은 무엇인가요?

3. 시간을 보기 위해 벽에 걸어놓는 것은 무엇인가요?

4. 장식품이나 그릇, 사진 등을 진열해 놓는 것은 무엇인가요?

5. 사람이 누워 잠을 잘 수 있는 것은 무엇인가요?

6. 방을 환하게 해주는 것은 무엇인가요?

7. 바람, 햇빛을 막기 위해 창문에 걸어두는 천은 무엇인가요?

8. 방 안이 건조할 때 사용하는 가전제품은 무엇인가요?

9. 옷을 보관할 때 사용하는 가구는 무엇인가요?

10. 잠을 잘 때 머리에 베는 것은 무엇인가요?

6 장소 이름 맞히기

◆ 다음 단어와 관련된 장소를 말해 보세요.

1. 의사, 간호사, 병실, 응급실 ____________________

2. 영화, 표, 팝콘, 콜라 ____________________

3. 비행기, 승무원, 국제선, 출입국 심사대 ____________________

4. 약사, 처방전, 양약, 영양제, 연고 ____________________

5. 선생님, 학생, 칠판, 책상 ____________________

6. 십자가, 목사님, 성가대, 성경 ____________________

7. 미용사, 가위, 머리빗 ____________________

8. 휴가, 파라솔, 여름, 수영 ____________________

9. 꽃, 화분, 모종, 흙, 씨앗 ____________________

10. 우표, 우체통, 집배원, 택배 ____________________

11. 공무원, 등본, 초본, 도장 ____________________

1. 상점, 상인, 장바구니, 비닐봉지

2. 유치장, 수갑, 가스총

3. 소방차, 소방관, 불자동차, 방독면

4. 미끄럼틀, 그네, 시소, 모래

5. 메뉴판, 종업원, 음식, 수저

6. 현금지급기, 통장, 돈, 청원경찰

7. 관중석, 홈런, 야구방망이, 심판

8. 계산대, 진열대, 식품, 물건, 시식코너

9. 벤치, 잔디, 나무, 조깅

10. 회전목마, 솜사탕, 롤러코스터, 풍선

11. 원두, 조각 케이크, 일회용 컵

7 직업 맞히기

◆ 다음과 같은 일은 하는 사람은 누구인지 말해 보세요.

1. 학생들을 가르치는 사람은? ____________________

2. 이가 아플 때 치료하는 사람은? ____________________

3. 편지나 소포를 배달하는 사람은? ____________________

4. 동물들이 아플 때 치료하는 사람은? ____________________

5. 머리를 다듬어주는 사람은? ____________________

6. 범인을 잡거나 교통정리를 하는 사람은? ____________________

7. 불을 끄고 사람들을 구조하는 사람은? ____________________

8. 뉴스를 진행하거나 날씨를 알려주는 사람은? ____________________

9. 그림을 전문적으로 그리는 사람은? ____________________

10. 약을 조제하는 사람은? ____________________

8 문장 읽고 관련 있는 단어에 표시하기

◆ 문장을 읽고, 색깔을 의미하는 단어에 밑줄을 그어 보세요.

1. 사과는 빨간색이다.
2. 파란 바지를 입었다.
3. 아기는 노란색 장화를 신었다.
4. 동생이 햇볕에 검게 그을렸다.
5. 흰 메모지에 이름을 썼다.
6. 분홍색 꽃을 귀에 꽂았다.
7. 나는 노란색 국화가 좋다.
8. 이 짬뽕은 하얀 짬뽕이야.
9. 할머니는 황토색 침대에서 주무신다.
10. 닭이 노란색 병아리를 낳았다.
11. 민철이는 파란 바다에서 수영을 한다.
12. 저 개는 누런 털이 특징이다.
13. 칠판에 흰 분필로 글씨를 썼다.
14. 원숭이 엉덩이는 빨갛다.
15. 할머니의 옥색 저고리가 예쁘다.

1. 여름에는 노란 참외를 먹는다.

2. 단풍잎이 빨갛게 물들어 간다.

3. 하얀 생크림 케이크는 정말 달콤해 보인다.

4. 옷을 빨지 않아 때가 검게 탔다.

5. 초록색 볼펜만 잘 나오지 않는다.

6. 흰옷을 입은 귀신이 꿈에 나타났다.

7. 저 친구가 쓴 파란색 모자는 참 멋있다.

8. 오늘은 남색 치마를 입을 거야.

9. 그녀는 베이지색 여우 목도리를 하고 왔다.

10. 갈색 얼룩무늬 고양이가 야옹 하고 운다.

11. 빨간색과 파란색을 섞으면 보라색이 된다.

12. 이를 닦지 않아 누렇다.

13. 빨간 김치찌개가 보글보글 끓는다.

14. 흰 가운을 입은 의사 선생님은 정말 예뻐.

15. 민희는 늘 하늘색 이불을 덮고 잔다.

1. 빨간 케첩이 좋니, 노란 겨자 소스가 좋니?

2. 오늘은 검은색 옷만 세탁하는 날이야.

3. 노란 개나리가 피는 봄이 왔어요.

4. 그녀의 입술은 앵두처럼 새빨갰어요.

5. 푸른 물결이 넘실대는 넓고 큰 바다

6. 나는 백돌, 친구는 흑돌로 바둑을 두었다.

7. 날씨가 추워져서 연두색 니트를 입었다.

8. 환자식으로 나오는 흰 쌀밥이 이제는 질려.

9. 금박지로 천 마리의 종이학을 접을 거야.

10. 넘어져서 무릎이 까지고 빨간 피가 흘렀다.

11. 내가 산 카키색 운동화는 발에 딱 맞다.

12. 철수는 백설탕보다는 황설탕을 더 좋아한다.

13. 가을 산이 빨갛고 노랗게 물들었다.

14. 나는 분홍색 손수건과 자주색 스카프를 꺼냈다.

15. 영희는 파란 하늘과 흰 구름을 좋아한다.

1. 오븐에 빵을 구웠는데, 새카맣게 타버렸다.

2. 장미꽃은 주황색도 있고 노란색도 있다.

3. 은반지를 줄지, 금반지를 줄지 고민이다.

4. 비가 오려는지 하늘이 회색빛이다.

5. 신호등이 빨간불에서 초록불로 바뀌었다.

6. 엄마가 나에게 덜 익은 바나나와 청포도를 사오라는 심부름을 시켰다.

7. 바나나가 너무 익어서 검은 반점이 생겼다.

8. 오늘따라 검붉은 노을이 더 멋지게 보였다.

9. 엄마의 한복 저고리는 하얗고, 치마는 청록색이야.

10. 파란 하늘을 수놓은 초록색 풍선은 우리 마음속에 영원할 거야.

11. 빨간 마후라는 공군의 상징이다.

12. 와, 이 빨간 떡볶이가 어찌나 매운지 입에서 불이 나.

13. 나는 간장치킨보다 빨간 양념치킨이 더 좋아.

14. 마트에 갔더니 흑갈색 염색약과 황토색 담요를 할인하고 있었다.

15. 새하얀 눈으로 눈사람을 만들었다.

9 정경화를 보면서 이해 · 표현하기

◆ 다음 문장을 읽고, 설명하는 것을 손으로 짚거나 질문에 답해 보세요.

– 정경화를 이용하여 여기에 제시된 질문 외에도 다양한 질문을 만들어 대상자에게 실시해 보세요.

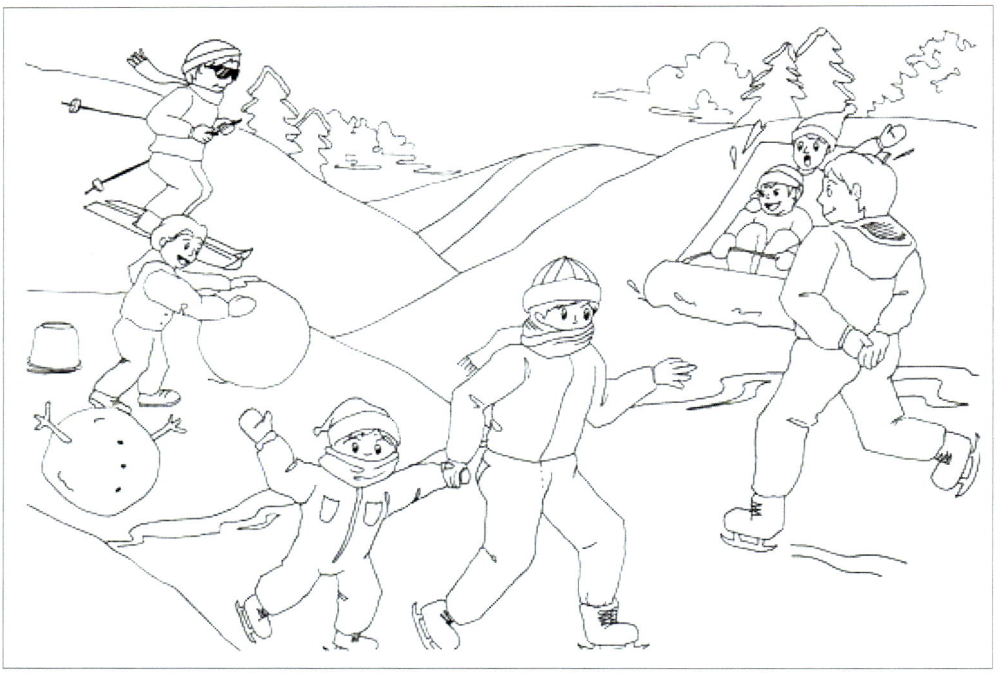

① 고글을 낀 사람

② 눈덩이를 굴리고 있는 아이

③ 손잡고 스케이트를 타고 있는 어른

④ 썰매를 타고 있는 사람

⑤ 지금은 사계절 중 언제인가요?

⑥ 추울 때 손에 끼는 것은 뭐죠?

⑦ 그림에 사람이 몇 명 있나요?

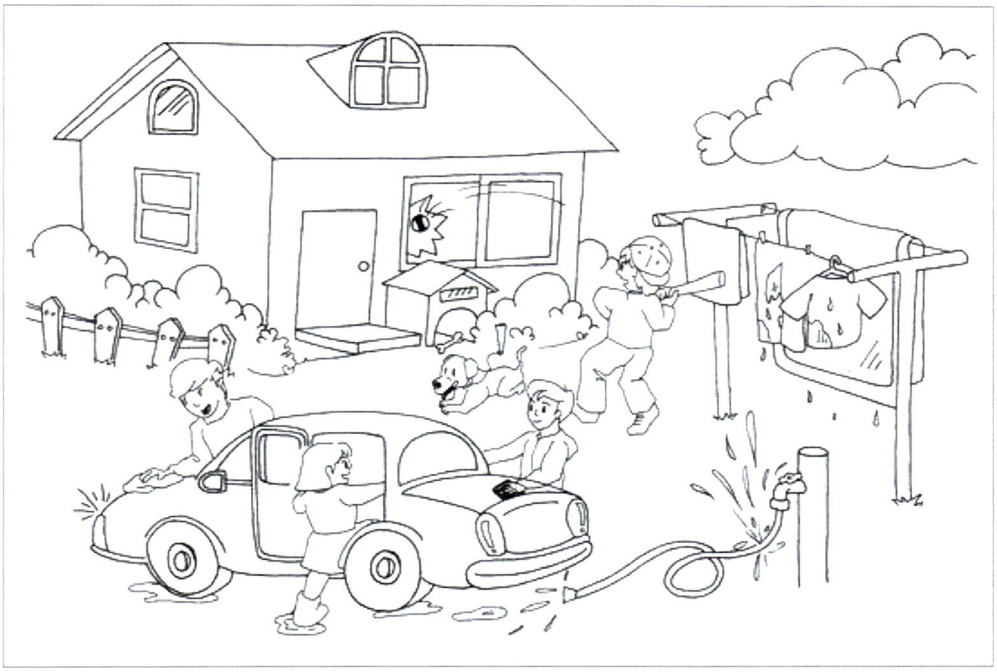

① 야구를 하는 아이

② 물이 줄줄 새는 호스

③ 깨진 창문

④ 세차에 사용되는 물이 나오는 곳

⑤ 세차하는 사람은 몇 명인가요?

⑥ 세차하는 사람이 손에 들고 있는 것은 뭐죠?

⑦ 하늘에서 비가 오나요?

⑧ 빨래가 다 말랐나요?

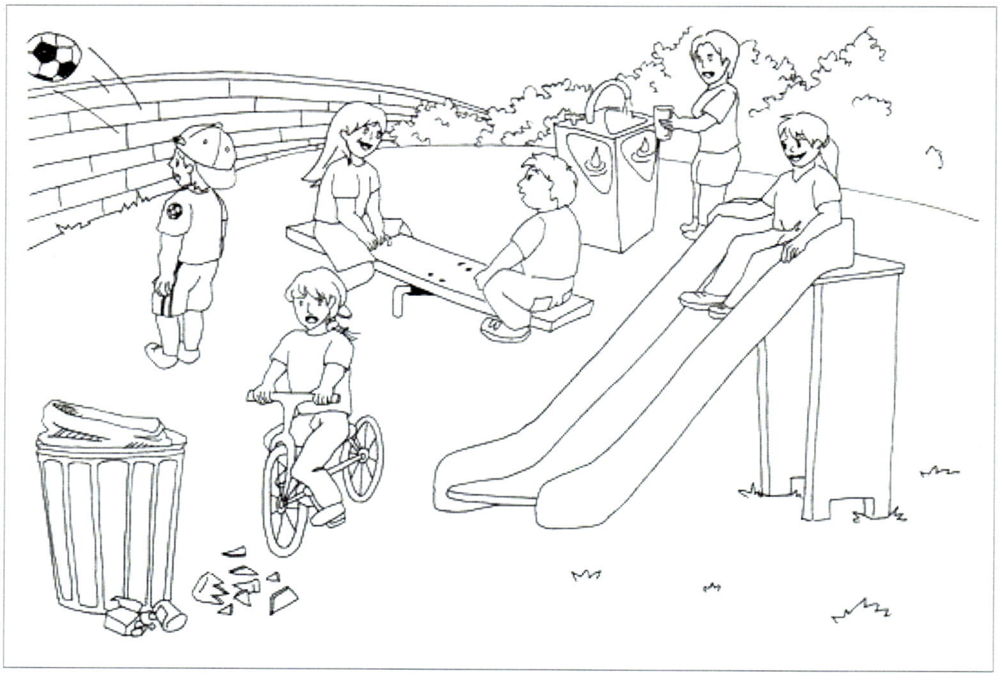

① 자전거를 타는 아이

② 미끄럼틀에서 내려오려고 하는 아이

③ 물을 마시려는 아이

④ 쓰레기를 버리는 곳

⑤ 시소를 타고 있는 아이는 몇 명인가요?

⑥ 여기는 어디일까요?

⑦ 공이 어떻게 되었나요?

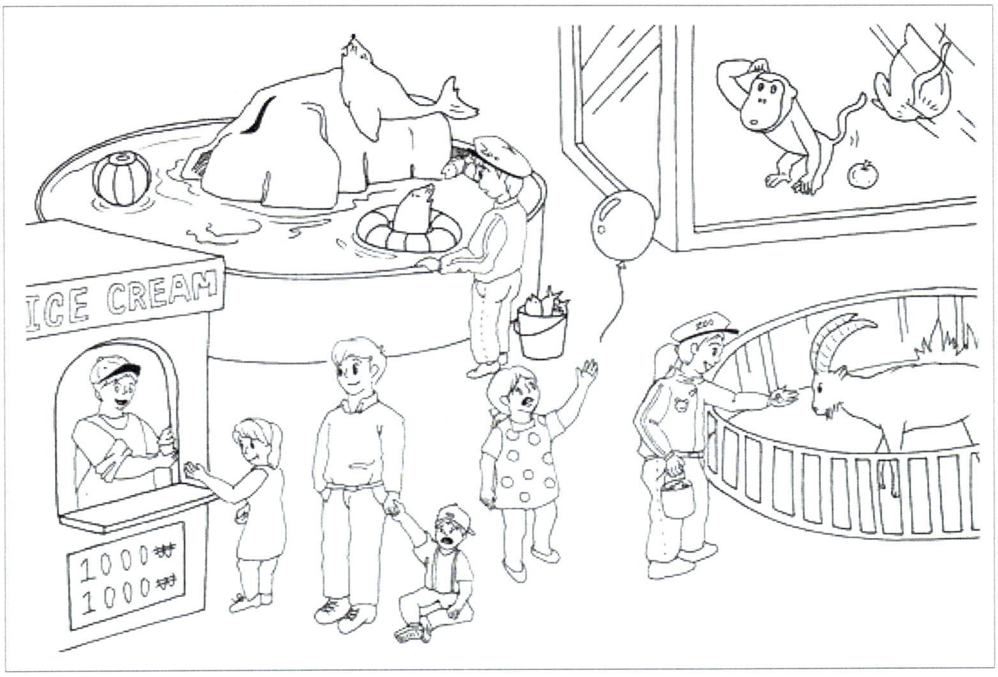

① 아이스크림을 팔고 있는 사람

② 바닥에 앉아 있는 아이

③ 염소에게 먹이를 주고 있는 사람

④ 풍선을 놓친 아이

⑤ 뿔이 달린 동물

⑥ 동물에게 먹이를 주고 있는 사람은 몇 명인가요?

⑦ 여기는 어디일까요?

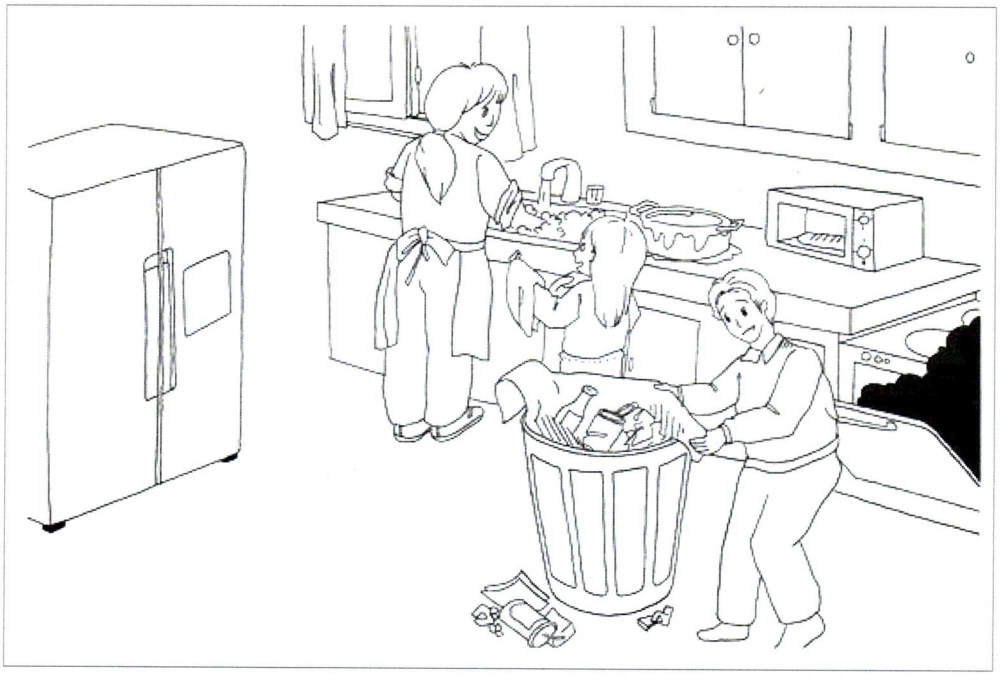

① 쓰레기통을 정리하고 있는 사람

② 설거지를 하고 있는 사람

③ 햇빛을 가리기 위한 천

④ 여기는 어디일까요?

⑤ 오븐에서는 왜 검은 연기가 날까요?

⑥ 설거지를 할 때 왜 앞치마를 입을까요?

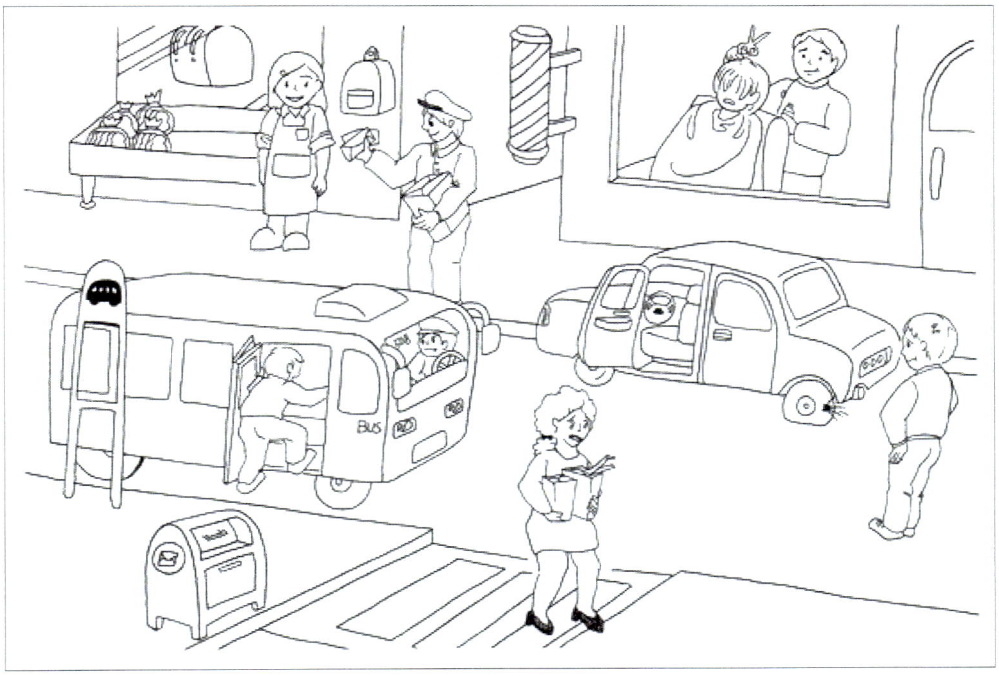

① 버스를 타고 있는 사람

② 횡단보도를 건너는 사람

③ 편지를 전해주는 사람

④ 머리카락을 잘라주는 사람

⑤ 고장 난 자동차

⑥ 편지를 부칠 때 어디에 넣죠?

⑦ 머리를 잘라주는 사람을 뭐라고 부르죠?

⑧ 타이어가 펑크 나면 어떻게 해야 할까요?

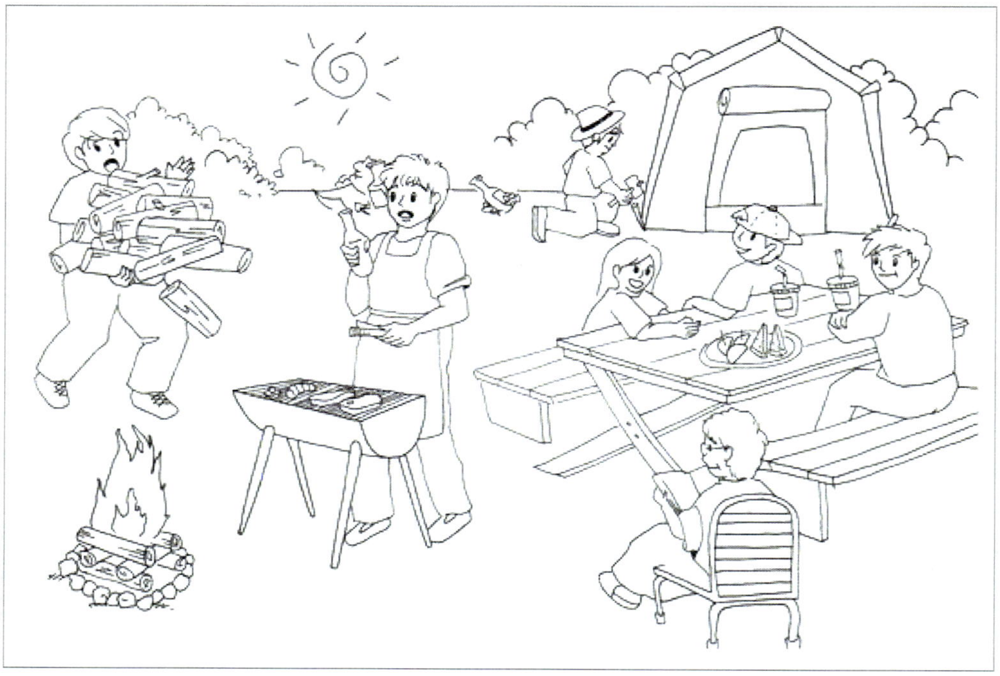

① 텐트를 치고 있는 사람

② 고기를 굽고 있는 사람

③ 책을 읽고 있는 사람

④ 땔감을 나르는 사람

⑤ 의자에 앉아 있는 사람은 모두 몇 명인가요?

⑥ 지금은 낮과 밤 중 언제죠?

⑦ 텐트는 몇 개 있죠?

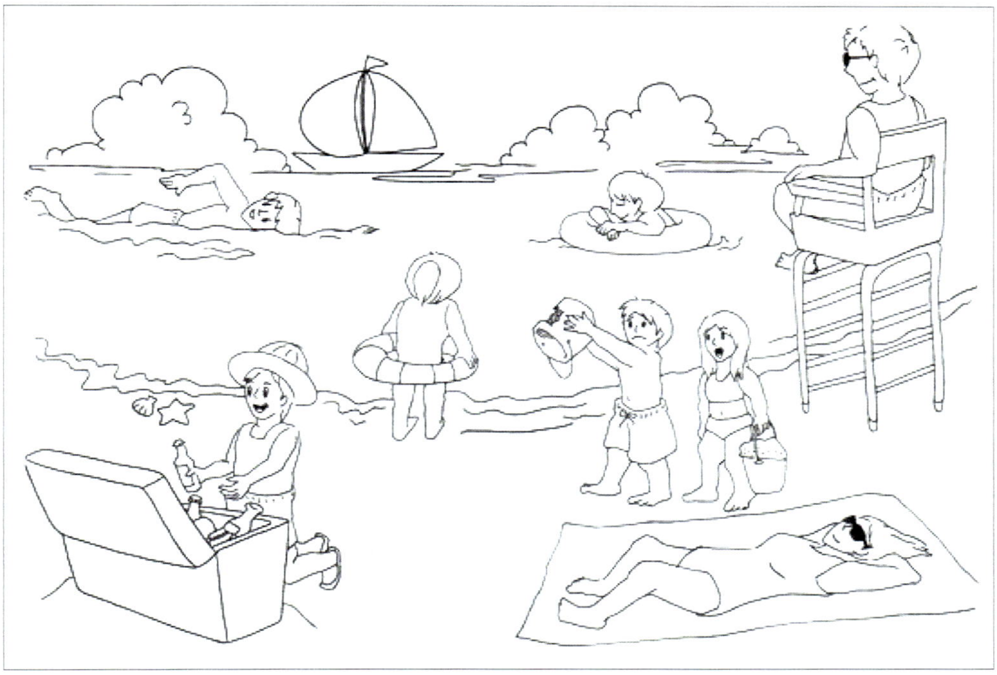

① 튜브 없이 수영하는 사람

② 아이스박스에서 음료수를 꺼내는 사람

③ 바다에 들어가려고 하는 사람

④ 모래사장에 누워 있는 사람

⑤ 물속에 들어가 있는 사람은 몇 명이죠?

⑥ 지금은 사계절 중 언제인가요?

⑦ 지금 여기는 어디일까요?

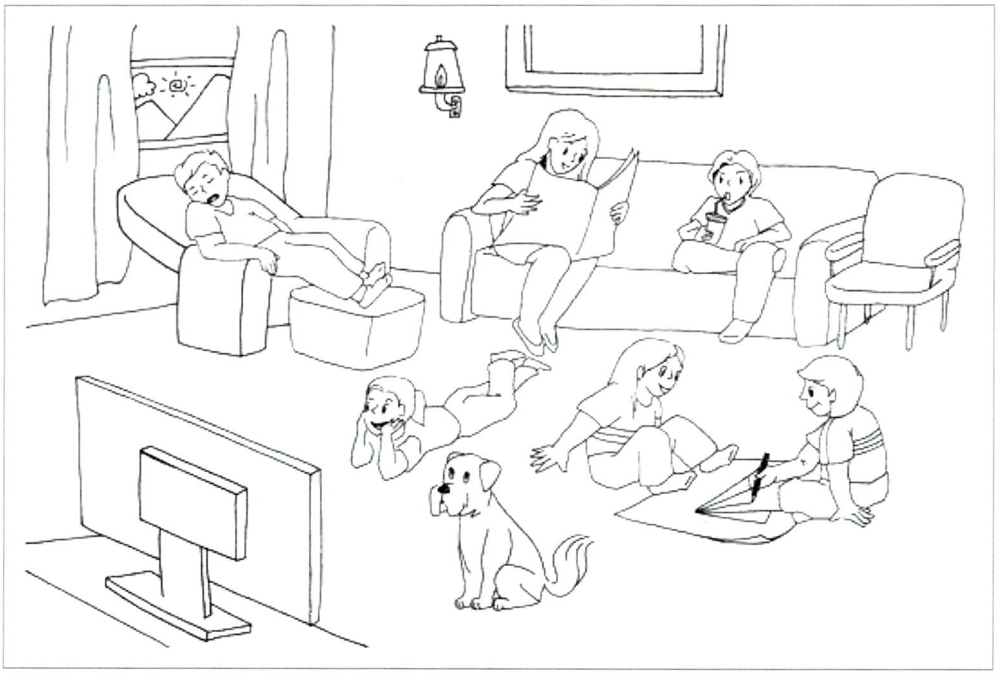

① 엎드려 있는 사람

② 자고 있는 사람

③ 음료수를 마시고 있는 사람

④ 소파에 있는 사람은 몇 명이죠?

⑤ 엎드려 있는 사람은 무엇을 보고 있죠?

⑥ 소파에 앉아 있는 여자는 무엇을 보고 있죠?

⑦ 여기는 어디일까요?

10 퍼즐 끝말잇기

◆ 다음에 두 개씩 묶여 있는 단어카드를 이용하여 마지막 단어의 글자로 시작하는 단어 퍼즐을 찾아 연결해 보세요.

[부록 10] '단어짝 퍼즐' 활용 285쪽

예시

새우	오징어		돋보기
	어부		기차
	종이	이사	줄넘기

11 범주 내 단어 연상

◆ 주사위를 던져 나온 눈의 수를 보고, 이에 해당하는 범주의 단어들을 말하도록 한다.

설명

1. 주사위와 판을 준비한다.
2. 이 게임은 임상가와 대상자가 1:1로 할 수 있으며, 그룹 치료의 경우 다수의 대상자들과 함께 진행할 수 있다.
3. 대상자에게 게임의 규칙을 설명하고 난 뒤 게임을 실시한다.

게임 방법

1. 대상자에게 게임을 설명한다.
   "주사위를 던져서 나온 눈의 수에 해당하는 범주를 이 판에서 찾으세요. 그리고 그 범주에 해당하는 단어를 말하세요. 범주별로 단어를 하나씩 말할 때마다 그 밑에 빈칸을 하나씩 색칠해서 채우면 됩니다. 24개의 빈칸을 모두 채우면 이기는 거예요."
2. 게임에 참여하는 대상자들 간에 순서를 정한다.
3. 정해진 순서에 의해 돌아가면서 주사위를 던진다.
4. 주사위를 던져 나온 눈의 수를 보고, 그에 해당하는 범주를 판에서 찾는다.
5. 그 범주에 해당하는 단어를 말하고, 그 아래 빈칸을 하나 색칠한다. 주사위를 한 번 던질 때마다 해당 범주 내 단어를 하나씩 말할 수 있으며, 빈칸도 하나씩만 색칠할 수 있다.
6. 그다음 사람이 동일한 방식을 게임을 진행한다.
7. 가장 먼저 24개의 빈칸을 모두 채우면 이기게 되며, 각 범주의 빈칸을 다 채울 때마다 종을 치도록 해도 좋다.

※ 예시로 나온 것은 말할 수 없음

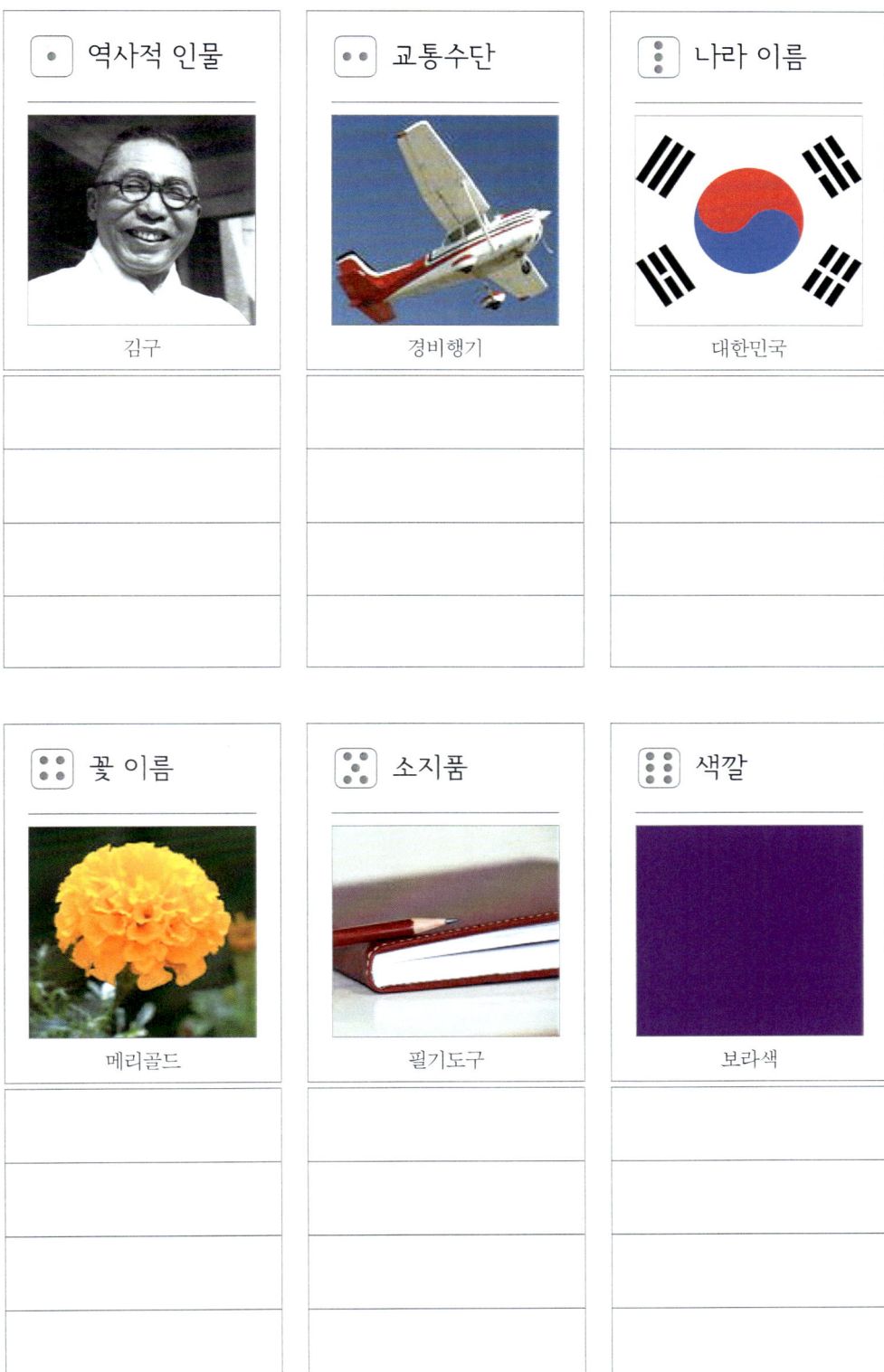

역사적 인물

김구

교통수단

경비행기

나라 이름

대한민국

꽃 이름

메리골드

소지품

필기도구

색깔

보라색

Ⅰ. 지남력

[부록 1] · 신체 부위

[부록 2] · 지역 대표 상징물

[부록 3] · 지역 대표 상징물

[부록 4] · 세계 국기

Ⅱ. 기억력

[부록 5] · 카드

[부록 6] · 냉장고 속 음식

Ⅲ. 주의력

[부록 7] · 퍼즐 조각

[부록 8] · 사물 일부

Ⅳ. 연상능력

[부록 9] · 실물 그림

Ⅴ. 언어능력

[부록 10] · 단어짝 퍼즐

부록

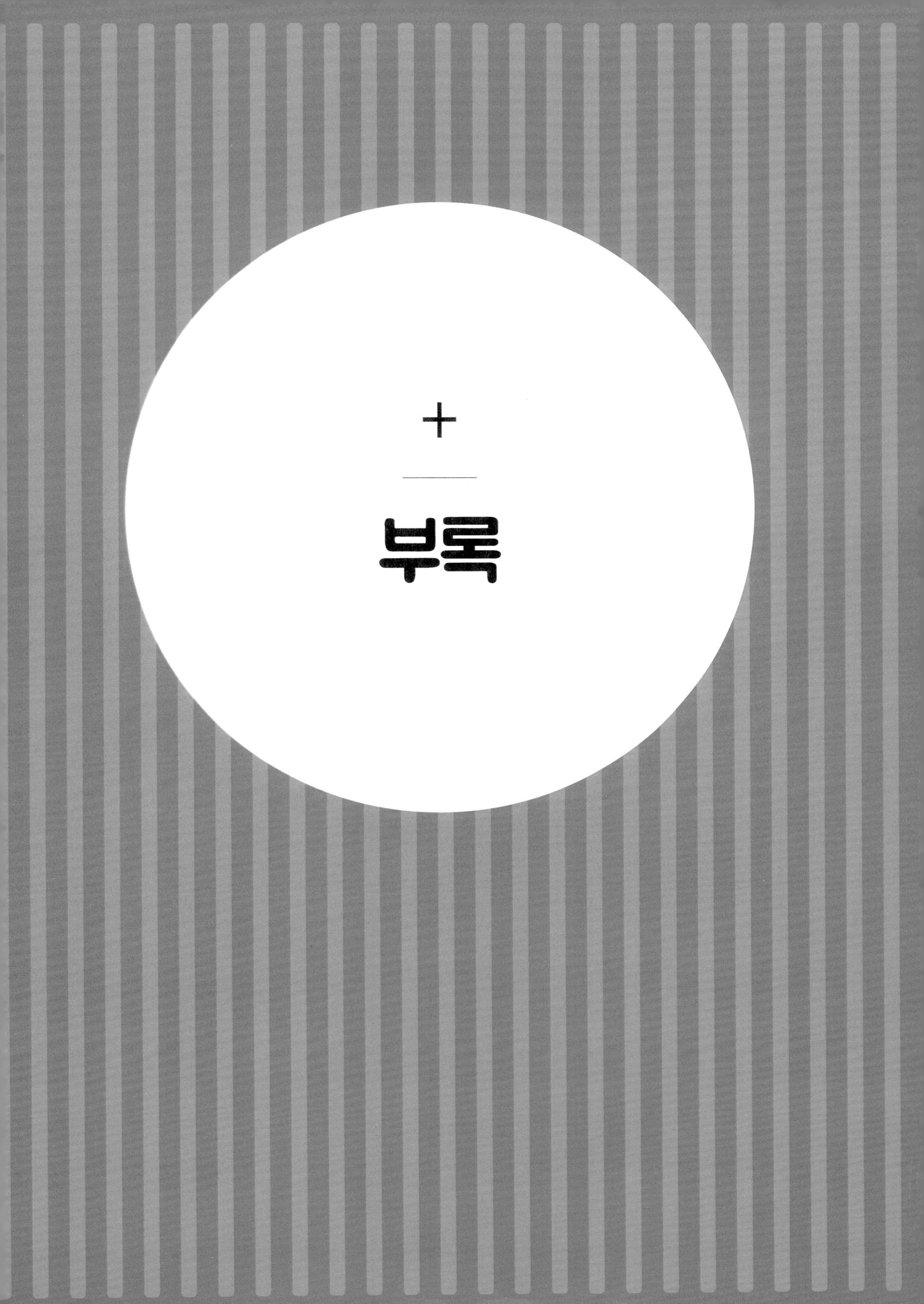

Ⅰ. 지남력

[부록 1] '신체 부위'

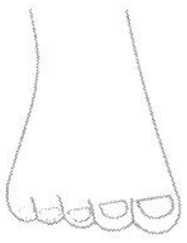
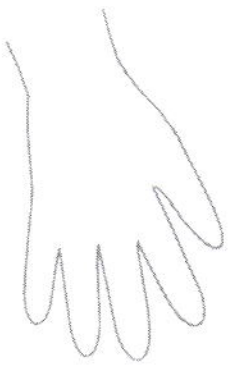
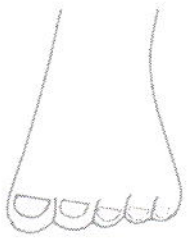
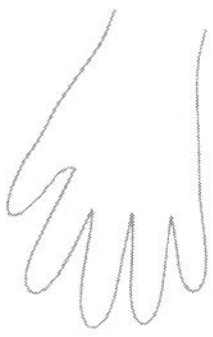

[부록 2] '지역 대표 상징물'

서울

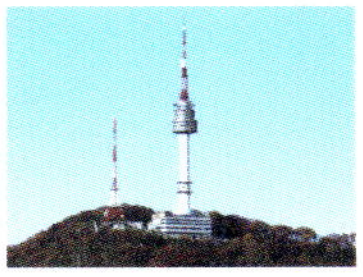
남산

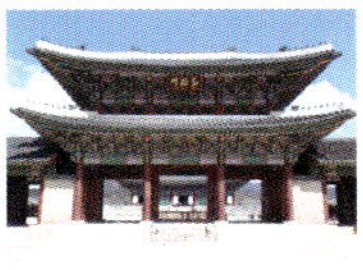
경복궁

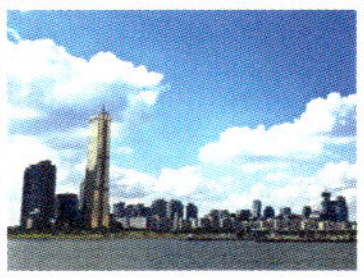
한강

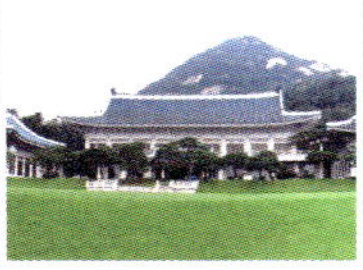
청와대

대전 · 충청

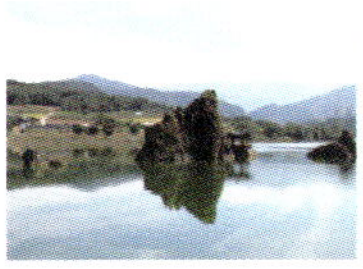
단양 도담삼봉

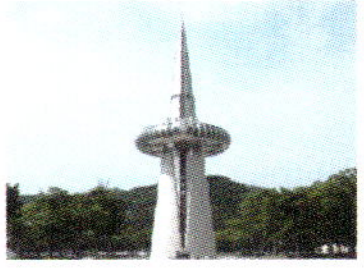
엑스포 과학공원

부산 · 경남

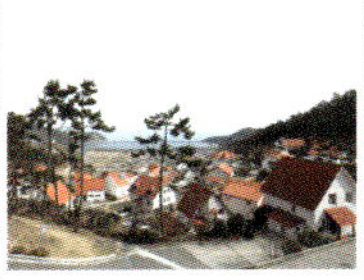
남해 독일마을

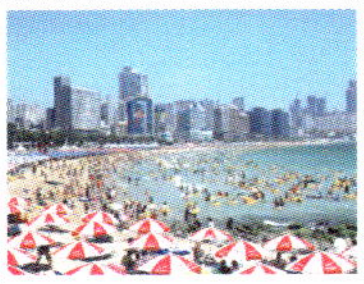
부산 해운대

대구 · 경북

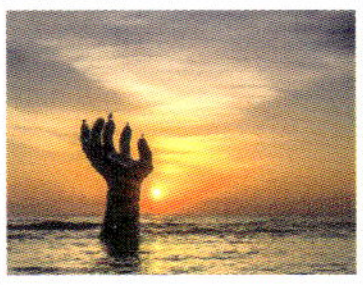
포항 호미곶

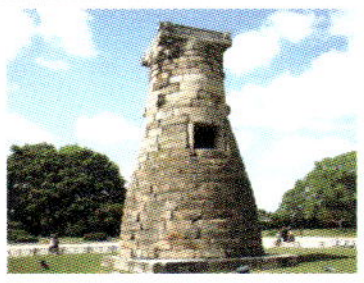
경주 첨성대

전북

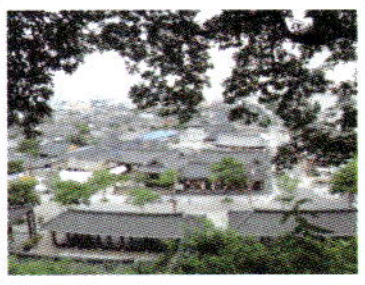
전주 한옥마을

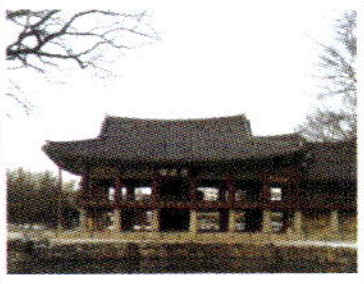
남원 광한루

광주 · 전남

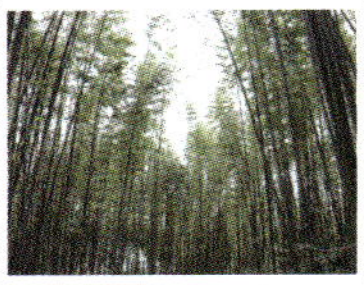
담양 죽녹원

여수 오동도

제주

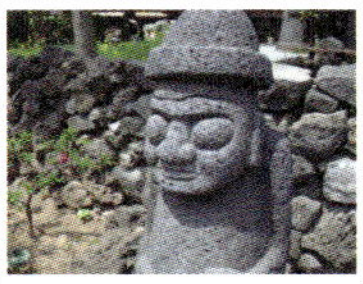
돌하르방

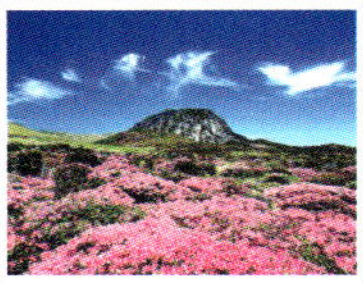
한라산

강원

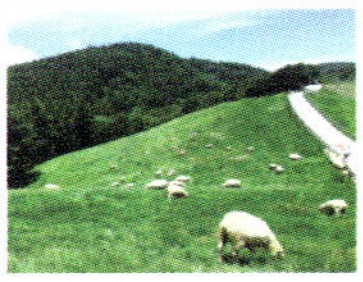
대관령 양떼목장

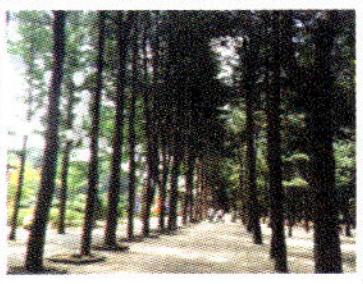
춘천 남이섬

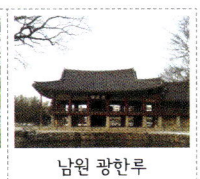

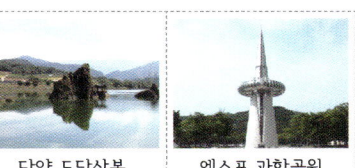

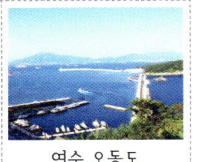

[부록 3] '지역 대표 상징물'

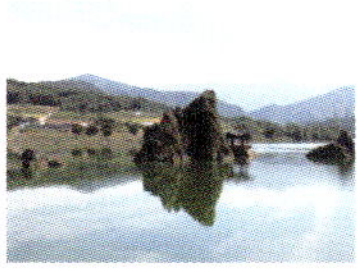
단양 도담삼봉

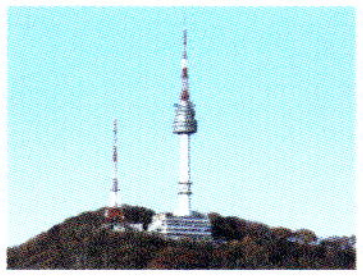
남산

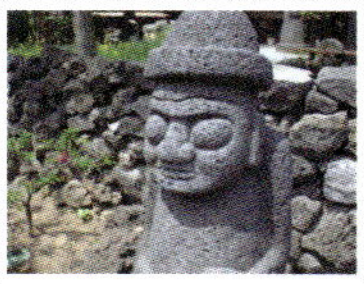
돌하르방

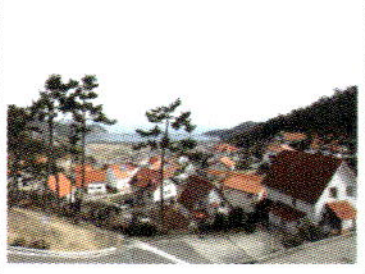
남해 독일마을

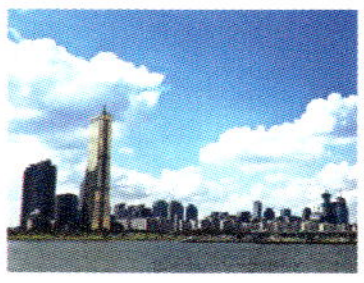
한강

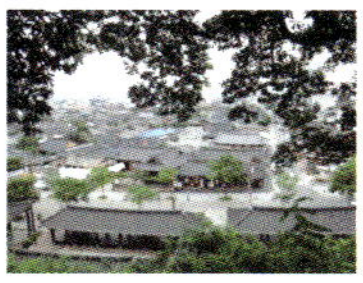
전주 한옥마을

여수 오동도

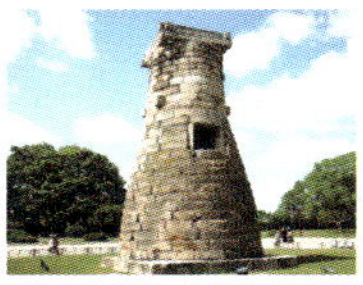
경주 첨성대

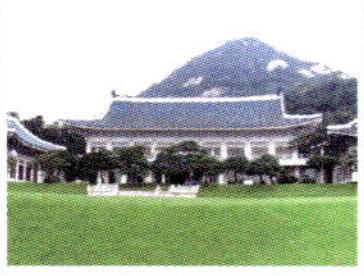
청와대

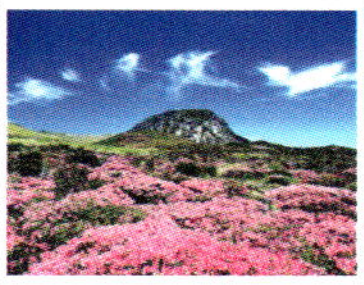
한라산

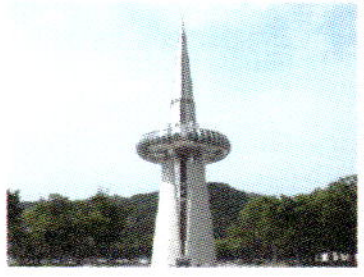
엑스포 과학공원

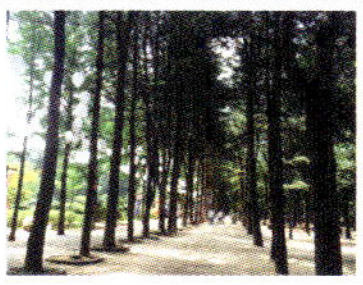
춘천 남이섬

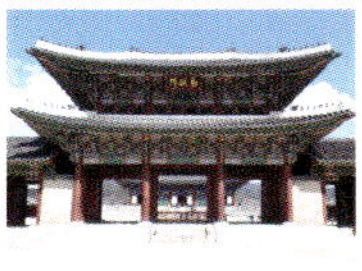
경복궁

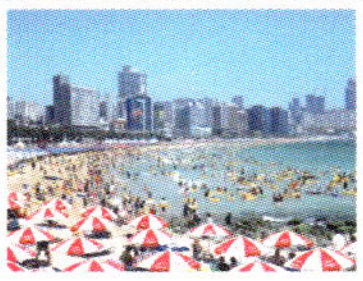
부산 해운대

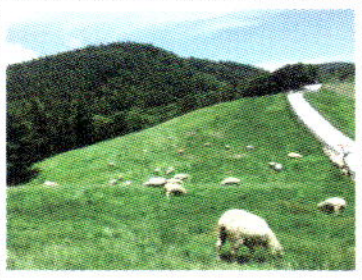
대관령 양떼목장

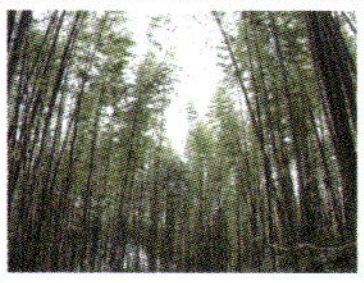
담양 죽녹원

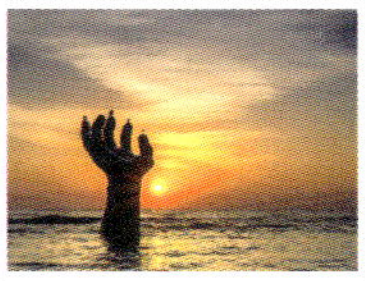
포항 호미곶

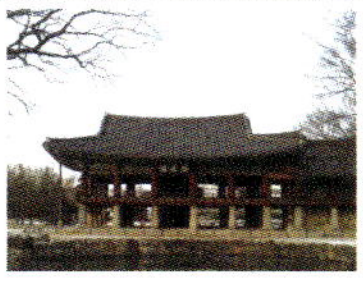
남원 광한루

[부록 4] '세계 국기'

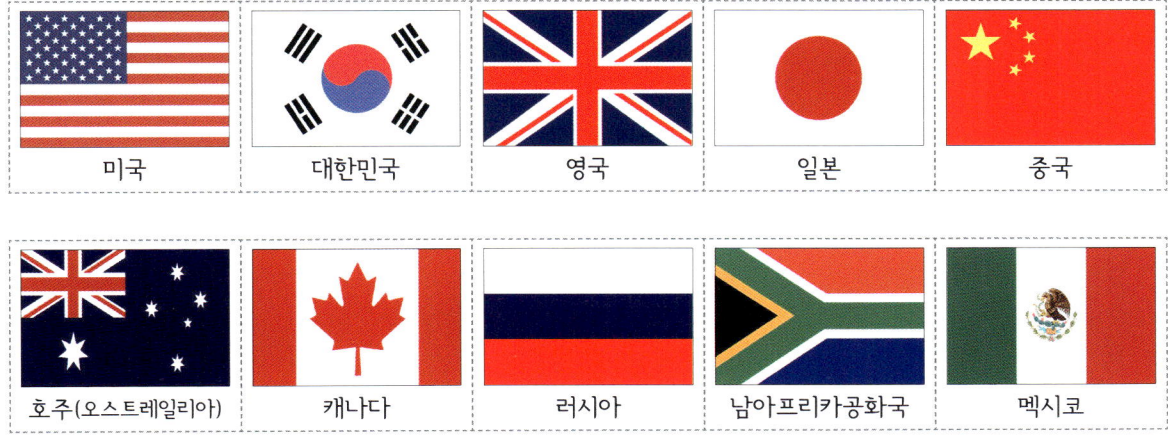

미국

대한민국

영국

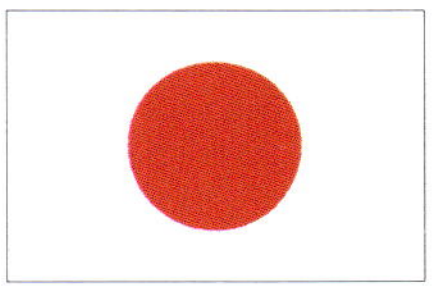
일본

중국

호주(오스트레일리아)

캐나다

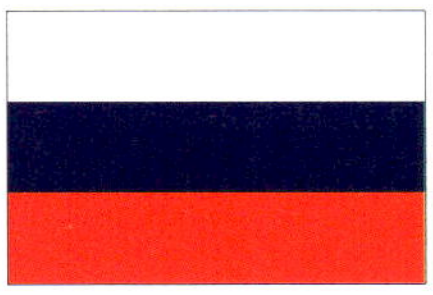
러시아

남아프리카공화국

멕시코

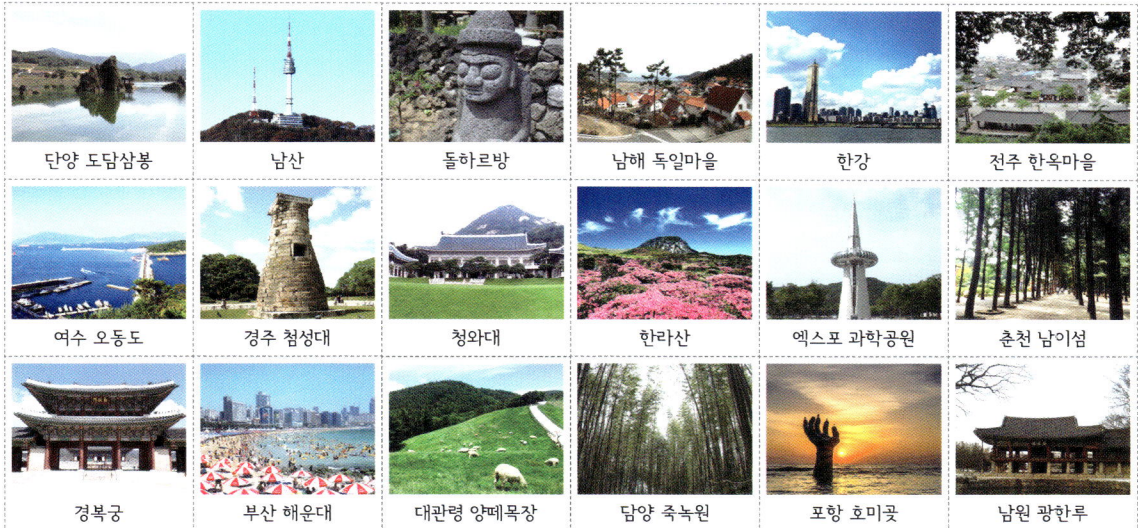

Ⅱ. 기억력

[부록 5] '카드'

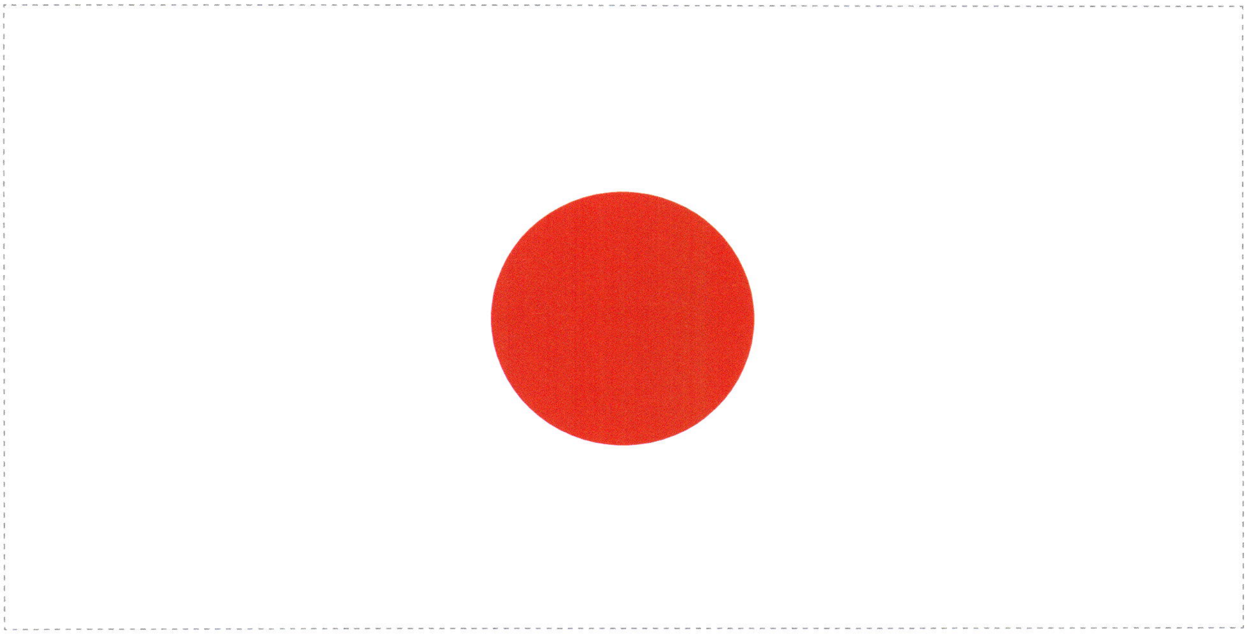

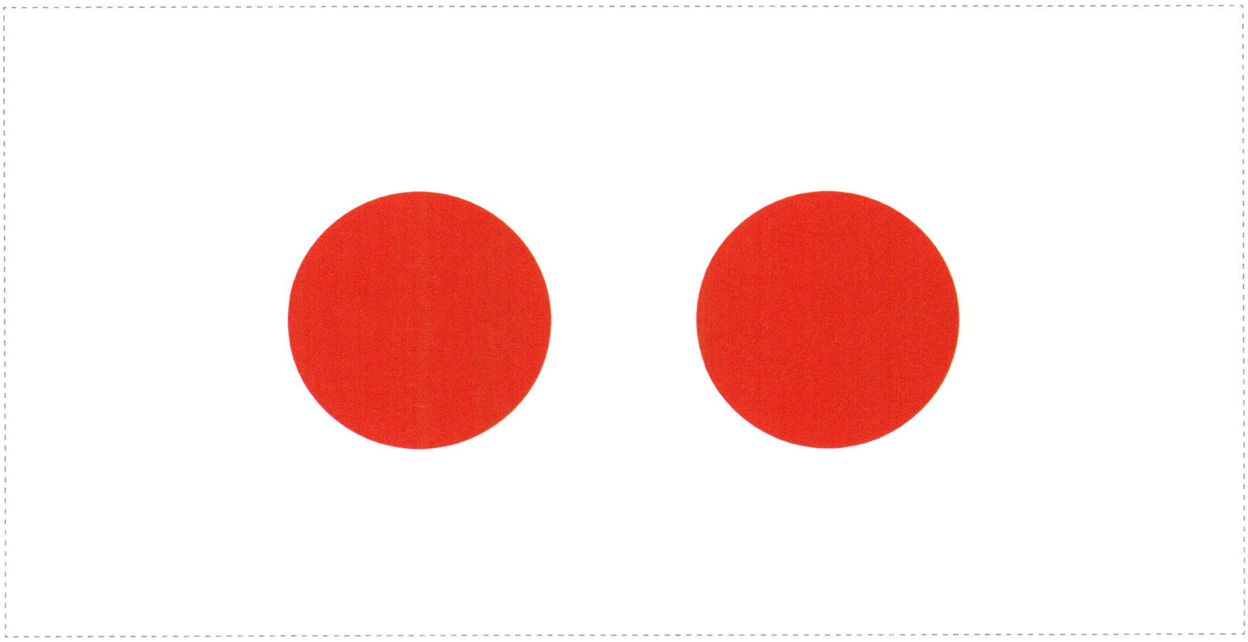

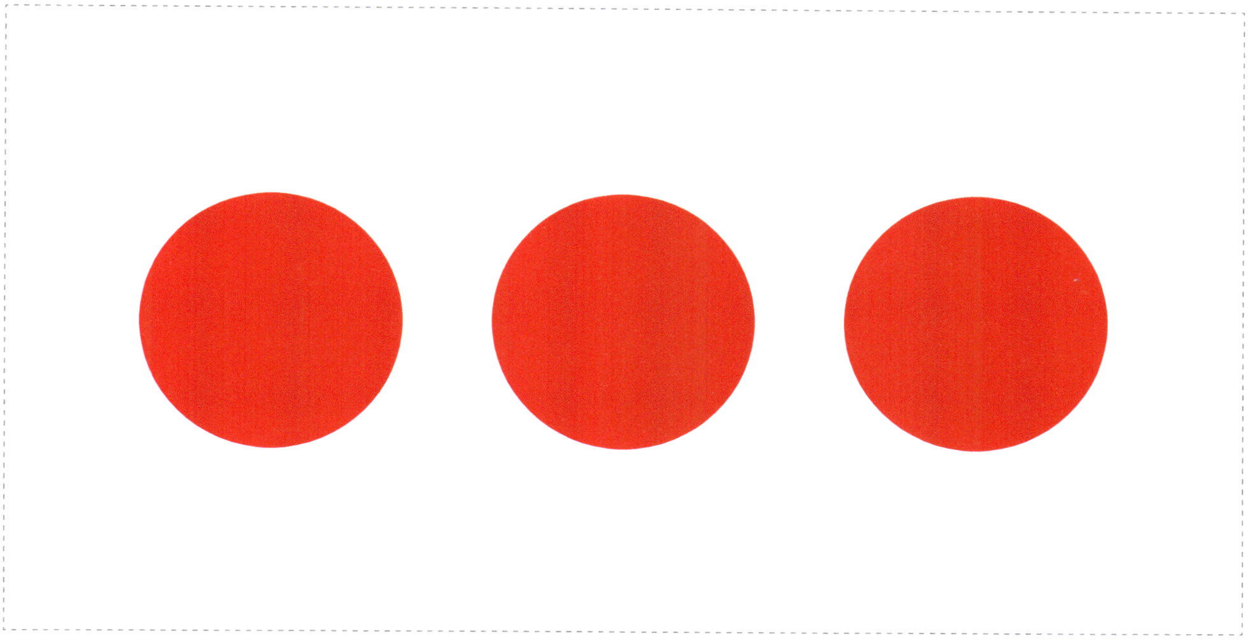

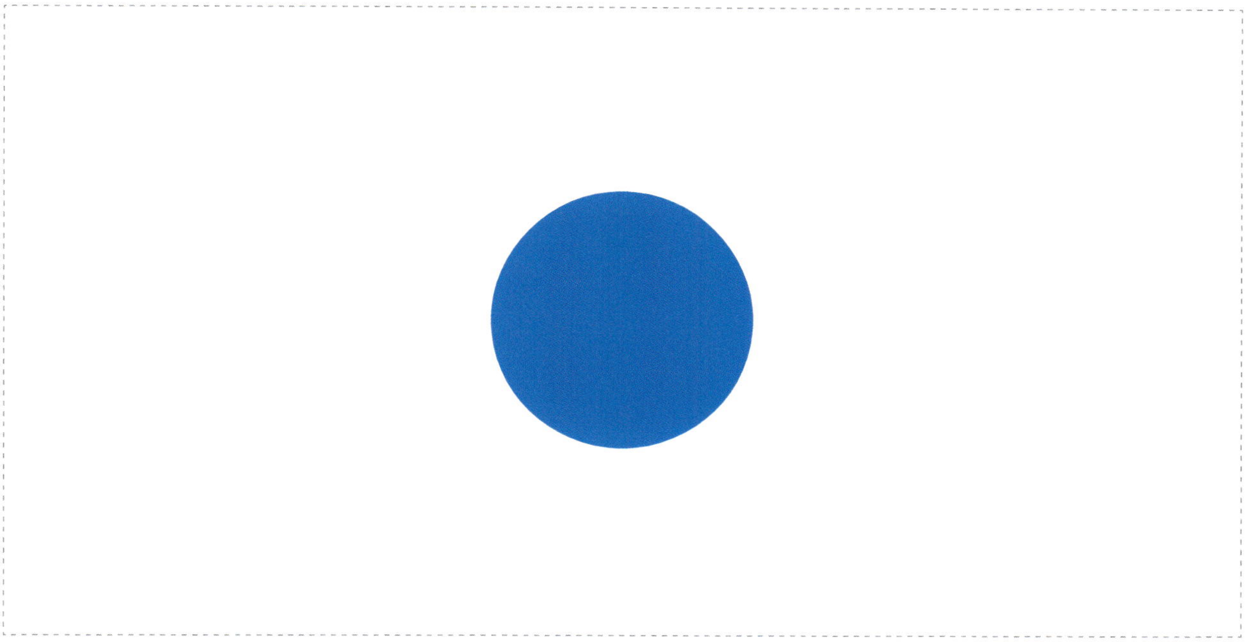

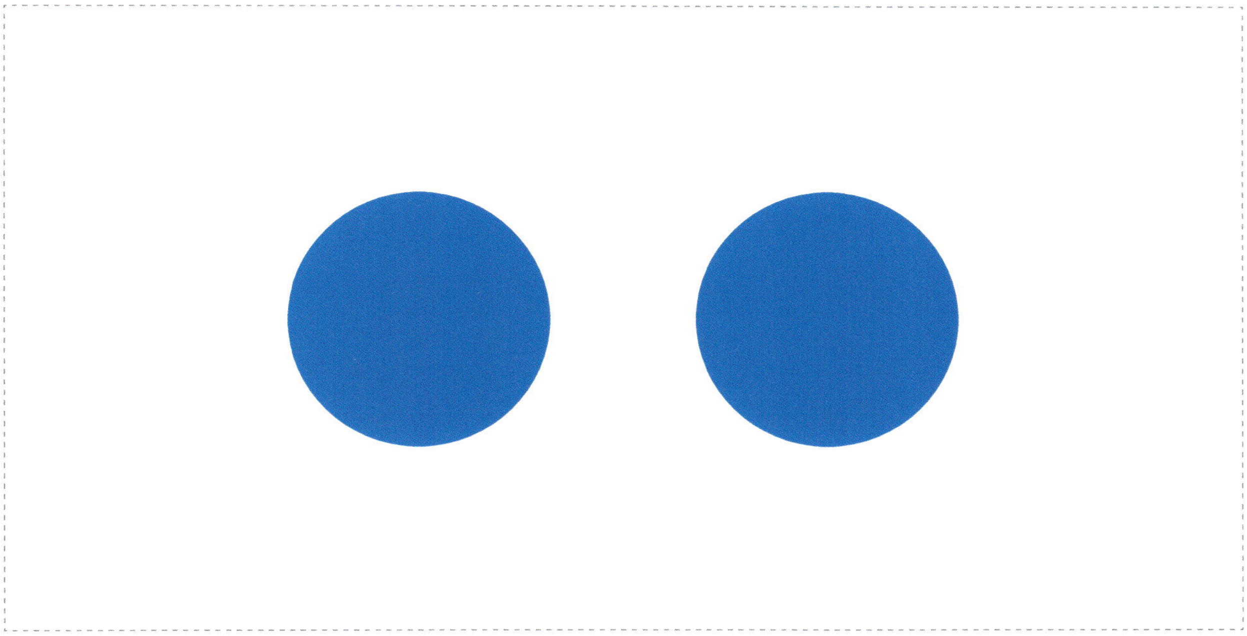

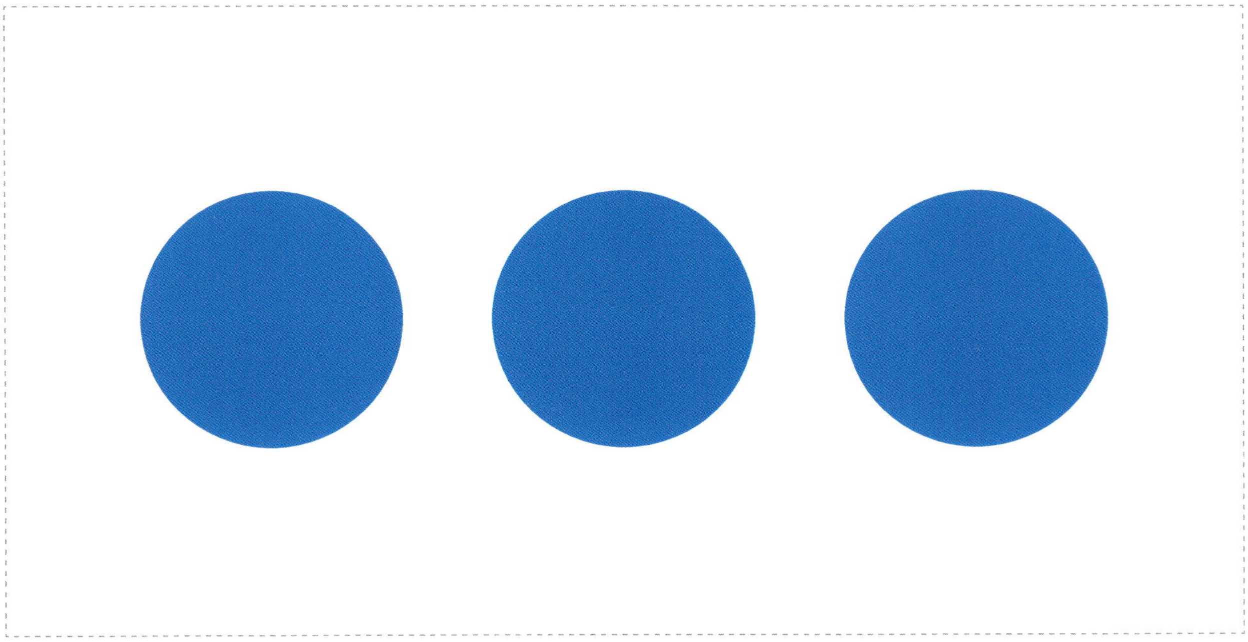

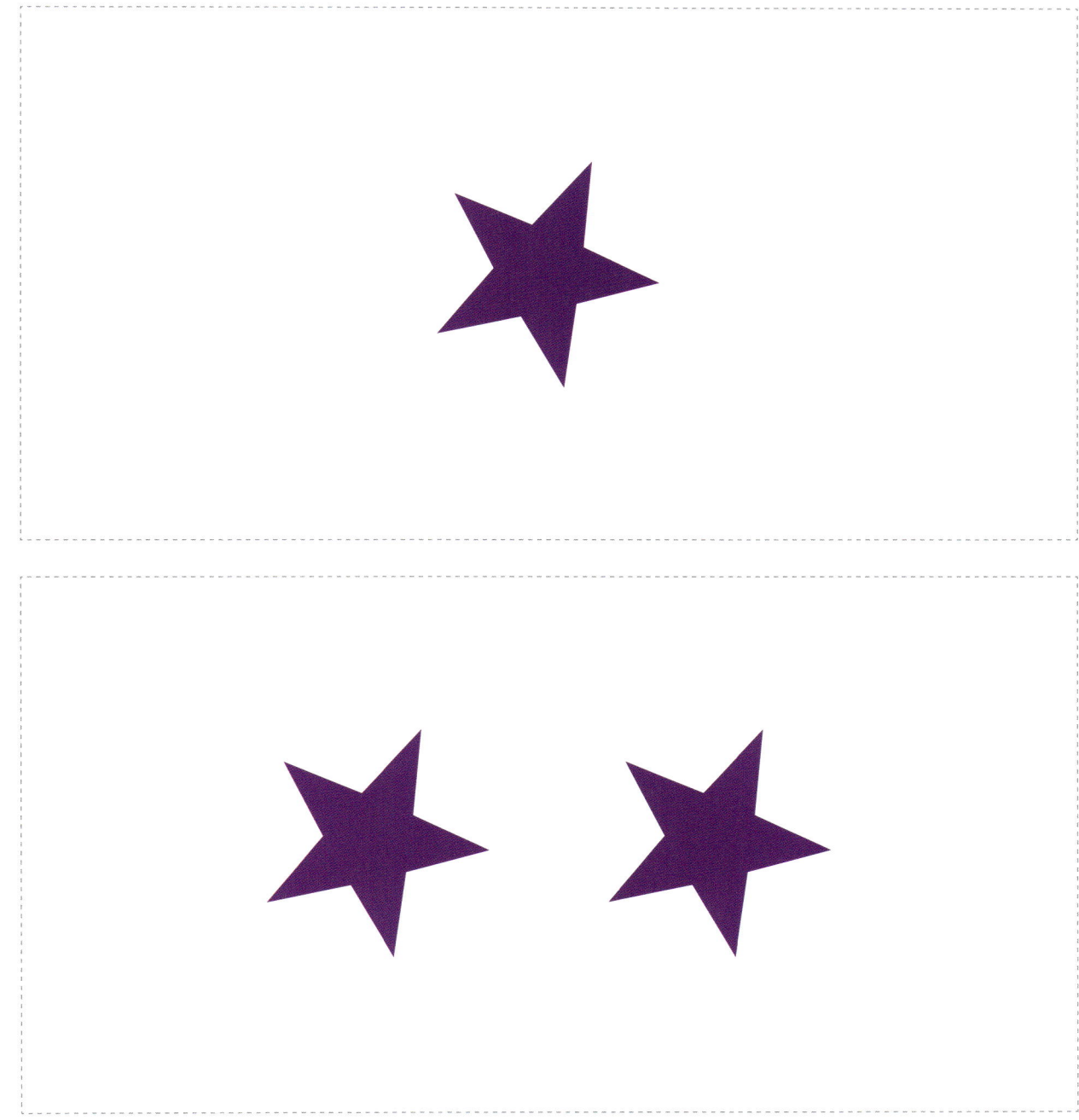

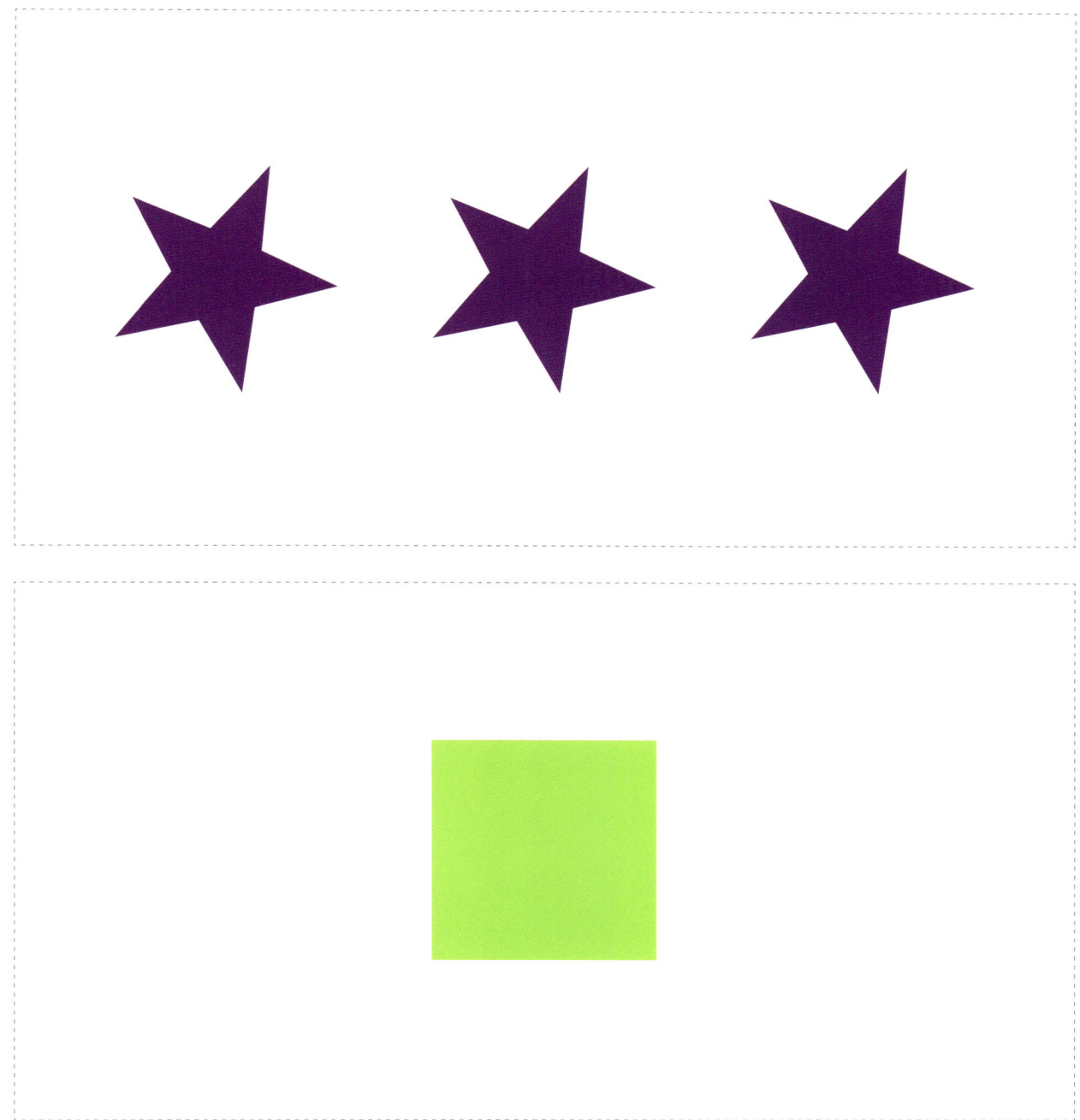

[부록 6] '냉장고 속 음식'

108쪽

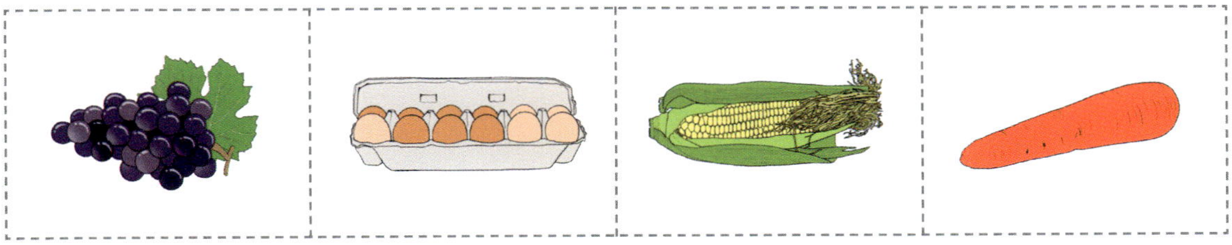

111쪽

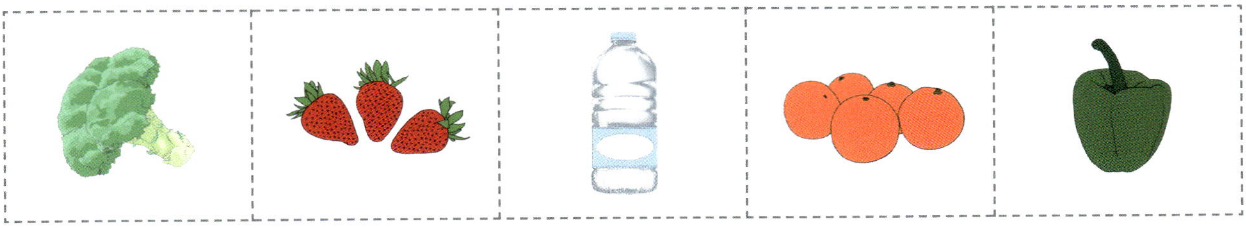

114쪽

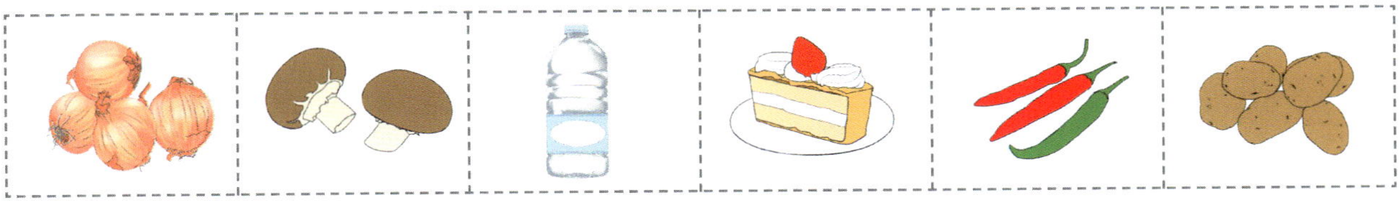

117쪽

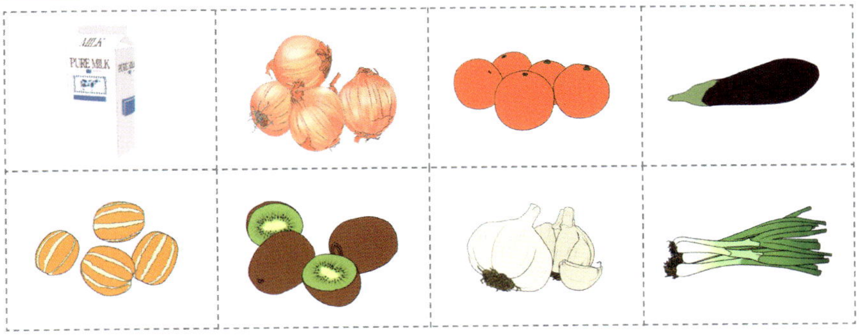

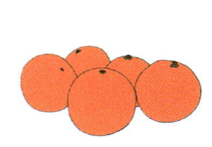

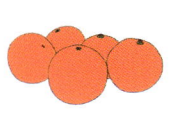

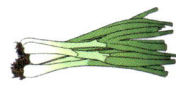

Ⅲ. 주의력

[부록 7] '퍼즐 조각'

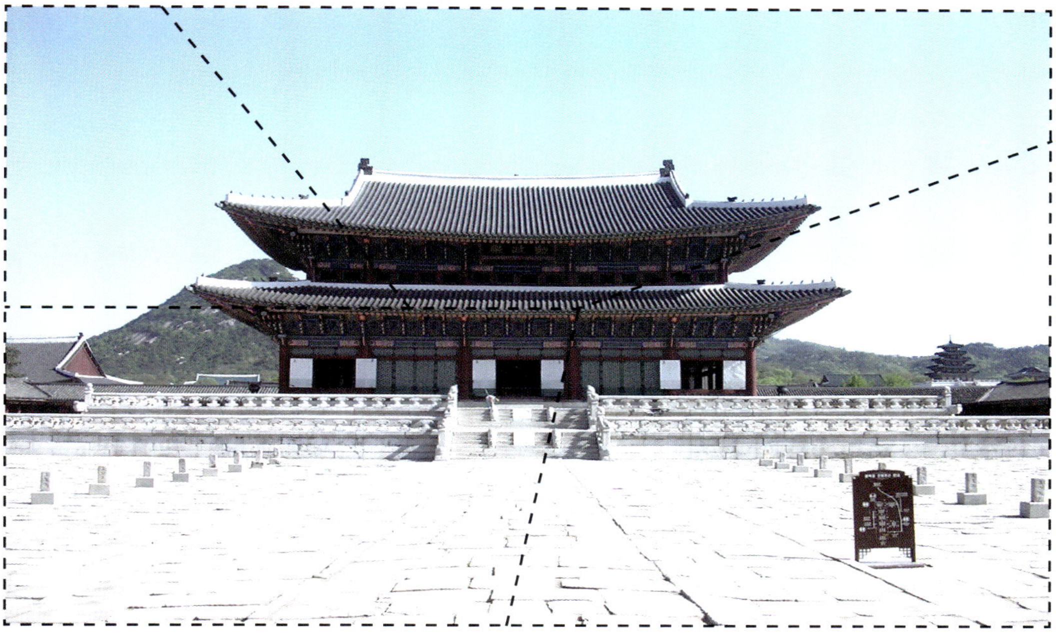

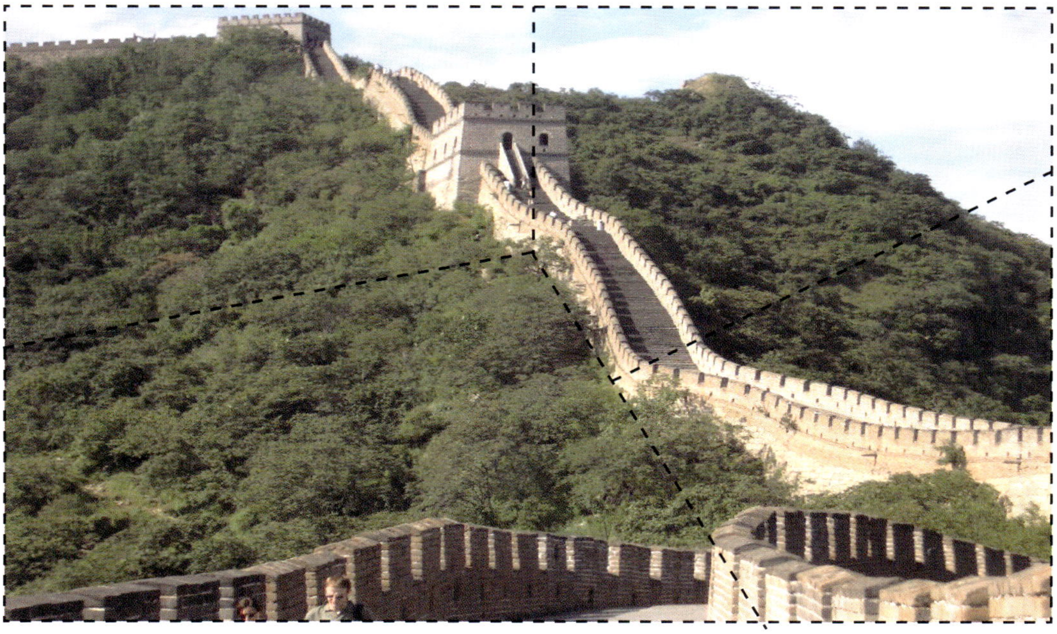

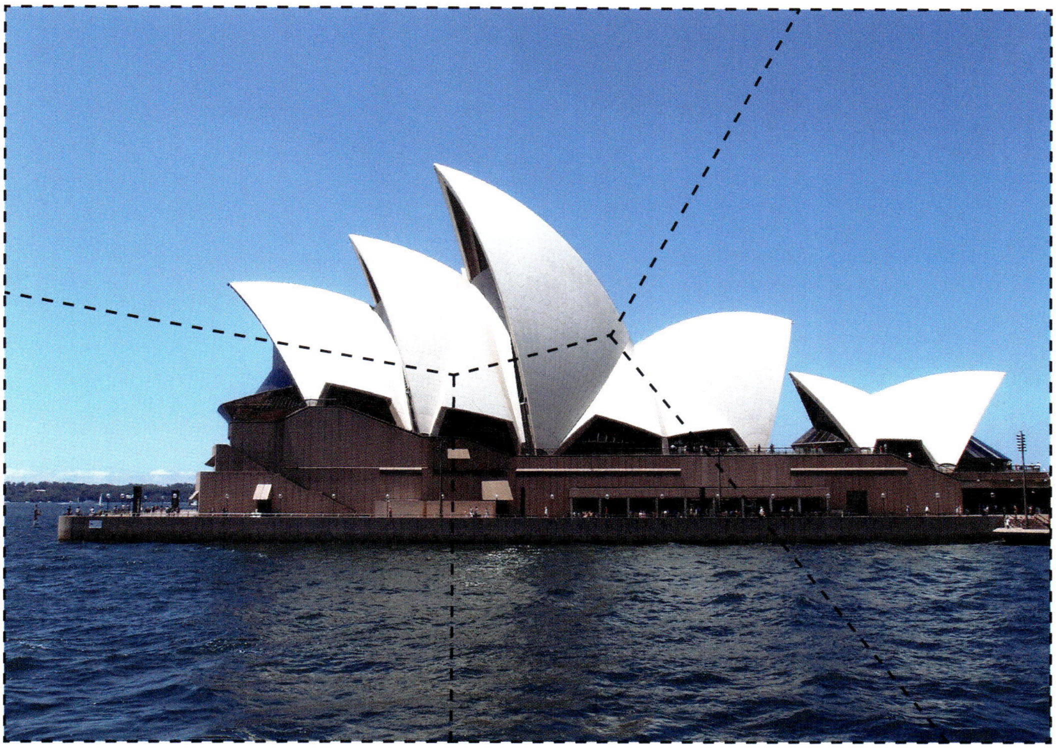

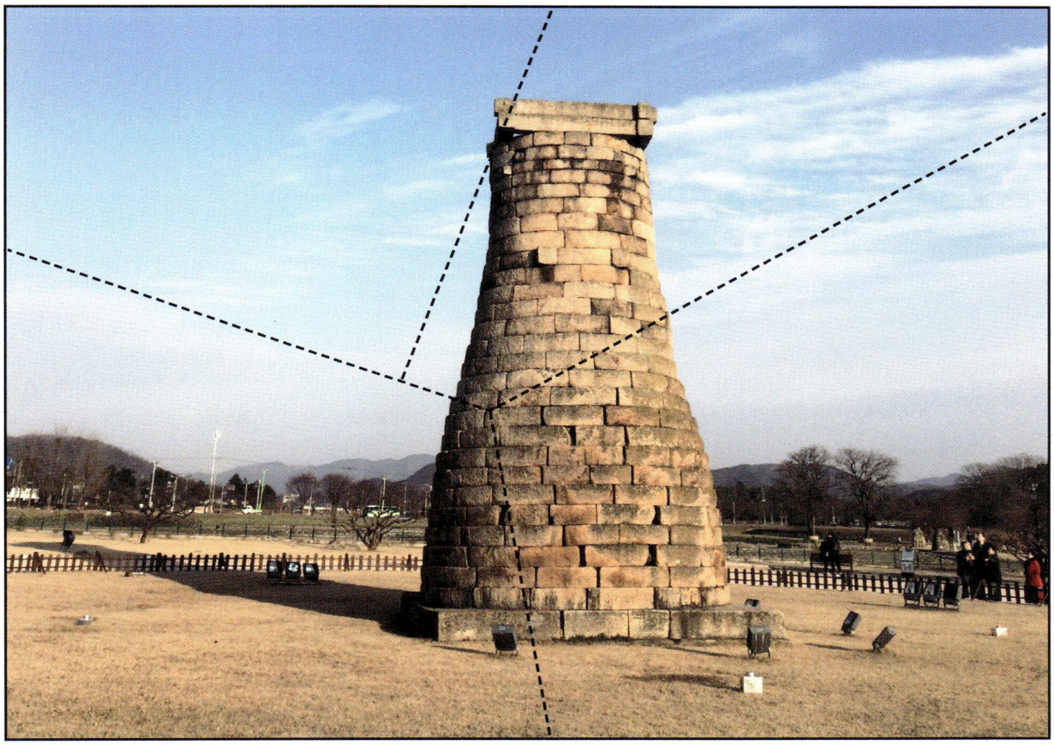

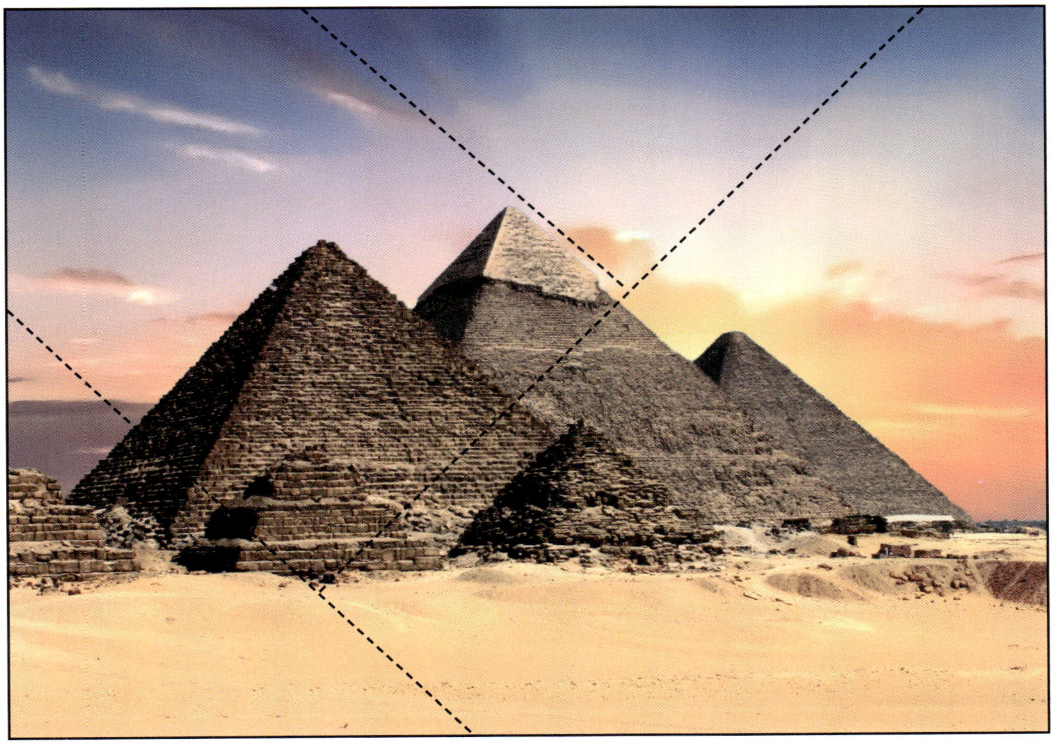

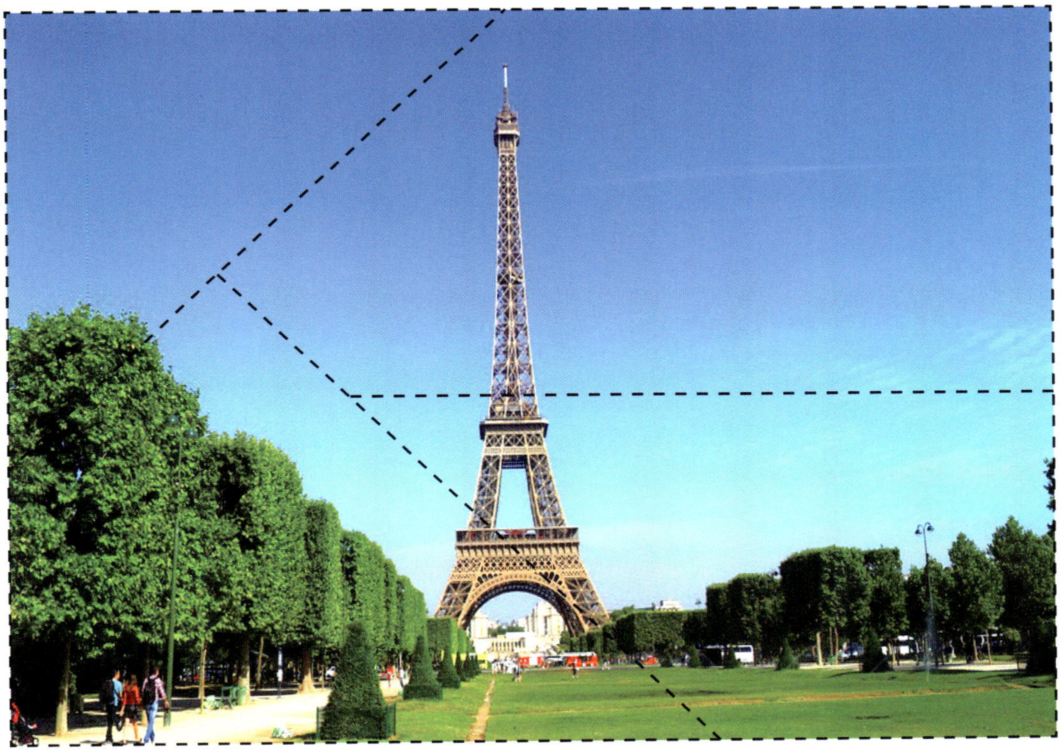

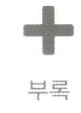

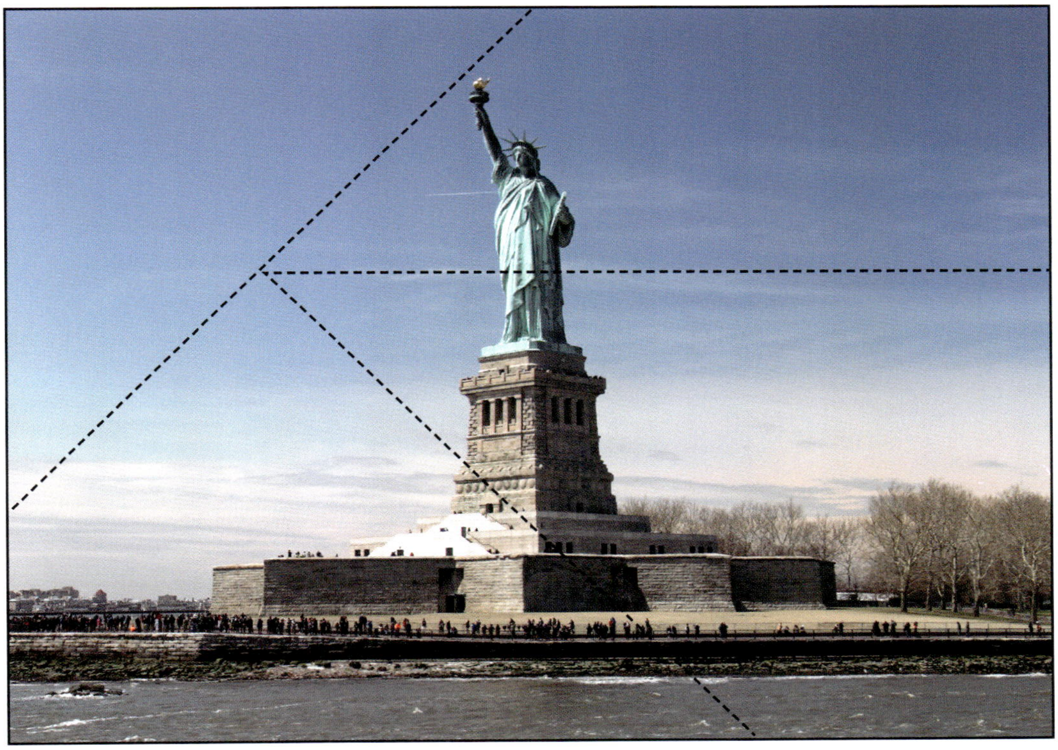

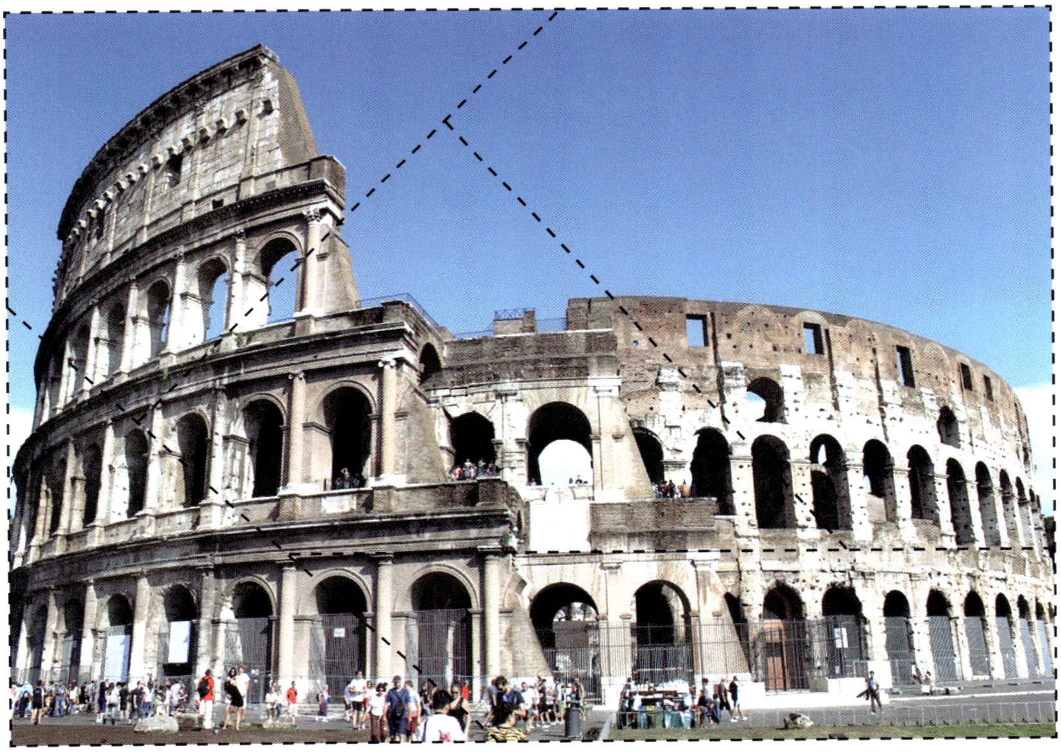

[부록 8] '사물 일부'

140쪽

141쪽

142쪽

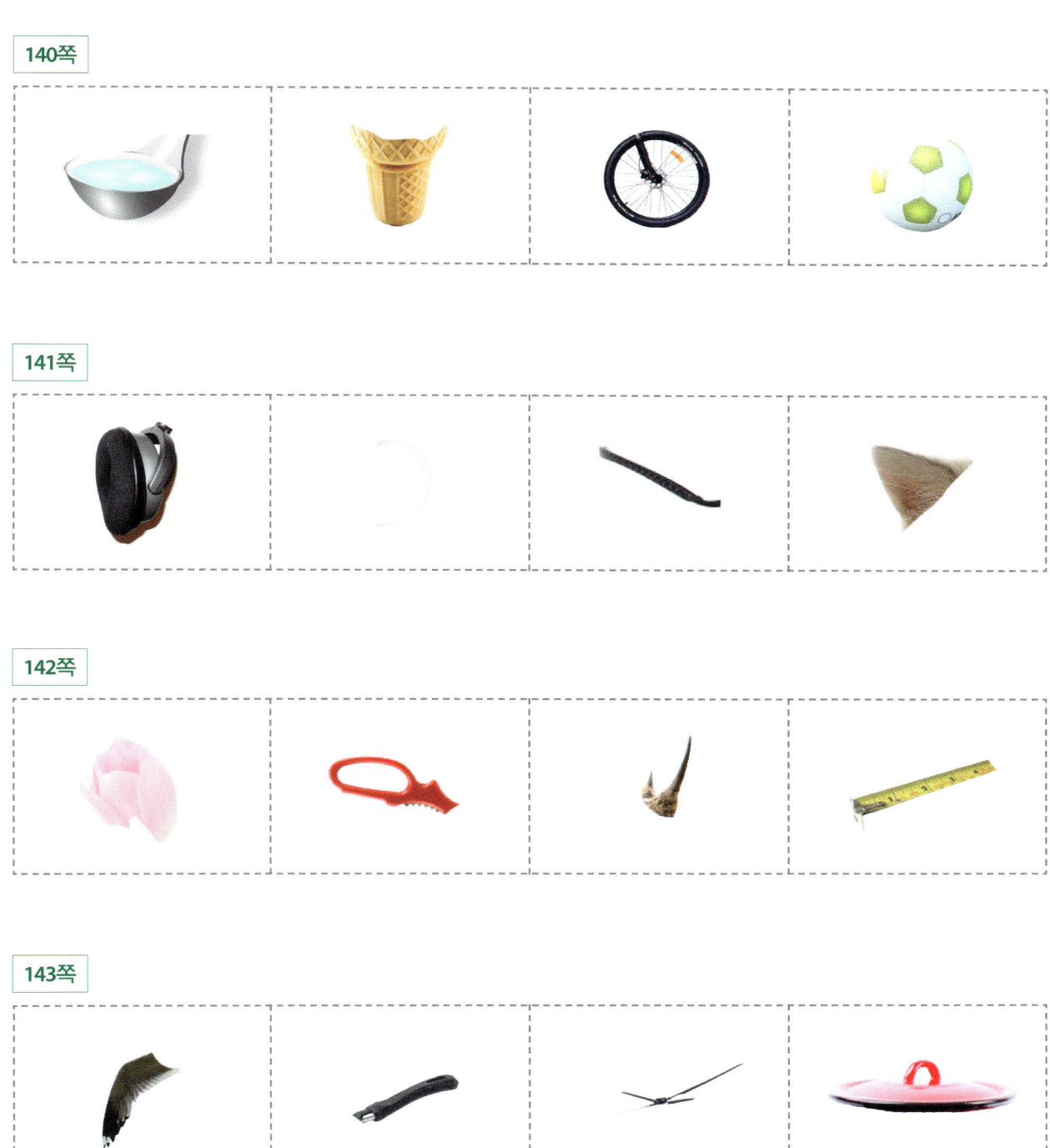  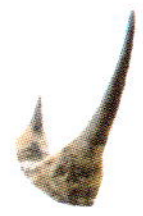 

143쪽

Ⅳ. 연상능력

[부록 9] '실물 그림'

과일

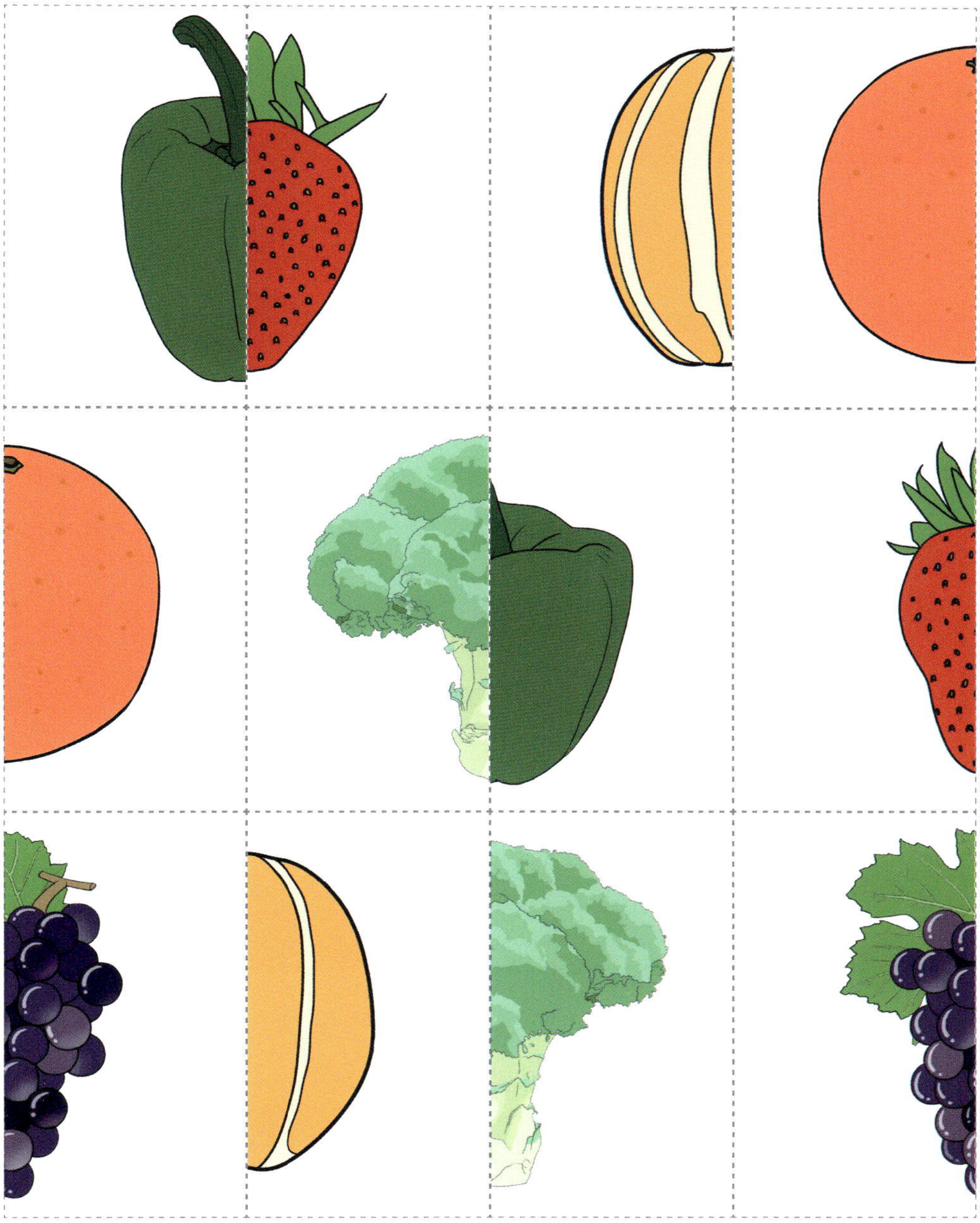

일상 사물

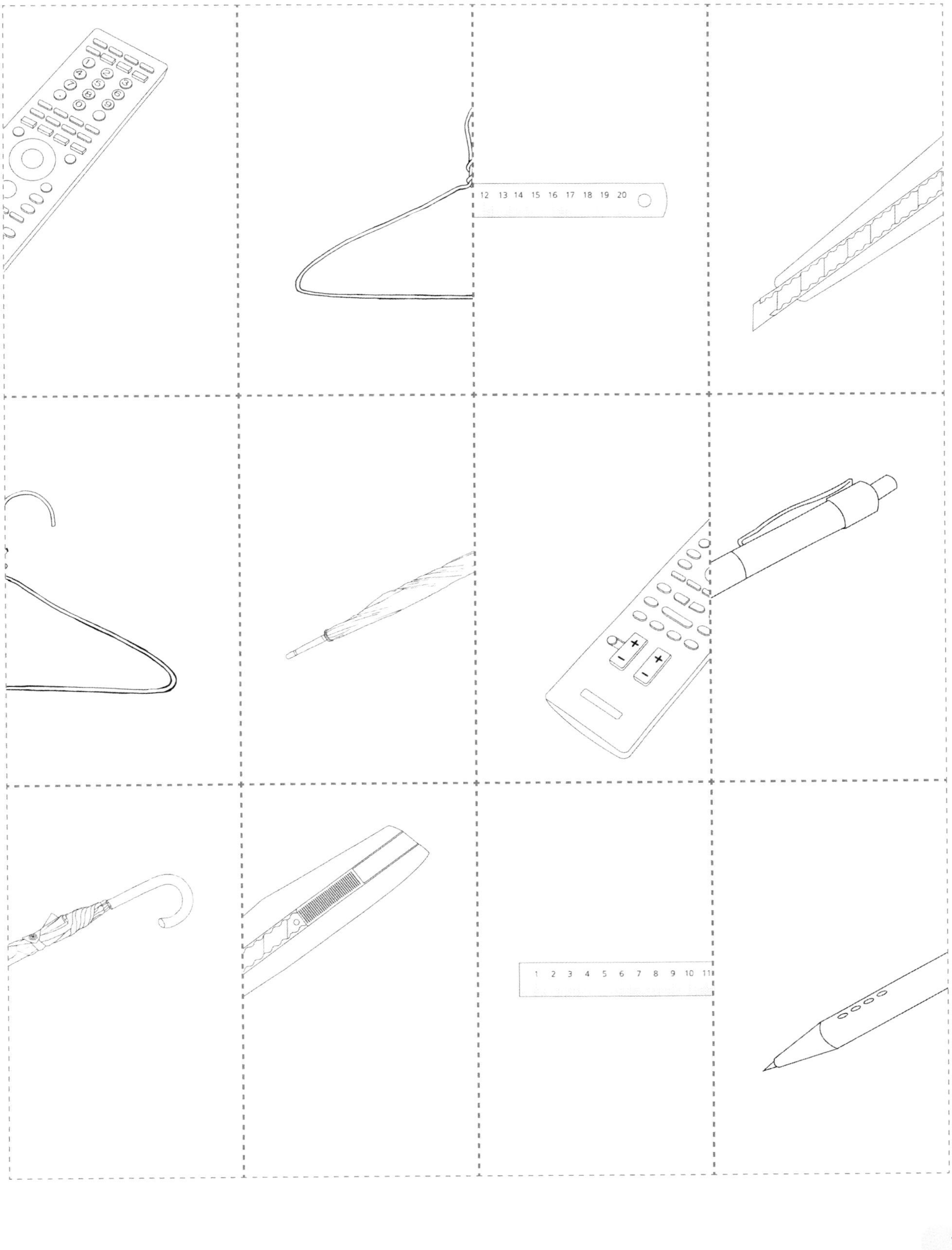

일상 사물

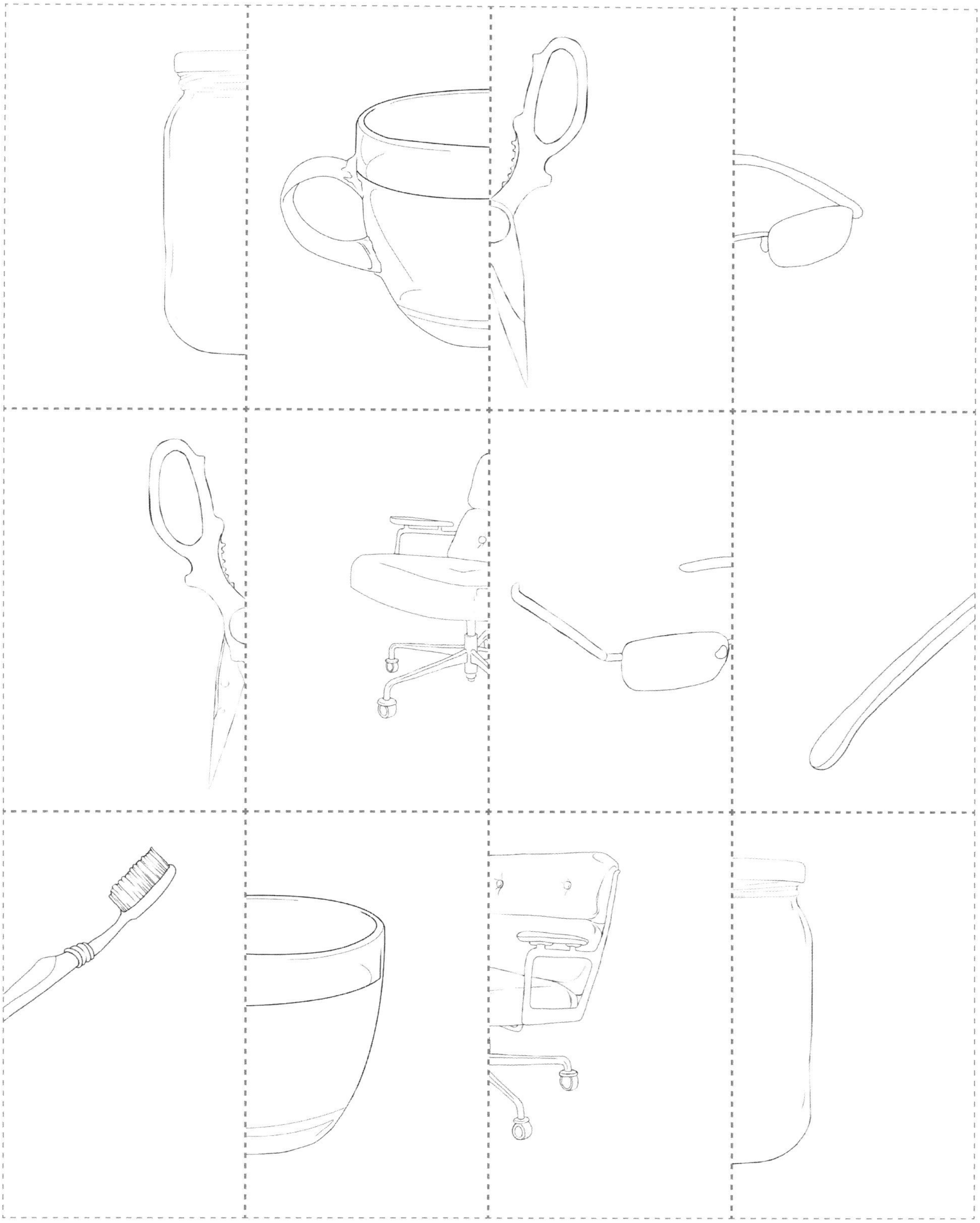

사람 얼굴

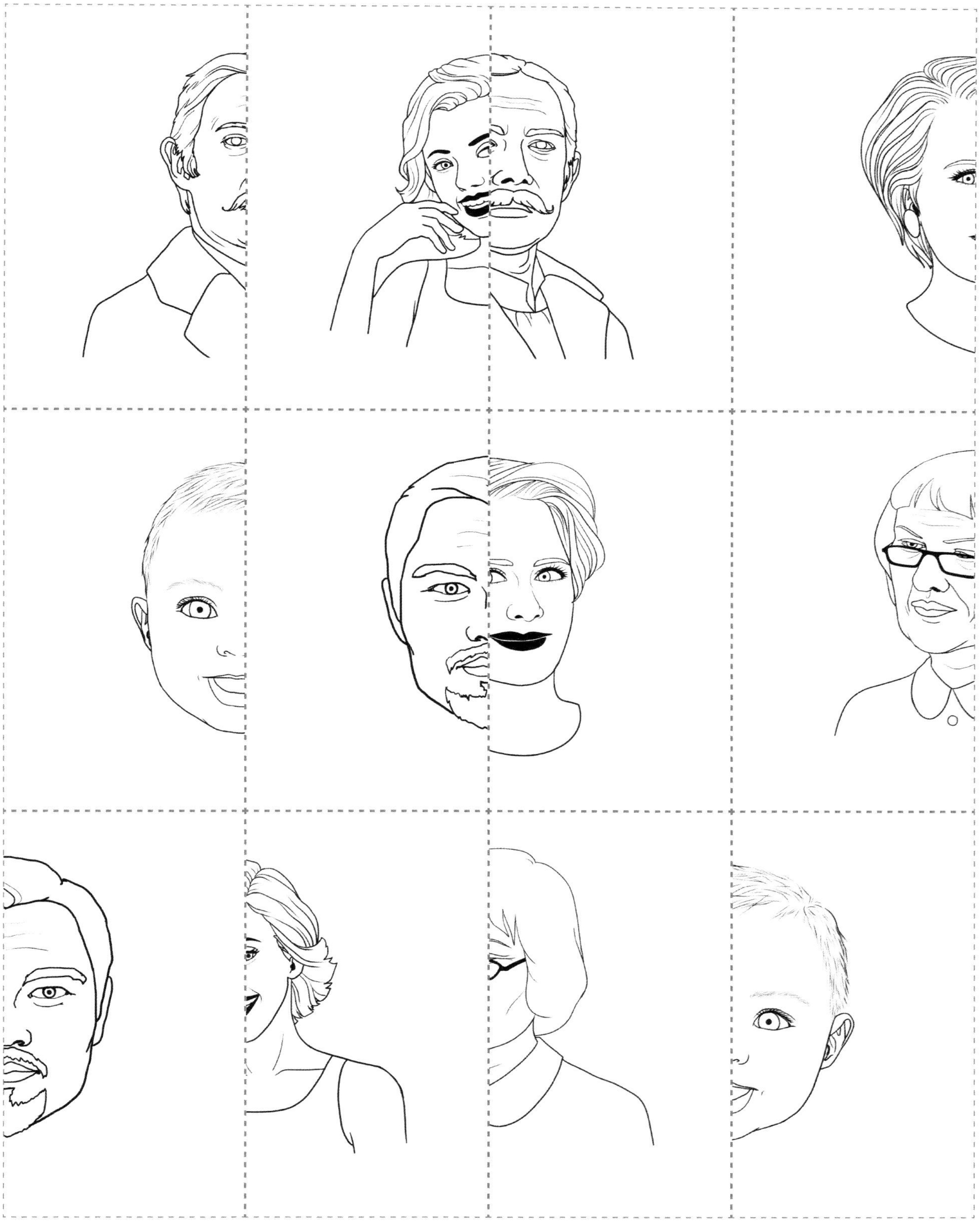

V. 언어능력

[부록 10] '단어짝 퍼즐'

볼펜	이불	기차	개미	다리
수박	아들	가지	오이	사과
지도	영화	과일	거미	박물관
자전거	지우개	수영	바다	아기

사진	실내화	필기	이사	자유
사탕	공구	경운기	낙타	강아지
탕수육	타조	구조	기술	지구
연필	매실	연습	국자	종이

신발	강산	진주	정보	지하철
전화	책상	공장	세수	철도
수학	도자기	화재	장수	상품
건강	사진	가정	열쇠	휴지

단지	기러기	치약	등급	품행
화분	복사	화장품	허리	전쟁
리본	분수	쟁반	위생	사전
바위	형광등	손톱	선풍기	김치

식사	책꽂이	가위	금고	지상
과자	반지	사회	거울	경사
사막	행사	방석	회의	자석
휴가	현금	공책	여행	가방

칫솔	수정	노래	장사	무게
그림자	설명	병원	농부	피아노
자리	부자	박자	원장	명찰
옥수수	선박	나무	악기	간장

양념	면허	장군	구름	식당
점수	구구단	학교	준비물	시장
대접	수비	물고기	교사	단소
라면	광대	양식	근무	야구

무궁화	유치원	귀국	미술	산책
은행	경치	창문	우유	매미
문화	실험	치마	행운	자연
버섯	사마귀	화장실	한자	등산